MANUAL DE FISIOTERAPIA NA REABILITAÇÃO CARDIOVASCULAR

2ª edição

MANUAL DE FISIOTERAPIA NA REABILITAÇÃO CARDIOVASCULAR

2ª edição

IRACEMA IOCO KIKUCHI UMEDA (org.)

Doutoranda em Ciências pela Faculdade de Saúde Pública da Universidade de São Paulo. Mestre em Saúde Pública pela Faculdade de Saúde Pública da Universidade de São Paulo. Fisioterapeuta Chefe do Instituto Dante Pazzanese de Cardiologia.

Manole

© 2014 Editora Manole Ltda., por meio de contrato com a organizadora.

Este livro contempla as regras do Acordo Ortográfico de 1990, que entrou em vigor no Brasil.

Projeto gráfico: Luargraf serviços gráficos Ltda. - ME
Diagramação: JLG Editoração Gráfica
Capa: Rubens Lima
Ilustrações: Mary Yamazaki Yorado

Dados Internacionais de Catalogação na Publicação (CIP)
(Câmara Brasileira do Livro, SP, Brasil)

Umeda, Iracema Ioco Kikuchi
  Manual de fisioterapia na reabilitação
cardiovascular / Iracema Ioco Kikuchi Umeda. –
2. ed. – Barueri, SP: Manole, 2014.

  Bibliografia.
  ISBN 978-85-204-3846-6

  1. Doenças cardiovasculares 2. Doenças
cardiovasculares - Reabilitação - Fisioterapia
I. Título.

CDD-616.1202
NLM-WG 100

13-09900

Índices para catálogo sistemático:
1. Fisioterapia em doenças cardiovasculares:
Reabilitação: Ciências médicas 616.1202

Todos os direitos reservados.
Nenhuma parte deste livro poderá ser reproduzida,
por qualquer processo, sem a permissão expressa dos editores.
É proibida a reprodução por xerox.

1ª Edição – 2006
2ª Edição – 2014

A Editora Manole é filiada à ABDR – Associação Brasileira de Direitos Reprográficos.

Editora Manole Ltda.
Avenida Ceci, 672 – Tamboré
06460-120 – Barueri – SP – Brasil
Tel.: (011) 4196-6000
Fax: (011) 4196-6021
www.manole.com.br
info@manole.com.br

Impresso no Brasil
Printed in Brazil

Sobre os autores

Adriana Sayuri Hirota

Mestre em Ciências pela Faculdade de Medicina da Universidade de São Paulo. Aprimoramento em Fisioterapia em Terapia Intensiva pelo Hospital das Clínicas da Faculdade de Medicina da Universidade de São Paulo. Fisioterapeuta do Instituto Central do Hospital das Clínicas da Faculdade de Medicina da Universidade de São Paulo.

Aline Soares de Souza

Mestranda em Pneumologia pela Universidade Federal de São Paulo. Fisioterapeuta e Supervisora da Especialização em Fisioterapia Cardiorrespiratória e Fisioterapia na Reabilitação Cardiovascular do Instituto Dante Pazzanese de Cardiologia. Docente do Centro Universitário Fundação Instituto de Ensino para Osasco.

Andréa Guimarães Vilas Boas

Especialista em Fisioterapia Respiratória pela Universidade Cidade de São Paulo. Especialista em Fisiologia do Exercício na Saúde e na Doença e no Envelhecimento pela Faculdade de Medicina da Universidade de São Paulo. Especialista em Fisioterapia Respiratória pela Associação Brasileira de Fisioterapia Cardiorrespiratória e Fisioterapia em Terapia Intensiva. Fisioterapeuta e Supervisora da Residência em Fisioterapia Cardiovascular Funcional do Instituto Dante Pazzanese de Cardiologia (2002 a 2012).

Andrea Kaarina Meszaros Bueno Silva

Mestre em Ciências pela Faculdade de Medicina da Universidade de São Paulo. Especialista em Fisioterapia Cardiovascular Funcional do Instituto Dante Pazzanese de Cardiologia. Fisioterapeuta do Centro de Reabilitação do Hospital Israelita Albert Einstein.

Andyara Cristianne Alves

Aprimoramento em Fisioterapia em Pediatria no Instituto da Criança Pedro de Alcantara pela Faculdade de Medicina da Universidade de São Paulo. Aprimoramento em Fisioterapia Cardiorrespiratória no Instituto do Coração do Hospital das Clínicas da Faculdade de Medicina da Universidade de São Paulo. Fisioterapeuta e Supervisora da Especialização em Fisioterapia Cardiorrespiratória do Instituto Dante Pazzanese de Cardiologia.

Eliana Mara Brunharo Marchini

Especialista em Fisioterapia em Cardiologia pelo Instituto Dante Pazzanese de Cardiologia. Especialista em Fisiologia do Exercício pela Universidade Federal de São Paulo. Fisioterapeuta e Supervisora da Residência em Fisioterapia Cardiovascular Funcional do Instituto Dante Pazzanese de Cardiologia (1999 a 2009).

Gustavo Barbosa Perondini

Especialista em Fisioterapia em Cardiologia pelo Instituto Dante Pazzanese de Cardiologia. Fisioterapeuta e Supervisor da Especialização em Fisioterapia Cardiorrespiratória do Instituto Dante Pazzanese de Cardiologia

Iracema Ioco Kikuchi Umeda

Doutoranda em Ciências pela Faculdade de Saúde Pública da Universidade de São Paulo. Mestre em Saúde Pública pela Faculdade de Saúde Pública da Universidade de São Paulo. Fisioterapeuta chefe do Instituto Dante Pazzanese de Cardiologia.

Keila Harue Kagohara

Especialista em Fisioterapia em Cardiologia pelo Instituto Dante Pazzanese de Cardiologia. Fisioterapeuta e Supervisora da Residência em Fisioterapia Cardiovascular Funcional do Instituto Dante Pazzanese de Cardiologia (1998 a 2007).

Mayron Faria de Oliveira

Doutorando em Pneumologia pela Universidade Federal de São Paulo. Mestre em Medicina Translacional pela Universidade Federal de São Paulo. Fisioterapeuta e Supervisor da Especialização em Fisioterapia na Reabilitação Cardiovascular do Instituto Dante Pazzanese de Cardiologia. Docente do Curso de Fisioterapia da Pontifícia Universidade Católica de São Paulo.

Priscila Cristina de Abreu Sperandio

Pós-doutoranda em Pneumologia pela Universidade Federal de São Paulo. Doutora em Cardiologia pela Universidade Federal de São Paulo. Fisioterapeuta e Supervisora da Especialização em Fisioterapia Cardiorrespiratória e Fisioterapia na Reabilitação Cardiovascular do Instituto Dante Pazzanese de Cardiologia. Docente do Centro Universitário Fundação Instituto de Ensino para Osasco.

Renata de Souza Milhomem

Especialista em Fisioterapia Cardiovascular pelo Instituto Dante Pazzanese de Cardiologia. Diretora Administrativa e Financeira da Unicare Serviços Médicos Ltda. Fisioterapeuta e Supervisora da Especialização em Fisioterapia Cardiovascular do Instituto Dante Pazzanese de Cardiologia (2002 a 2008).

Tatiana Satie Kawauchi

Doutoranda em Ciências da Reabilitação pela Faculdade de Medicina da Universidade de São Paulo. Especialista em Fisioterapia Cardiovascular pelo Instituto Dante Pazzanese de Cardiologia. Especialista em Fisiologia do Exercício pela Faculdade de Medicina da Universidade de São Paulo. Fisioterapeuta do Instituto do Coração do Hospital das Clínicas da Faculdade de Medicina da Universidade de São Paulo.

Vanessa Marques Ferreira Méndez

Doutoranda em Cardiologia pela Universidade Federal de São Paulo. Especialista em Fisiologia do Exercício pela Universidade Federal de São Paulo. Fisioterapeuta e Coordenadora da Especialização de Fisioterapia Cardiorrespiratória e Fisioterapia na Reabilitação Cardiovascular do Instituto Dante Pazzanese de Cardiologia. Fisioterapeuta e Supervisora do Programa de Residência Multiprofissional da Disciplina de Anestesiologia, Dor e Terapia Intensiva da Universidade Federal de São Paulo.

Sumário

Apresentação xiii

Lista de abreviaturas xv

1 Fisioterapia e fatores de risco da doença cardiovascular 1
Aline Soares de Souza, Andréa Guimarães Vilas Boas,
Gustavo Barbosa Perondini, Priscila Cristina de Abreu Sperandio,
Tatiana Satie Kawauchi

Introdução 1

Hipertensão arterial sistêmica 3

Diabete melito 7

Dislipidemias 8

Obesidade 10

Tabagismo 13

Síndrome metabólica 16

Exercício físico 17

Avaliação fisioterápica 24

Programa de exercício físico 29

Bibliografia sugerida 38

Anexos 42

2 Fisioterapia na reabilitação de pacientes com doença
coronariana 55
Vanessa Marques Ferreira Méndez, Andrea Kaarina Meszaros Bueno
Silva, Iracema Ioco Kikuchi Umeda, Renata de Souza Milhomem

Introdução 55

Anatomia coronariana 55

Parede arterial 56

Doença arterial coronariana 57

Síndrome coronariana aguda 58

Programa de reabilitação cardiovascular 66

Fases da reabilitação no paciente pós-IAM 68

x Manual de fisioterapia na reabilitação cardiovascular

Bibliografia sugerida...90
Anexos...91

3 Fisioterapia na reabilitação de pacientes em pós-operatório de cirurgia cardíaca...93
Vanessa Marques Ferreira Méndez, Aline Soares de Souza, Adriana Sayuri Hirota, Andrea Kaarina Meszaros Bueno Silva

Cirurgia cardíaca e suas particularidades 93
Fisioterapia no pré-operatório 96
Atuação da fisioterapia no pós-operatório imediato 98
Cirurgia cardíaca e suas complicações no pós-operatório.......105
Fisioterapia motora 123
Enfermaria 127
Plano educacional...130
Fases ambulatoriais II e III..131
Bibliografia sugerida...132

4 Fisioterapia na reabilitação de pacientes com cardiomiopatia 136
Mayron Faria de Oliveira, Priscila Cristina de Abreu Sperandio, Andrea Kaarina Meszaros Bueno Silva, Iracema Ioco Kikuchi Umeda, Tatiana Satie Kawauchi

Introdução 136
Fisiopatologia da insuficiência cardíaca.................................136
Avaliação hemodinâmica do paciente com insuficiência cardíaca 137
Fisioterapia no paciente com insuficiência cardíaca 137
Avaliação 149
Prescrição do exercício...156
Bibliografia sugerida...164

5 Fisioterapia na reabilitação pós-transplante cardíaco 169
Vanessa Marques Ferreira Méndez, Tatiana Satie Kawauchi, Eliana Mara Brunharo Marchini, Keila Harue Kagohara

Transplante cardíaco...169
Retirada do coração do doador 171
Técnicas cirúrgicas 172
Cuidados imediatos...174
Enfermaria 176
Complicações no pós-operatório 179

Coração transplantado e capacidade de exercício 182
Fase ambulatorial..186
Bibliografia sugerida..190
Anexos 192

6 Fisioterapia na reabilitação de crianças com cardiopatia congênita 195
Andyara Cristianne Alves, Keila Harue Kagohara, Priscila
Cristina de Abreu Sperandio, Tatiana Satie Kawauchi

Introdução 195
Classificação das cardiopatias congênitas 196
Complicações das cardiopatias congênitas 196
Tratamento cirúrgico..204
Fisioterapia no pós-operatório de cardiopatia congênita............213
Fisiologia do exercício na criança com cardiopatia....................222
Fisioterapia ambulatorial 224
Bibliografia sugerida..236

Índice remissivo 239

Apresentação

A atuação da fisioterapia no cuidado de pacientes com doença cardiovascular vem se firmando a cada ano. Os avanços tecnológicos têm aumentado a longevidade desses pacientes. Um grande desafio dos profissionais de saúde é proporcionar-lhes também uma melhor qualidade de vida. Assim como os princípios de qualidade de vida, a reabilitação cardiovascular visa à recuperação completa do indivíduo, envolvendo aspectos físicos, psicoemocionais e socioeconômicos. Nesse contexto, a fisioterapia exerce papel fundamental no processo de reabilitação, melhorando as condições físico-funcionais, proporcionando maior segurança, melhora da autoestima e da qualidade de vida desses indivíduos, por meio das práticas assistenciais e educacionais.

A ideia da elaboração de um manual voltado à prática desse profissional na reabilitação cardiovascular surgiu de várias necessidades: da escassez de profissionais capacitados na área, de material didático relacionado à assistência fisioterápica cardiovascular e da grande procura de protocolos de atendimento, não só por acadêmicos, mas também por fisioterapeutas atuantes nessa área.

Este manual descreve a rotina do fisioterapeuta na reabilitação cardiovascular, com ilustrações práticas, para que o leitor possa aplicá-la sem dificuldades, porém de maneira criteriosa, com o rigor científico necessário para o bom atendimento.

A primeira edição foi absorvida rapidamente por professores e alunos de graduação dos cursos de fisioterapia das cinco regiões de nosso país, em razão da linguagem fácil adotada pelos autores. Assim, houve a necessidade da elaboração de uma segunda edição. Esta, com o auxílio de novos colegas aos quais agradeço imensamente, foi revisada e atualizada, sem perder a principal característica desta obra: a simplicidade na descrição das principais patologias cardiovasculares e dos procedimentos fisioterapêuticos indicados nas diversas situações clínicas no processo da reabilitação.

É também fruto do brilhante trabalho dos fisioterapeutas do Instituto Dante Pazzanese de Cardiologia, em junção com a amizade, a cooperação e a união presentes nesta grande família, que se mantém única, cheia de profissionalismo, entusiasmo e dedicação, na busca incessante do saber, do ajudar, do crescer e do amor ao próximo, verdadeiras razões para estarmos nesta vida.

Iracema Ioco Kikuchi Umeda

Lista de abreviaturas

1 RM:	Uma repetição máxima	CD:	Coronária direita
AAS:	Ácido acetilsalicílico	CEC:	Circulação extracorpórea
ACSM:	American College of Sports Medicine	CIA:	Comunicação interatrial
AD:	Átrio direito	CIV:	Comunicação interventricular
ADP:	Adenosina difosfato	CKMB:	Creatinoquinase tipo MB
AE:	Átrio esquerdo	CO:	Monóxido de carbono
AI:	Angina instável	CO_2:	Gás carbônico
ALG:	Imunoglobulina antilinfocitária	CoAo:	Coarctação da aorta
Ao:	Aorta	COT:	Cânula orotraqueal
AOS:	Apneia obstrutiva do sono	CPAP:	Pressão positiva contínua em via aérea
AP:	Atresia da valva pulmonar	CPK:	Creatinofosfoquinase
Apo:	Apoproteína	CPP:	Complicações pulmonares pós--operatórias
AT:	Atresia da valva tricúspide	CPT:	Capacidade pulmonar total
ATC:	Angioplastia transluminal coronariana	CRF:	Capacidade residual funcional
ATG:	Imunoglobulina antitimocitária	CT:	Colesterol total
ATP:	Adenosina trifosfato	CVM:	Contração voluntária máxima
ATS:	American Thoracic Society	Cx:	Artéria circunflexa
AVD:	Atividade de vida diária	D (a-v):	Diferença arteriovenosa
AVE:	Acidente vascular encefálico	DA:	Descendente anterior
BIA:	Balão intra-aórtico	DAC:	Doença arterial coronariana
BIPAP:	Binível pressórico	DATVP:	Drenagem anômala total das veias pulmonares
BNP:	Peptídeo natriurético tipo B	DC:	Débito cardíaco
bpm:	Batimentos por minuto	DCNT:	Doenças crônicas não transmissíveis
BRD:	Bloqueio do ramo direito	DCV:	Doença cardiovascular
BRE:	Bloqueio do ramo esquerdo	Dg:	Artéria diagonal

DHL:	Desidrogenase lática	FCrep:	Frequência cardíaca de repouso
DM:	Diabete melito	FCT:	Frequência cardíaca de treinamento
DM1:	Diabete melito tipo 1	FE:	Fração de ejeção
DM2:	Diabete melito tipo 2	FES:	Estimulação elétrica funcional
DMO	Disfunção de múltiplos orgãos	FiO_2:	Fração inspirada de oxigênio
DP:	Duplo produto	FMR:	Força muscular respiratória
DPOC:	Doença pulmonar obstrutiva crônica	FR:	Frequência respiratória
DSAV:	Defeito do septo atrioventricular	GLUT:	*Glucose transport* (transportador de glicose)
DVSVD:	Dupla via de saída do ventrículo direito	HAP:	Hipertensão arterial pulmonar
Eao:	Estenose aórtica	HAS:	Hipertensão arterial sistêmica
ECA:	Enzima conversora da angiotensina	Hb:	Hemoglobina
ECG:	Eletrocardiograma	HD:	Hemorragia digestiva
ECMO:	*Extracorporeal membrane oxygenation*	HDA:	Hemorragia digestiva alta
ECO:	Ecocardiograma	HDB:	Hemorragia digestiva baixa
EDCF:	Fatores constritores derivados do endotélio	HDL:	Lipoproteínas de alta densidade
EDRF:	Fatores relaxantes derivados do endotélio	HDL-C:	Lipoproteínas de alta densidade--colesterol
EM:	Estenose mitral	IAM csST:	Infarto agudo do miocárdio com supradesnivelamento do segmento ST
EP:	Estenose pulmonar	IAM ssST:	Infarto agudo do miocárdio sem supradesnivelamento do segmento ST
EPAP:	Pressão positiva expiratória nas vias aéreas	IAM:	Infarto agudo do miocárdio
ERS:	European Respiratory Society	Iao:	Interrupção do arco aórtico
FA:	Fibrilação atrial	IC:	Insuficiência cardíaca
FC:	Frequência cardíaca	ICC:	Insuficiência cardíaca congestiva
FCmáx:	Frequência cardíaca máxima	IDL:	Lipoproteínas de densidade intermediária

IDPC:	Instituto Dante Pazzanese de Cardiologia	PAD:	Pressão arterial diastólica
IMC:	Índice de massa corporal	PaO_2:	Pressão parcial de oxigênio
IOT:	Intubação orotraqueal	PaO_2/FiO_2:	Relação da pressão parcial de oxigênio pela fração inspirada de oxigênio
IPAQ:	*International Physical Activity Questionary* (Questionário Internacional de Aptidão Física)	PAS:	Pressão arterial sistólica
ISHLT:	International Society for Heart and Lung Transplantation	PCA:	Persistência do canal arterial
LA:	Limiar de anaerobiose	PCP:	Pressão de capilar pulmonar
LDL:	Lipoproteínas de baixa densidade	PDGF:	Fator de crescimento derivado das plaquetas
LDL-C:	Lipoproteínas de baixa densidade-colesterol	PEEP:	Pressão positiva ao final da expiração
Lp(a):	Lipoproteína (a)	PEmáx:	Pressão expiratória máxima
MET:	Equivalente metabólico	PImáx:	Pressão inspiratória máxima
Mg:	Artéria marginal	PO:	Pós-operatório
MI:	Membro inferior	PSV:	Ventilação pressão suporte
MMII:	Membros inferiores	QQV:	Questionário de qualidade de vida
MMSS:	Membros superiores	RCQ:	Relação cintura quadril
MRC:	Medical Research Council	RCV:	Reabilitação cardiovascular
NO:	Óxido nítrico	RM:	Revascularização do miocárdio
NYHA:	New York Heart Association	RNAm:	Ácido ribonucleico mensageiro
O_2:	Oxigênio	r-PA:	Reteplase
Okt3:	Anticorpos monoclonais contra linfócitos T3	RPPI:	Respiração com pressão positiva intermitente
OMS:	Organização Mundial da Saúde	RVP:	Resistência vascular pulmonar
PA:	Pressão arterial	$SatO_2$:	Saturação arterial de oxigênio
$PaCO_2$:	Pressão parcial de gás carbônico	SARA:	Síndrome da angústia respiratória aguda

SCA:	Síndrome coronariana aguda	TIMI Risk:	*Thrombolysis in myocardinal infarction risk score*
SCAcsST:	Síndrome coronariana aguda com supradesnivelamento do segmento ST	TMR:	Taxa metabólica de repouso
SCAssST:	Síndrome coronariana aguda sem supradesnivelamento do segmento ST	TNK:	Tenecteplase
SF36:	36-Item Short-Form Health Survey	tPA:	Ativador do plasminogênio tecidual
SHCE:	Síndrome da hipoplasia do coração esquerdo	TRE:	Teste de respiração espontânea
Shunt D-E:	*Shunt* direito-esquerdo	TVP:	Trombose venosa profunda
Shunt E-D:	*Shunt* esquerdo-direito	TxC:	Transplante cardíaco
SIRS:	Síndrome da resposta inflamatória sistêmica	UCO:	Unidade de terapia coronariana
SM:	Síndrome metabólica	UTI:	Unidade de terapia intensiva
SNC:	Sistema nervoso central	V/Q:	Relação ventilação perfusão
SpO_2:	Saturação periférica de oxigênio	Válvula AV:	Válvula atrioventricular
T4F:	Tetralogia de Fallot	VC:	Volume corrente
TA:	*Truncus arteriosus*	VCI:	Veia cava inferior
Tc:	Troponina cardíaca	VCS:	Veia cava superior
TC6M:	Teste de caminhada de 6 minutos	VD:	Ventrículo direito
TCP:	Teste cardiopulmonar	VDF:	Volume diastólico final
TE:	Teste ergométrico	VD-TP:	Tubo do ventrículo direito ao tronco da pulmonar
TEP:	Tromboembolismo pulmonar	VE:	Ventrículo esquerdo
TG:	Triglicérides	VEF1:	Volume expiratório forçado no primeiro segundo
TGA:	Transposição das grandes artérias	VLDL:	Lipoproteínas de muito baixa densidade
TGO:	Transamino glutalâmico oxalacética	VM:	Ventilação mecânica

VMNI:	Ventilação mecânica não invasiva	VR:	Volume residual
VNI:	Ventilação não invasiva	VS:	Volume sistólico
VO_2:	Consumo de oxigênio	VU:	Ventrículo único
VO_2 máx:	Consumo máximo de oxigênio	WHO:	World Health Organization (Organização Mundial da Saúde)
VO_2 pico:	Consumo de oxigênio pico	ZEEP:	Pressão expiratória final zero
VPPI:	Ventilação com pressão positiva intermitente		

Fisioterapia e fatores de risco da doença cardiovascular

ALINE SOARES DE SOUZA
ANDRÉA GUIMARÃES VILAS BOAS
GUSTAVO BARBOSA PERONDINI
PRISCILA CRISTINA DE ABREU SPERANDIO
TATIANA SATIE KAWAUCHI

INTRODUÇÃO

Ao longo dos dois últimos séculos, a globalização, com consequências econômicas e sociais, resultou em uma mudança importante no perfil de morbidade e mortalidade da população com grande predomínio das doenças e mortes decorrentes de doenças crônicas não transmissíveis (DCNT).

As DCNT são as principais causas de mortes no mundo e vêm gerando elevado número de mortes precoces, perda da qualidade de vida com alto grau de limitação nas atividades de trabalho e lazer, além dos impactos econômicos para as famílias, as comunidades e a sociedade em geral, agravando as iniquidades e aumentando a pobreza. Atingem indivíduos de todas as camadas socioeconômicas e, de forma mais intensa, aqueles pertencentes a grupos vulneráveis, como os idosos e os de baixas escolaridade e renda.

O Brasil está mudando muito rapidamente sua estrutura etária, reduzindo a proporção de crianças e jovens e aumentando o número de idosos e a expectativa de vida (Figura 1.1), acarretando aumento da carga de doenças, em especial as DCNT.

Das 57 milhões de mortes no mundo, em 2008, 36 milhões (ou 63%) decorreram da DCNT, destacando-se as doenças cardiovasculares (DCV), diabete, câncer e doença respiratória crônica.

No Brasil, as DCNT são responsáveis por cerca de 72% das causas de mortes, com destaque para as doenças do aparelho circulatório (30%) e as neoplasias (15,6%).

As DCV são fenômenos multifatoriais e sistêmicos que envolvem tanto fatores hereditários quanto ambientais e compreendem um espectro amplo de síndromes clínicas, mas têm nas doenças relacionadas à aterosclerose a principal contribuição, manifestada por doença arterial coronária (DAC), doença cerebrovascular e dos vasos periféricos, incluindo patologias da aorta, dos rins e dos membros, com expressiva morbidade e impacto na qualidade de vida e na produtividade da população adulta.

Em 2010, ocorreram 326.371 mortes decorrentes de causas cardiovasculares, o que corresponde a 30,87% do total de mortes por todas as causas no ano. Entre elas, destacam-se o acidente vascular encefálico (AVE), a DAC e a hipertensão arterial sistêmica (HAS) (Figura 1.2).

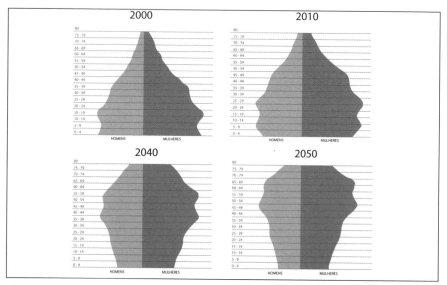

Figura 1.1 — Projeção da população do Brasil por sexo e idade para o período entre 1980 e 2050 – revisão de 2008 (IBGE, 2008).

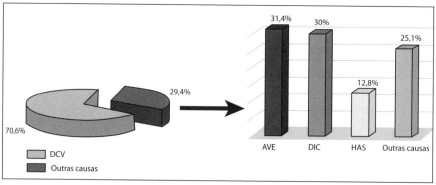

Figura 1.2 — Taxas de mortalidade por DCV e as diferentes causas no Brasil em 2007. DIC: doença isquêmica do coração (Sociedade Brasileira de Cardiologia, 2010).

Os principais fatores de risco e características que levam à DCV foram identificados no estudo de Framingham e estão descritos na Tabela 1.1.

Neste capítulo, serão abordados os principais fatores de risco modificáveis: HAS, diabete, dislipidemias, obesidade e tabagismo.

Tabela 1.1 – Indicadores de risco para doença cardiovascular.

Determinantes biológicos	Características anatômicas, fisiológicas e metabólicas	Fatores de comportamento
Idade	Hipertensão arterial sistêmica	Hábitos dietéticos
Gênero	Diabete	Tabagismo
Menopausa	Dislipidemias	Sedentarismo
Ritmo circadiano	Obesidade	Consumo de álcool
Fatores genéticos para dislipidemia, hipertensão, diabete/intolerância à glicose e obesidade	Fatores hematológicos e de coagulação Hipertrofia ventricular esquerda Aptidão física (poder aeróbico)	Tipo de personalidade Uso de contraceptivos orais e estrogênios não contraceptivos Uso de cocaína

HIPERTENSÃO ARTERIAL SISTÊMICA

De acordo com as VI Diretrizes Brasileiras de Hipertensão, 2010, a HAS é definida como uma condição clínica multifatorial caracterizada por níveis elevados e sustentados da pressão arterial (PA) estando associada a alterações funcionais e/ou estruturais dos órgãos-alvo (coração, encéfalo, rins e vasos sanguíneos) e a alterações metabólicas, com consequente aumento do risco de eventos cardiovasculares fatais e não fatais.

Apresenta alta prevalência e baixa taxa de controle, sendo considerada um dos principais fatores de risco para as DCV e um grande problema de saúde pública. No Brasil, a HAS acomete 24,4% da população adulta com idade superior a 18 anos e, entre os gêneros, a prevalência é de 35,8% nos homens e de 30% em mulheres, semelhante a de outros países.

Podem-se destacar alguns fatores que contribuem para o surgimento da HAS, como: idade acima de 65 anos; maior prevalência em homens até 50 anos, porém isso se inverte após a quinta década; cor negra; excesso de peso; ingestão abusiva de sal e álcool; sedentarismo; níveis socioeconômicos desfavoráveis e fatores genéticos.

O envelhecimento parece ser um dos principais fatores para a ocorrência de HAS. Entretanto, o aumento da prevalência de obesidade nesse mesmo período também tem contribuído para tal evolução.

Os negros apresentam os maiores valores pressóricos, possivelmente em razão da maior ingesta de sal, quando comparados entre si e com outras raças; essa prevalência é 1,77 vez maior do que nos brancos. Observa-se também que algumas etnias estão mais expostas às complicações da HAS do que outras, por razões não totalmente esclarecidas, mas acredita-se que possa ser resultado de fatores genéticos, étnicos e ambientais.

O baixo nível socioeconômico também está relacionado a um perfil cardiovascular desfavorável, pois há uma possível associação desse perfil com níveis de PA mais elevados e maior prevalência de outros fatores de risco, maior incidência de lesões em órgãos-alvo e maior ocorrência de eventos cardiovasculares.

Entre os fatores ambientais, a ingestão de sal possui importante efeito sobre o sistema circulatório. Os indivíduos denominados sal-sensíveis apresentam maior predisposição ao desenvolvimento da hipertensão, em decorrência da ingestão salina, sendo importante a orientação sobre a dieta hipossódica.

O diagnóstico da HAS é realizado por meio das medidas casuais e os valores que permitem classificar os indivíduos adultos acima de 18 anos, de acordo com os níveis de PA, estão expostos na Tabela 1.2.

Tabela 1.2 – Classificação de pressão arterial de acordo com a média casual no consultório (> 18 anos) (Sociedade Brasileira de Cardiologia, 2010).

Classificação	Pressão sistólica (mmHg)	Pressão diastólica (mmHg)
Ótima	< 120	< 80
Normal	< 130	< 85
Limítrofe*	130-139	85-89
Hipertensão estágio 1	140-159	90-99
Hipertensão estágio 2	160-179	100-109
Hipertensão estágio 3	≥ 180	≥ 110
Hipertensão sistólica isolada	≥ 140	< 90

Quando as pressões sistólica e diastólica situam-se em categorias diferentes, a maior deve ser utilizada para classificação da pressão arterial. *Pressão normal-alta ou pré-hipertensão são termos que se equivalem na literatura.

A decisão terapêutica (Tabela 1.3) leva em consideração a presença de fatores de risco, lesão em órgão-alvo e/ou doença cardiovascular estabelecida, não apenas o nível da PA, pois a associação dos fatores de risco proporciona riscos adicionais a esses indivíduos (Tabela 1.4).

Tabela 1.3 – Decisão terapêutica dos pacientes com hipertensão arterial sistêmica (Sociedade Brasileira de Cardiologia, 2010).

Categoria de risco	Considerar
Sem risco adicional	Tratamento não medicamentoso isolado
Risco adicional baixo	Tratamento não medicamentoso isolado por até 6 meses. Se não atingir a meta, associar tratamento medicamentoso
Risco adicional médio, alto e muito alto	Tratamento não medicamentoso associado a tratamento medicamentoso

Tabela 1.4 – Estratificação do risco cardiovascular global: risco adicional atribuído à classificação de hipertensão arterial de acordo com fatores de risco, lesões de órgãos-alvo e condições clínicas associadas (Classe IIa, Nível C) (Sociedade Brasileira de Cardiologia, 2010).

Normotensão				Hipertensão		
Outros fatores de risco ou doenças	Ótimo PAS < 120 ou PAD < 80	Normal PAS 120-129 ou PAD 80-84	Limítrofe PAS 130-139 ou PAD 85-89	Estágio 1 PAS 140-159 PAD 90-99	Estágio 2 PAS 160-179 PAD 100-109	Estágio 3 PAS ≥ 180 PAD ≥ 110
Nenhum fator de risco	Risco basal	Risco basal	Risco basal	Baixo risco adicional	Moderado risco adicional	Alto risco adicional
1 a 2 fatores de risco	Baixo risco adicional	Baixo risco adicional	Baixo risco adicional	Moderado risco adicional	Moderado risco adicional	Risco adicional muito alto
≥ 3 fatores de risco, LOA, SM ou DM	Moderado risco adicional	Moderado risco adicional	Alto risco adicional	Alto risco adicional	Alto risco adicional	Risco adicional muito alto
Condições clínicas associadas	Risco adicional muito alto	Risco adicional muito alto	Risco adicional muito alto	Risco adicional muito alto	Risco adicional muito alto	Risco adicional muito alto

PAS: pressão arterial sistólica; PAD: pressão arterial diastólica; LOA: lesão de órgãos-alvo; SM: síndrome metabólica; DM: diabete melito.

O tratamento não medicamentoso é fundamentado nas mudanças do estilo de vida. A Tabela 1.5 apresenta as reduções nos níveis de PA sistólica (PAS) após a adoção de algumas estratégias.

As modificações no estilo de vida vêm se mostrando eficientes na prevenção e no controle dos níveis elevados de PA. Diversos estudos demonstraram que a prática regular de exercício físico promoveu a redução da PA e, além disso, resultou em ganhos adicionais, como: diminuição do peso corpóreo, controle das dislipidemias, da resistência à insulina, do estresse e na cessação do tabagismo.

O tratamento medicamentoso consiste na utilização de diuréticos, betabloqueadores, inibidores da enzima conversora da angiotensina, bloqueadores do receptor AT1 da angiotensina e dos antagonistas dos canais de cálcio.

Tabela 1.5 – Algumas modificações de estilo de vida e redução aproximada da pressão arterial sistólica* (Sociedade Brasileira de Cardiologia, 2010).

Modificação	Recomendação	Redução aproximada na PAS**
Controle do peso	Manter o peso corporal na faixa normal (IMC entre 18,5 e 24,9 kg/m²)	5 a 20 mmHg para cada 10 kg de peso reduzido
Padrão alimentar	Consumir dieta rica em frutas, vegetais, alimentos com baixa densidade calórica e baixo teor de gorduras saturadas e totais. Adotar dieta DASH	8 a 14 mmHg
Redução do consumo de sal	Reduzir a ingestão de sódio para não mais que 2 g (5 g de sal ao dia) = no máximo 3 colheres de café rasas = 3 g + 2 g de sal dos próprios alimentos	2 a 8 mmHg
Moderação no consumo de álcool	Limitar o consumo a 30 g ao dia de etanol para os homens e 15 g ao dia para as mulheres	2 a 4 mmHg
Exercício físico	Habituar-se à prática regular de atividade física aeróbica, como caminhadas por, pelo menos, 30 minutos ao dia, 3 vezes por semana, para prevenção e diariamente para tratamento	4 a 9 mmHg

*Associar abandono do tabagismo para reduzir o risco cardiovascular. **Pode haver efeito aditivo para algumas das medidas adotadas. DASH: *dietary approaches to stop hypertension.*

DIABETE MELITO

O diabete melito é uma doença caracterizada pela deficiência total ou parcial da insulina ou de sua ação, ocasionando aumento nos níveis da glicose sanguínea e em alterações no metabolismo de lipídios e proteínas.

Segundo a classificação da Associação Americana de Diabetes, o diabete pode ser dividido em tipo 1 (antigo insulino-dependente), tipo 2 (antigo insulino-independente), diabete melito gestacional e outros tipos.

O diabete melito tipo 1 (DM1) incide em menos de 10% dos diabéticos e é mais comum em crianças e adolescentes, porém observa-se o aumento dos casos do tipo 2 (DM2) em adolescentes obesos. A origem desse tipo de diabete é autoimune, havendo a presença de anticorpos anti-insulina, anti-descarboxilase do ácido glutâmico e anti-ilhota pancreática. Quando aproximadamente 90% das ilhotas são destruídas, há redução drástica dos níveis de insulina e, concomitantemente, aumento dos níveis de glicose e glucagon plasmático. As manifestações clínicas são: poliúria, polifagia, polidipsia, emagrecimento e visão turva. Para tentar contrabalancear a falta de energia intracelular no fígado, músculo e tecido adiposo, utilizam-se aminoácidos e ácidos graxos, que geram a acidose metabólica.

O DM2 é responsável por aproximadamente 85% dos casos, é considerado uma epidemia mundial; incide, principalmente, em indivíduos acima de 40 anos e está associado à obesidade. Além disso, verificam-se grande resistência insulínica, níveis elevados de glicemia e trigliceridemia. Há hipertrofia das células betapancreáticas, o que provoca a hiperinsulinemia e o fenômeno de dessensibilização dos receptores insulínicos.

Esse tipo de diabete pode estar presente em indivíduos magros, já que neles há resistência pós-receptor de insulina e, posteriormente, redução dos níveis de insulina; respondem bem à dieta, aos exercícios e aos hipoglicemiantes orais, e raramente há necessidade de insulina.

Existem cinco transportadores de glicose, cuja função é facilitar a difusão (molécula hidrofílica) sem gasto energético através da membrana citoplasmática (lipofílica): GLUT 1 em todos os tecidos, GLUT 2 no fígado e na célula betapancreática, GLUT 3 nos neurônios, GLUT 4 nos músculos e nas células gordurosas e GLUT 5 em parte do intestino e espermatozoides. No exercício, que é a abordagem deste Manual, o transportador de enfoque é o GLUT 4.

O efeito da insulina no tecido adiposo é representado pelo aumento do depósito de triglicérides (TG). Resumidamente, no músculo ocorrem aumentos da síntese de proteínas e do glicogênio, recrutamento agudo do GLUT 4 de um reservatório de vesículas citoplasmáticas para a membrana plasmática, aumento da atividade do transportador (GLUT 4) e estimulação da transcrição do gene do GLUT 4. A Figura 1.3 descreve detalhadamente o efeito da insulina no músculo e nas células gordurosas.

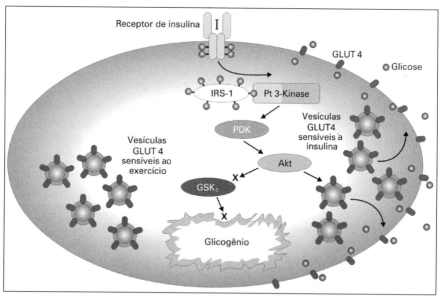

Figura 1.3 — Esquema representativo de uma célula muscular ou gordurosa demonstrando a translocação do GLUT 4 pelo estímulo da insulina (adaptado de Youngren, 2003). I: insulina; GLUT4: transportador de glicose 4; IRS-1, Pt 3-Kinase, PDK, Akt, GSK: cascata de fosforilação.

DISLIPIDEMIAS

Os lipídios mais relevantes do ponto de vista biológico são TG, fosfolípides, colesterol e ácidos graxos. Os fosfolípides formam a estrutura básica das membranas celulares. O colesterol é precursor dos hormônios esteroides, dos ácidos biliares e da vitamina D e, ainda, é o constituinte das membranas celulares, atua na fluidez destas e na ativação de enzimas aí situadas. Os TG são formados a partir de três ácidos graxos ligados a uma molécula de glicerol e é uma das formas de armazenamento energético mais importantes no organismo, depositados nos tecidos adiposo e muscular.

Ainda existem as lipoproteínas (Figura 1.4) que permitem a solubilização e transporte dos lípides, que são substâncias geralmente hidrofóbicas no meio aquoso plasmático e estas são compostas por lípides e proteínas denominadas apolipoproteínas (apo).

Quatro grandes classes de lipoproteínas podem ser separadas em dois grupos. As ricas em TG, maiores e menos densas, representadas pelos quilo-

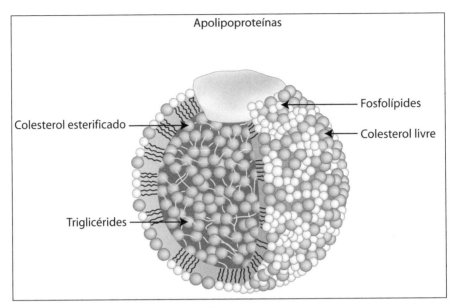

Figura 1.4 — Estrutura física das lipoproteínas plasmáticas.

mícrons, de origem intestinal, e pelas lipoproteínas de densidade muito baixa ou *very low density lipoprotein* (VLDL), de origem hepática. Existem as ricas em colesterol de densidade baixa ou *low density lipoprotein* (LDL) e de densidade alta ou *high density lipoprotein* (HDL). Existe ainda uma classe de lipoproteínas de densidade intermediária ou *intermediary density lipoprotein* (IDL) e a lipoproteína (a) [Lp(a)], que resulta da ligação covalente de uma partícula de LDL à apo(a), sendo que sua função fisiológica não é conhecida.

Dislipidemias são alterações no metabolismo dos lipídios, decorrentes de distúrbios em qualquer fase do metabolismo lipídico que refletem nos níveis séricos das lipoproteínas e nas concentrações dos seus diferentes componentes.

Fernandes et al. (2011) analisaram a prevalência de dislipidemias em indivíduos adultos, de ambos os gêneros, residentes em oito cidades de São Paulo. A prevalência de dislipidemia foi de 12,2% (IC 95% = 11,1-13,5%) e não houve diferença entre as cidades (p = 0,443), sendo que, mulheres (p = 0,001) e obesos (p = 0,001) apresentaram maior taxa de dislipidemia.

Concentrações elevadas de LDL-colesterol na corrente sanguínea fazem com que essa molécula entre no espaço subendotelial e, uma vez lá, seja oxidado por radicais livres. Esse LDL oxidado causa danos às estruturas próximas, fazendo com que os monócitos sejam recrutados para sua eliminação e formem as chamadas "células espumosas", que liberam substâncias tóxicas causando lesão no endotélio celular, hipertrofia e hiperplasia da musculatura lisa vascular. Esse processo resulta também na ativação e na agregação de plaquetas, que prejudicam a produção/disponibilidade do óxido nítrico, acarretando redução da luz do vaso e gerando isquemia de tecidos e órgãos. Com a progressão desse processo inflamatório, a doença se consolida e evolui até estágios mais avançados da aterosclerose, que serão descritos no Capítulo 2 – Fisioterapia na reabilitação de pacientes com doença coronariana.

As dislipidemias podem ser classificadas em primárias e secundárias. As primárias são resultantes de alterações genéticas de enzimas, proteínas e receptores envolvidos no metabolismo lipoproteico e são caracterizadas por aumentos das concentrações de lipoproteínas. As secundárias ocorrem em razão de diferentes patologias, como diabete, doenças de etiologia metabólica, hormonal, infecciosa ou maligna, e ainda por uso de medicamentos, álcool ou outras drogas e também por estilo de vida inadequado, como má alimentação e falta de atividade física.

Existe ainda uma classificação analítica laboratorial para as dislipidemias: hipercolesterolemia isolada, que é a elevação isolada do CT, representada pelo aumento de LDL-C ($\geq$ 160 mg/dL); hipertrigliceridemia isolada implica a elevação apenas dos TG ($\geq$ 150 mg/dL), que resulta no aumento do volume de partículas ricas em TG, como VLDL, IDL e quilomícrons; hiperlipidemia mista que indica o aumento de LDL-C ($\geq$ 160 mg/dL) e TG ($\geq$ 150 mg/dL); e redução isolada de HDL-C (homens < 40 mg/dL e mulheres < 50 mg/dL) ou em associação ao aumento de LDL-C e/ou de TG. Os valores referentes às dislipidemias estão expostos na Tabela 1.6.

OBESIDADE

Nas últimas décadas, o rápido e crescente aumento do número de pessoas obesas tornou a obesidade um problema de saúde pública, que pode ser definida como o excesso de peso atribuído ao aumento de gordura corporal. Portanto, a base da doença é o processo indesejável do balanço energético positivo de forma crônica, ou seja, a ingestão calórica ultrapassa o gasto calórico, resultando em ganho de peso. Os mecanismos que explicam a obesidade ainda não foram bem elucidados, porém já é de conhecimento que pode ser compreendida como um agravo à saúde multifatorial envolvendo questões genéticas, ambientais, econômicas, sociais, culturais e políticas.

A relação do peso (em quilogramas) pelo quadrado da altura (em metros) é denominada índice de massa corporal (IMC), que é o parâmetro mais utilizado para diagnóstico e classificação dessa doença.

Tabela 1.6 – Valores de referência para o diagnóstico das dislipidemias (adaptado da IV Diretriz Brasileira sobre Dislipidemia e Prevenção da Aterosclerose).

Lípides (mg/dL)	Valores	Categoria
CT	< 200	Ótimo
	200-239	Limítrofe
	240	Alto
LDL-C	< 100	Ótimo
	100-129	Desejável
	130-159	Limítrofe
	160-189	Alto
	≥ 190	Muito alto
HDL-C	< 40	Baixo
	> 60	Alto
TG	< 150	Ótimo
	150-200	Limítrofe
	201-499	Alto
	500	Muito alto

CT: colesterol total; LDL-C: lipoproteína de baixa densidade – colesterol; HDL-C: lipoproteína de alta densidade – colesterol; TG: triglicérides.

A Organização Mundial de Saúde (OMS) classifica a obesidade de acordo com o IMC e correlaciona os números com riscos de saúde para indivíduos adultos (Tabela 1.7).

Estatísticas dos anos 2008 e 2009 do Banco de Dados do Sistema Único de Saúde (Datasus) revelam que a prevalência do excesso de peso em adultos com idade entre 20 e 59 anos é preocupante. A prevalência de indivíduos com IMC ≥ 25 é de 48,5%, de sobrepeso (IMC entre 25 mg/m² e 30 kg/m²) é de 34% com IMC ≥ 30 é de 14,5%.

Outro fator importante a ser destacado é a distribuição anatômica da gordura, que desempenha um papel determinante nos riscos associados com a obesidade e o tipo de doença resultante. A distribuição de gordura abdominal é um fator de risco tão importante quanto o excesso de gordura *per se*. Essa situação é definida como obesidade androide, ao passo que a distribuição mais igualitária e periférica é definida como distribuição ginecoide, com menores implicações à saúde do indivíduo.

Tabela 1.7 – Classificação da obesidade em adultos de acordo com o IMC e com o risco de morbidade e mortalidade (adaptado de WHO, 2004).

Classificação	IMC (kg/m²)	Risco de comorbidades
Baixo peso	< 18,5	Baixo (porém maiores riscos de outros problemas clínicos)
Normal	18,5-24,9	Ausente
Excesso de peso	≥ 25	
Pré-obeso	25-29,9	Aumentado
Obeso classe I	30-34,9	Moderado
Obeso classe II	35-39,9	Grave
Obeso classe III	≥ 40	Muito grave

Existem alguns métodos utilizados para a avaliação da gordura abdominal (localização central) como a medida da circunferência abdominal (Tabela 1.8) e a relação cintura/quadril (RCQ).

A RCQ consiste em um indicador complementar para o diagnóstico nutricional, uma vez que tem boa correlação com a gordura abdominal e a associação com o risco de morbimortalidade e considera-se como risco para DCV valores de RCQ > 1 para homens e > 0,85 para mulheres.

O tecido adiposo está relacionado com significativo número de substâncias que têm participação fundamental nos mecanismos da síndrome metabólica (SM) e algumas nos mecanismos da aterosclerose. O tecido adiposo, principalmente o branco, é responsável pela produção de uma série de citocinas, ou seja, adipocitocinas que têm um papel importante no estado pró--trombótico, pró-esclerótico e pró-inflamatório, ocasionando a DAC. Também está envolvido na síntese de vários metabólitos e contribui para a resistência à insulina, hipertensão, dislipidemia e complicações cardiovasculares nos indivíduos com agrupamento de risco.

Na obesidade e em situações de resistência à insulina, ocorre a deterioração progressiva da função da célula beta secundária à exposição crônica aos ácidos graxos livres. Nessas situações, principalmente na exposição de ácidos graxos livres de cadeia longa associados a altos níveis de leptina (situação comum na obesidade), ocorre o aumento do estresse oxidativo e de ativação de vias inflamatórias, causando, em longo prazo, a lipoapoptose, ou seja, a morte celular programada induzida por altos níveis circulantes de ácidos graxos livres, que pode afetar, sobretudo, as células beta do pâncreas.

Tabela 1.8 – Valores de referência da circunferência abdominal por gênero e risco de complicações metabólicas (adaptado de WHO, 2004).

Risco de complicações metabólicas	Circunferência abdominal (cm)	
	Homens	Mulheres
Aumentado	≥ 94	≥ 80
Significativamente aumentado	≥ 102	≥ 88

Quando a elevação dos ácidos graxos livres permanece por tempo prolongado, eles têm ação direta sobre a sinalização da insulina muscular e hepática, reduzindo as respostas normais à insulina, isto é, diminuindo a incorporação de glicose pelo músculo esquelético, aumentando a neoglicogênese e o fornecimento de glicose do fígado para a circulação.

Rocchini (2002) concluiu que a hipertensão em obesos está associada à retenção de fluidos. Entre os fatores que podem alterar as curvas de função renal em indivíduos obesos estão: resistência à insulina, alterações estruturais renais, alterações na estrutura e função vascular, ativação do sistema renina-angiotensina-aldosterona, ativação do sistema nervoso simpático e alterações no eixo hipotálamo-hipófise-adrenal. A resistência à insulina pode resultar em retenção crônica de sódio, já que a insulina promove reabsorção de sódio nos túbulos renais, estimula o sistema nervoso simpático e facilita a responsividade adrenal à angiotensina II na secreção à aldosterona. Além disso, a insulina, em indivíduos normais, promove vasodilatação, todavia, a resposta endotelial de vasodilatação mediada pela insulina apresenta-se atenuada em indivíduos com resistência à insulina. As alterações estruturais renais em obesos consistem de acúmulo de gordura nos rins, o que acaba por induzir compressão e aumento da pressão hidrostática nesse tecido, levando ao aumento da fração de reabsorção tubular.

TABAGISMO

Entre os principais problemas de saúde pública, o tabagismo é a principal causa evitável de morte e de doenças prevalentes do mundo. Recentemente, há 1 bilhão e 260 milhões de fumantes regulares, com 11 mil mortes por dia e 4,9 milhões de óbitos anuais por doenças tabaco-relacionadas, portanto o tabaco mata 1 em cada 10 adultos. Com o crescimento do uso do tabaco, estima-se que ocorrerão em torno de 10 milhões de mortes anuais até o ano 2030, aumentando a proporção de óbitos de 1 para cada 6 adultos. No Brasil, há 33 milhões de fumantes com idade superior a 15 anos, sendo 59% homens e 41% mulheres, resultando em 15 mil mortes anuais.

A expectativa de vida de um indivíduo que fuma durante 10 anos, 20 cigarros por dia, é 25% menor que a de um indivíduo não fumante. Os que conseguem parar de fumar antes dos 50 anos de idade possuem metade dos riscos de ficar doentes pelas doenças tabaco-relacionadas nos seguintes 15 anos comparados àqueles que continuam a fumar.

A fumaça do cigarro exerce vários efeitos no trato respiratório, sendo os principais: a inflamação e os efeitos carcinogênicos. Alguns componentes da fumaça são irritantes, outros exercem efeitos tóxicos nas vias aéreas, podendo causar lesão ou morte da célula e também inflamação local. Estas substâncias podem causar diminuição na capacidade de *clearance* das vias aéreas e hiperplasia das células mucosas, que resulta no aumento da produção de muco, podendo levar à retenção, predispondo à colonização e infecção e ter como consequências finais as exacerbações inflamatórias.

A queima de um cigarro produz monóxido de carbono (CO) e dezenas de outros produtos tóxicos responsáveis pela alteração da oxigenação dos tecidos e libera também a nicotina, substância responsável pela dependência do tabaco, uma amina terciária volátil capaz de estimular, deprimir ou perturbar o sistema nervoso central e todo o organismo, dependendo da dose e da frequência com que é utilizada.

Cada cigarro contém 7 a 9 mcg de nicotina, dos quais se estima que pouco mais de 1 mcg seja absorvido pelo fumante. A nicotina é rapidamente absorvida pelos pulmões, chegando à corrente sanguínea e atingindo o cérebro em menos de 10 segundos. Sua meia-vida é de aproximadamente duas horas e a metabolização ocorre principalmente no fígado, sendo apenas 5% excretada em sua forma original pelos rins. O metabólito principal é a cotinina, cuja detecção pode ser sistematizada como um coadjuvante no tratamento da dependência de nicotina, monitorizando a abstinência.

Por muito tempo, acreditava-se que fumar era apenas um hábito, porém atualmente com o conhecimento da neurobiologia da nicotina, foi possível reconhecer que o consumo desta substância causa efeitos somáticos e psíquicos que levam à dependência ou à drogadição. Uma das explicações é a presença de receptores acetilcolinérgicos do tipo nicotínico no cérebro, estimulados com a presença da nicotina resultando em efeitos de melhor desempenho cognitivo, maior controle sobre a excitabilidade e sobre as emoções negativas.

Além das alterações do sistema respiratório e do sistema nervoso central, é importante salientar a influência do tabaco no sistema cardiovascular. O estudo INTERHEART, delineado para avaliar de forma sistematizada a importância de fatores de risco para DAC, constatou que o tabagismo foi um dos principais fatores de risco, com risco atribuível de 40%, comparado com os outros fatores.

Os mecanismos fisiopatológicos responsáveis pelos eventos cardiovasculares nos fumantes envolvem ações deletérias sobre a parede dos vasos sanguíneos, sobre o sistema de coagulação e os lípides. Entre os mecanismos de danos cardiovasculares, destacam-se:

- Alterações eletrofisiológicas, incluindo aumento de ectopia ventricular e atrial, variação nos tempos de condução, especialmente no intervalo QT.
- Efeito pró-coagulante relacionado ao aumento do fibrinogênio, ativação das plaquetas e aumento de hemácias.
- Aumento de catecolaminas circulantes.
- Alterações metabólicas, diminuição do HDL-C, aumento do LDL-C, oxidação do LDL-C e resistência à insulina.
- Disfunção endotelial e estresse oxidativo.
- Espessamento endotelial e formação de placas de ateroma.
- Aumento da homocisteína plasmática.
- Níveis séricos reduzidos de vitaminas C e E.

A nicotina e o CO parecem acelerar o processo aterosclerótico na presença de fatores como a hipercolesterolemia, promovendo lesão endotelial coronariana e infiltração gordurosa, contribuindo para maior incidência de infarto agudo do miocárdio e morte súbita entre os fumantes.

Considerando a dificuldade da cessação do tabagismo e ao alto índice de mortalidade relacionado ao tabaco, torna-se importante discutir os fatores que podem influenciar a decisão do abandono deste hábito e como os profissionais da área da saúde podem contribuir para esse tratamento.

Existem dois tipos principais de terapêutica para o tabagismo: terapia cognitivo-comportamental e terapia farmacológica.

A terapia cognitivo-comportamental consiste em mudanças no estilo de vida, crenças e comportamentos associados, e pode ser feita em grupo ou individualmente. Deve ser conduzida por profissional de saúde capacitado e treinado na abordagem intensiva do fumante, para que possa demonstrar ao fumante o que é a dependência, os sintomas de abstinência e como ele pode enfrentar as situações do desejo de fumar, assim como reconhecer situações de risco que levam a recaídas. Para que um programa de cessação de fumar atinja expressão, ele precisa ser simples, ágil, dinâmico e aplicável ao maior número de pessoas. Essa abordagem, incluindo a atuação do fisioterapeuta, será detalhada mais adiante.

Na terapia farmacológica, são empregadas medicações que reduzem os sintomas de abstinência e evitam recaída. Pode ser classificada em terapia de reposição de nicotina (pastilhas, gomas e adesivos), antidepressivos com receptação dopaminérgica e antagonista de receptores colinérgico-nicotínicos.

SÍNDROME METABÓLICA

A SM representa a associação de fatores de risco cardiovasculares, principalmente aqueles relacionados à deposição central de gordura e à resistência à insulina. A coexistência da SM com as DCV aumenta a mortalidade geral em cerca de 1,5 vezes e a cardiovascular em cerca de 2,5.

De acordo com o National Cholesterol Education Program's Adult Treatment Panel III (NCEP-ATP III), a SM é definida pela combinação de pelo menos três componentes, expostos na Tabela 1.9. Pela facilidade destes critérios para o diagnóstico da SM, são recomendados também pela I Diretriz Brasileira de Diagnóstico e Tratamento da Síndrome Metabólica. Em relação à circunferência abdominal, houve uma ressalva pela International Diabetes Federation: ≥ 94 cm nos homens e ≥ 80 cm nas mulheres.

No Brasil, ainda não foram realizados estudos para avaliar a prevalência da SM. Nos Estados Unidos, a prevalência da SM é similar entre homens e mulheres, e tende a aumentar com a idade, atingindo cerca de 7% de indivíduos acima de 20 anos e 40% em indivíduos acima de 60 anos. Por outro lado, estudos indicam que a prevalência da SM vem aumentando em crianças e adolescentes.

Os principais fatores que levam ao surgimento da SM são: predisposição genética, fatores ambientais, alimentação inadequada e inatividade física. A

Tabela 1.9 – Componentes da SM segundo NCEP-ATP III (I Diretriz Brasileira de Diagnóstico e Tratamento da Síndrome Metabólica).

Componentes		Níveis
Obesidade abdominal por meio de circunferência abdominal	Homens	> 102 cm
	Mulheres	> 88 cm
TG		≥ 150 mg/dL
HDL-C	Homens	< 40 mg/dL
	Mulheres	< 50 mg/dL
PA		≥ 130 mmHg ou ≥ 85 mmHg
Glicemia de jejum		≥ 110 mg/dL

A presença de diabete melito não exclui o diagnóstico. TG: triglicérides; HDL-C: lipoproteína de alta densidade – colesterol.

prevenção primária destes fatores é um desafio que atualmente apresenta impacto mundial.

Após detalhar os principais fatores de risco para as DCV, serão abordados o papel e a importância do exercício físico nestas condições.

EXERCÍCIO FÍSICO

As constantes evidências dos benefícios cardiovasculares, metabólicos e autonômicos após o exercício físico agudo e crônico reforçam o treinamento físico como uma conduta não farmacológica importante na prevenção e/ou no tratamento dos fatores de risco e nas DCV. Esses achados foram iniciados na década 1950, tiveram maior consistência em 1990 e, ainda estão em constante análise.

Alguns estudos demonstraram que o exercício físico proporciona adições significativas em termos de saúde e longevidade, além de reduzir risco de morte (por qualquer causa). A Figura 1.5 ilustra como a baixa aptidão aeróbica é a percussora mais impactante de mortalidade por todas as causas que qualquer outro fator de risco.

Os pacientes com DAC apresentam melhora do estado clínico ao ingressar em um programa de treinamento físico.

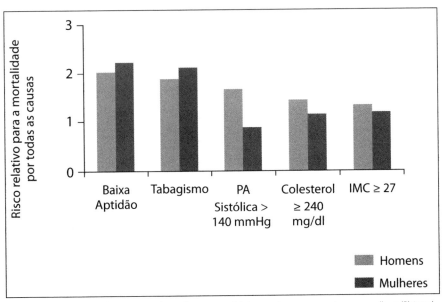

Figura 1.5 — Relação entre a baixa aptidão aeróbica e a mortalidade por todas as causas em homens e mulheres (Blair et al., 1996).

Os benefícios do exercício físico no paciente com fatores de risco para DAC são:

- Redução dos níveis glicêmicos e melhora da tolerância à glicose.
- Melhora da sensibilidade à insulina.
- Melhora do perfil lipídico.
- Redução dos níveis de PA.
- Ajuda no controle do peso corporal, com redução do percentual de gordura e preservação da massa muscular.
- Melhora do condicionamento cardiovascular.
- Melhora da força, do equilíbrio e da flexibilidade.
- Melhora da autoestima e da qualidade de vida.

A melhora da capacidade aeróbica observada depois de um programa de exercício físico é o resultado da melhor adaptação da oferta e da captação de oxigênio, otimizando a inter-relação entre os sistemas respiratório, cardiovascular e musculoesquelético.

O treinamento resistido vem sendo proposto para compor o programa de reabilitação cardíaca desde a década de 1980, visto que esse tipo de treinamento é de grande importância para os indivíduos, principalmente os idosos, que chegam a perder cerca de 50% de fibras tipo II, as grandes responsáveis por gerar força. Esse tipo de treinamento resulta em diversos benefícios para o sistema musculoesquelético, como manutenção das habilidades funcionais, prevenção da osteoporose e da sarcopenia, e redução do risco de quedas e consequentemente de fraturas.

Geralmente, em um programa de reabilitação cardíaca, são realizados exercícios aeróbicos e resistidos, a Tabela 1.10 relaciona os efeitos específicos de cada tipo de exercício.

A redução dos sintomas relacionados ao esforço, como angina, dispneia, fadiga e claudicação, é um importante efeito do treinamento físico para muitos pacientes, pois o aumento do consumo máximo de oxigênio (VO_2máx) exige menor percentual da capacidade física. Como resultado, as tarefas são realizadas com menos percepção de esforço.

Uma melhora psicossocial pode ser observada em muitos pacientes cardíacos, que apresentam: maior entendimento sobre a DCV, melhora da adesão às recomendações do tratamento, autoestima mais positiva, diminuição do estresse relacionado ao trabalho, maior aproveitamento das horas de lazer e aumento das atividades física e sexual. Esses aspectos podem ser verificados pelos questionários de qualidade de vida que serão citados mais adiante.

Tabela 1.10 – Efeito dos exercícios aeróbico e resistido nos principais fatores de risco para as DCV e no condicionamento físico (adaptado de Braith e Stwevart, 2006).

Variável		Exercício aeróbico	Exercício resistido
Metabolismo da glicose	Tolerância à glicose	↓↓	↓↓
	Sensibilidade à insulina	↑↑	↑↑
Lipídios séricos	HDL colesterol	↑ –	↑ –
	LDL colesterol	↓ –	↓ –
Pressão arterial de repouso	Sistólica	↓ –	–
	Diastólica	↓ –	↓ –
Composição corporal	% de gordura	↓↓	↓
	Massa corporal magra	-	↑↑
	Metabolismo basal	↑↑	↑
	Força muscular	–	↑↑↑
Capacidade aeróbica	VO₂máx	↑↑↑	↑ –
	Tempo de exercício aeróbico máximo ou submáximo	↑↑↑	↑↑

↑: aumento dos valores; ↓: redução dos valores; –: valores não alteram; HDL colesterol: colesterol de alta densidade; LDL colesterol: colesterol de baixa densidade.

Exercício físico e hipertensão arterial sistêmica

Diversas pesquisas indicam que a prática regular de exercícios físicos é um importante coadjuvante na prevenção e no tratamento não farmacológico da HAS, além disso, mesmo após uma única sessão de exercício, a PA tende a se reduzir a valores inferiores aos apresentados no período pré--exercício, o que se denomina hipotensão aguda pós-exercício.

Nesse contexto, é bem estabelecido que o exercício aeróbico seja efetivo em reduzir os níveis de PA em pacientes hipertensos. Seus benefícios estão relacionados à melhora do desempenho metabólico muscular, redução da disfunção endotelial, melhora das anormalidades neuro-hormonais e redução da resistência à insulina, que resulta na redução da resistência vascular sistêmica, promovendo efeitos favoráveis ao sistema cardiovascular.

Quanto ao treino baseado em exercícios resistidos, a literatura ainda se mostra bastante controversa nesse grupo de pacientes. A magnitude da resposta pressórica durante o exercício resistido está diretamente relacionada às características dele, ou seja, a intensidade, o número de repetições e a massa muscular envolvida. De modo geral, têm-se verificado aumento, manutenção ou ainda redução da PAS e manutenção ou queda da PAD após uma sessão de exercícios resistidos.

Os prováveis mecanismos hipotensores do exercício físico em hipertensos são:

- Hemodinâmicos: diminuição da resistência vascular periférica total decorrente da vasodilatação e da redução do débito cardíaco proveniente da diminuição da FC e do volume sistólico.
- Neurais: diminuição da atividade simpática com redução dos níveis plasmáticos de norepinefrina.

Mediano et al. (2005) relataram que os valores de PA nos momentos subsequentes ao exercício pareciam declinar de forma rápida, pelo mecanismo barorreflexo, pela hiperemia decorrente da contração muscular e pela supressão da atividade simpática. É possível que diferentes vias fisiológicas, isoladas ou combinadas contribuam para tal fenômeno, como maior liberação de óxido nítrico e menor descarga adrenérgica.

Exercício físico e diabete melito

Durante a atividade física, 90% do açúcar do sangue são utilizados pelas células musculares esqueléticas, e o restante pelas demais células. A concentração de glicose durante o exercício depende do balanço entre a captação de glicose pelo músculo e a sua liberação pelo fígado. O controle da disponibilidade e da utilização de determinado substrato é largamente influenciado por insulina, glucagon, cortisol, catecolaminas e hormônio de crescimento. Durante o exercício, sem haver alteração da glicemia (p. ex., com reposição de glicose), há redução acentuada do papel da insulina, e a contração muscular é a provável responsável por esse processo; daí a importância do exercício físico regular para o diabético.

No exercício regular, ocorrem translocação do *pool* de transportadores da glicose (GLUT 4) para a membrana plasmática e também aumento da exposição do RNAm e da atividade intrínseca das proteínas transportadoras na membrana plasmática, estimulando a captação de glicose pela célula muscular.

Acredita-se que, durante o exercício físico, a contração muscular estimule a liberação de GLUT 4, aumentando a absorção da glicose sanguínea; esse fenômeno não depende da insulina para ocorrer. Há uma cascata de eventos com produção de óxido nítrico que contribui para o transporte de glicose (Figura 1.6).

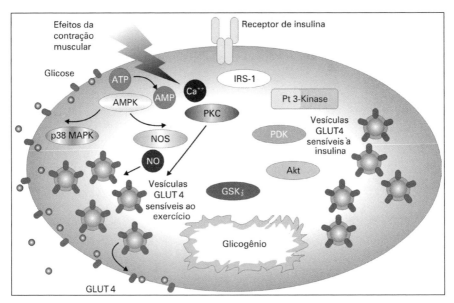

Figura 1.6 — Esquema representativo de uma célula muscular ou gordurosa demonstrando a translocação do GLUT 4 pelo estímulo do exercício (adaptado de Youngren, 2003). Ca^{++}: cálcio; GLUT4: transportador de glicose 4; NOS: óxido nítrico sintase; NO: óxido nítrico; ATP, AMP, AMPK, PKC, p38 MAPK, IRS-1, Pt 3-Kinase, PDK, AKT, GSK$_3$: cascata de fosforilação.

Após a atividade física, há aumento da sensibilidade à insulina, com elevação do transporte de glicose, provavelmente desencadeado pela diminuição dos níveis de glicogênio intracelular (Figura 1.7).

Além da insulina e dos hormônios contrarreguladores, outros fatores influenciam o metabolismo energético: o controle do sistema nervoso central, o estado glicêmico e o perfil metabólico geral.

A administração exógena de insulina no DM1 não é controlada fisiologicamente e, com frequência, a secreção de glucagon também se encontra deficiente. A hipoglicemia é comum em pacientes com DM1 durante e/ou após a atividade física. Na hiperinsulinização, há inibição da produção hepática de glicose que, associada à maior utilização do substrato pelo músculo durante o exercício, precipita a hipoglicemia durante a atividade física.

Após um período que varia de 6 a 15 horas, a queda da glicose também pode ocorrer e persistir até 24 horas depois de atividade extenuante, que é decorrente da capacidade de estocagem prejudicada de glicogênio. Se não houver reposição energética adequada, pode ocorrer hipoglicemia tardia.

O exercício vigoroso pode resultar em aumento rápido da glicose. Quando há deficiência da insulina circulante, há menor captação da glicose pelo músculo, lipólise acelerada, neoglicogênese hepática e hiperglicemia.

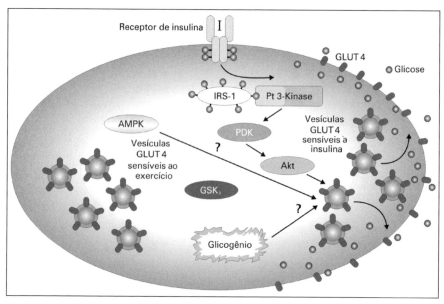

Figura 1.7 — Esquema representativo de uma célula muscular ou gordurosa demonstrando a translocação do GLUT 4 após estímulo do exercício (adaptado de Youngren, 2003). I: insulina; GLUT4: transportador de glicose 4; AMPK, IRS-1, Pt 3-Kinase, PDK, Akt, GSK_3: cascata de fosforilação.

Pacientes hiperglicêmicos (glicemia ≥ 220 mg/dL) utilizam a via glicolítica com maior produção de lactato, ocorrendo a produção de corpos cetônicos após exercícios moderados. Exercícios vigorosos exigem melhor controle da glicemia nos diabéticos.

Exercício físico e dislipidemia

Vários recursos são utilizados para o controle terapêutico das alterações das lipoproteínas, como dietoterapia, uso de medicamentos e exercício físico, todos com o intuito de alcançar concentrações desejáveis de lipoproteínas. A prática de exercício físico resulta na melhor capacidade de oxidação de ácidos graxos livres, levando ao maior controle do balanço energético.

A melhora do perfil lipídico, com a prática de exercícios se deve ao aumento da atividade enzimática da lipase lipoproteica no músculo e redução da hepática. Esses efeitos ocorrem principalmente após exercícios prolongados e de intensidade moderada, pois, nessas condições, o principal substrato energético para a manutenção da atividade é a gordura.

Observam-se queda significativa dos TG e aumento dos níveis plasmáticos de HDL logo após uma sessão de exercício, já o LDL reduz pouco ou não reduz.

Exercício físico e obesidade

Estudos epidemiológicos têm demonstrado forte associação entre obesidade e inatividade física. Esses estudos concluem que os benefícios do exercício físico sobre a obesidade podem ser alcançados com intensidades baixa, moderada ou alta, o que significa que a manutenção de um estilo de vida ativo, independentemente da atividade praticada, pode evitar o desenvolvimento da doença. A mudança do estilo de vida, principalmente a reeducação alimentar e o aumento da prática do exercício físico, é o melhor tratamento.

O exercício físico eleva a taxa metabólica de repouso (TMR) após a realização, em razão do aumento da oxidação de substratos, dos níveis de catecolaminas e da estimulação da síntese proteica. O efeito do exercício na TMR pode durar de 3 horas a 3 dias, dependendo do tipo, da intensidade e da duração do exercício. Esse aumento do consumo energético é decorrente da participação de grandes grupos musculares durante o exercício, como caminhadas rápidas, corridas e natação.

Embora a maioria dos estudos tenha examinado o efeito do exercício aeróbico sobre a perda de peso, a inclusão do exercício resistido também mostra vantagens. O exercício resistido é um potente estímulo para aumentar a massa, a força e a potência musculares, o que pode contribuir para preservar a musculatura, que tende a diminuir pela restrição calórica na dieta, maximizando a redução de gordura corporal. Além disso, o potencial do exercício em melhorar a força e a resistência musculares pode ser especialmente benéfico para as tarefas do cotidiano, pois facilita a adoção de um estilo de vida mais ativo em indivíduos obesos sedentários.

Exercício físico e tabagismo

Existe escassez na literatura sobre o desempenho físico e o tabagismo, porém se postula que o cigarro prejudique o desempenho físico e que os indivíduos fumantes apresentem estilo de vida mais sedentário e a aptidão física menor.

Parece que essa menor aptidão física se deve à maior concentração da carboxi-hemoglobina, que é a ligação do CO com a hemoglobina, e uma vez que esta ligação ocorre se torna irreversível, diminuindo assim a quantidade de hemoglobina disponível ao oxigênio. A fumaça do cigarro aumenta cerca de três vezes a resistência das vias áreas, mesmo em indivíduos não fumantes este efeito tem duração de aproximadamente 5 minutos após 15 tragadas.

Um estudo realizado com sujeitos fumantes – para avaliar o consumo de oxigênio gasto para ventilação durante exercício em esteira, com uma velocidade que gerasse 80% do consumo máximo de oxigênio, imediatamente após fumar dois cigarros e 1 dia após abstinência – verificou que o consumo de oxigênio gasto para ventilação fora menor após um dia de abstinência e, além disso, a FC também apresentou valores menores durante o exercício. Por fim, os voluntários relataram que se sentiam melhor quando se exercitavam na situação sem fumo.

AVALIAÇÃO FISIOTERÁPICA

Esta avaliação deve ser rápida e simples, para pacientes que não apresentam comprometimento cardiovascular importante. Inicialmente, colhem-se dados pessoais, seguidos de avaliação física, verificação periódica da concentração sérica de lípides (HDL-C, LDL-C, VLDL-C, TG e CT) e glicemia, conforme demonstrado na ficha de avaliação (Figura 1.8). Os pacientes devem ser reavaliados a cada seis meses para reorientação.

Alguns testes específicos devem ser incluídos na avaliação: teste de uma repetição máxima (1 RM), questionário de aptidão física (IPAQ ou Baecke), aplicação de algum questionário de qualidade de vida (Minichal – para pacientes com hipertensão, Minnesota – para pacientes com insuficiência cardíaca) e teste da caminhada de 6 minutos (TC6M). A Figura 1.9 exemplifica um fluxograma de avaliação e encaminhamento dos pacientes a programa de reabilitação.

- Teste de 1 RM: para a prescrição da carga utilizada no treinamento de resistência, realiza-se o teste de 1 RM. Na aplicação desse teste, o posicionamento adequado é muito importante para evitar a manobra de Valsalva e compensações, sendo este último um critério de regressão da carga durante o teste, como demonstrado na Figura 1.10.
- International Physical Activity Questionary (IPAQ) (Anexo 1.1a): questionário para verificação do nível de aptidão física individual, classificando o paciente em sedentário, insuficientemente ativo ou muito ativo (Anexo 1.1b).
- Questionário de avaliação de atividade física habitual de Baecke (Anexo 1.2): composto de 16 questões que abrangem três escores de atividade física habitual nos últimos 12 meses, sendo oito de atividades físicas ocupacionais, quatro de exercícios físicos no lazer e quatro de atividades físicas de lazer e locomoção.
- Questionário de qualidade de vida (QQV): reflete as características da doença que não são capturadas com medidas de avaliação clínica e é uma forma compacta de avaliar o impacto da doença sob a perspectiva do paciente. Alguns questionários são bem específicos e outros gerais, porém todos tentam abranger os vários domínios: físico, psicológico, social, ambiental e até questões ligadas à religiosidade e à espiritualidade. Existem questionários para condições específicas, como o de Minnesota

AVALIAÇÃO DE FISIOTERAPIA – AMBULATÓRIO HAS

DATA: _____ / _____ / _____ RF: _____ ( ) AVALIAÇÃO _____ ( ) REAVALIAÇÃO

NOME: _____ RG: _____

DN: ___ / ___ / _____ IDADE: _____ SEXO: _____ PROFISSÃO: _____

RESIDÊNCIA: _____

TEL. FIXO: ( ) _____ CELULAR: _____ PROCEDÊNCIA: _____

DIAGNÓSTICO:

- **ANTECEDENTES PESSOAIS**

☐ TABAGISMO (____ cigarros/dia)　　☐ DISLIPIDEMIA　　☐ AVE　　☐ ALCOOLISMO

☐ EX-TABAGISTA (há _____ anos)　　☐ DIABETES　　☐ ESTRESSE

☐ INSUFICIÊNCIA RENAL　　☐ OBESIDADE　　☐ HF + ICO

☐ OUTROS

- **MEDICAÇÕES EM USO**

Medicamento	Dosagem	Medicamento	Dosagem
_____	____ mg ___ x/dia	_____	____ mg ___ x/dia
_____	____ mg ___ x/dia	_____	____ mg ___ x/dia
_____	____ mg ___ x/dia	_____	____ mg ___ x/dia
_____	____ mg ___ x/dia	_____	____ mg ___ x/dia

- **EXAMES (DATA/RESULTADOS)**

_____
_____
_____
_____
_____
_____
_____

- **EXAME FÍSICO**

QUEIXA PRINCIPAL:

PESO: _____ ALTURA: _____ IMC: _____ CA: _____ FC: _____ PA: _____ / _____ SPO$_2$: _____

ALTERAÇÕES OSTEOARTICULARES: _____

OUTRAS ALTERAÇÕES: _____

Figura 1.8 — Modelo de uma ficha de avaliação de reabilitação cardiovascular. *(continua)*

		EXAMES LABORATORIAIS					

DATA	GLICEMIA	CT	TG	, HDL	LDL	VLDL
/ /						

OUTROS: _____

_____

IPAQ

DATA	CLASSIFICAÇÃO
/ /	

MINICHAL

DATA	CLASSIFICAÇÃO
/ /	

Fisioterapeuta responsável (assinatura e carimbo): _____

Figura 1.8 — Modelo de uma ficha de avaliação de reabilitação cardiovascular (*continuação*).

para pacientes com insuficiência cardíaca, AQ-20 e questionário de St George Respiratory Questionnaire para pacientes com doenças pulmonares obstrutivas. Para pacientes com comprometimento cardiovascular, os mais utilizados são:

- World Heart Organization Quality of Life-bref (Anexo 1.3): forma abreviada da World Heart Organization Quality of Life original (100 questões), com 26 questões: duas sobre aspectos gerais e 24 destinadas a determinada faceta. Quanto maior a pontuação, melhor a percepção do indivíduo quanto à sua qualidade de vida.
- SF-36 (Anexo 1.4): instrumento genérico, composto de 36 itens que se dividem em oito domínios: capacidade funcional, aspectos físicos, dor, estado geral de saúde, vitalidade, aspectos sociais, aspectos emocionais e saúde mental. Quanto maior a pontuação, melhor a qualidade de vida.
- Miniquestionário de qualidade de vida em hipertensão arterial (Minichal): composto por dois domínios; manifestações somáticas (máximo de 18 pontos) e estado mental (máximo de 30 pontos). Quanto menor a pontuação, melhor a qualidade de vida (Anexo 1.5).

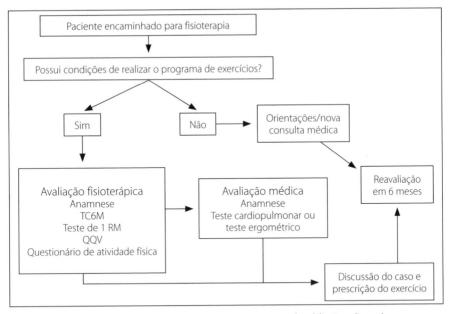

Figura 1.9 — Fluxograma de avaliação do paciente para ingresso em programa de reabilitação cardiovascular.

- TC6M: este teste avalia a distância percorrida em metros, em ritmo máximo tolerado pelo indivíduo, em um período de seis minutos e será descrito em detalhes no Capítulo 4 – Fisioterapia na reabilitação de pacientes com cardiomiopatia.

Prescrição de intensidade do exercício físico

Para que o exercício físico seja benéfico, deve ser prescrito de forma individualizada, seguindo critérios corretos de intensidade, duração e frequência, como mostra a Tabela 1.11.

Tabela 1.11 – Recomendações gerais para o exercício.

Tipo de exercício	Intensidade	Duração (min)	Frequência
Aeróbico	60 a 80% FCmáx, 50 a 70% VO$_2$máx ou nível 2 a 4 da escala de percepção de esforço de Borg	30 a 40	3 a 6 vezes por semana
Resistido	2 a 3 séries de 8 a 12 exercícios para cada grupo muscular, com carga de 40 a 60% para MMII e 30 a 40% para MMSS do teste de 1 RM	20	1 a 3 vezes por semana

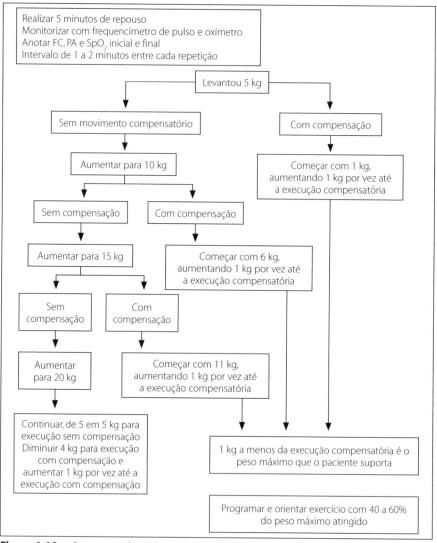

Figura 1.10 — Etapas para a realização do teste de 1 RM para membros superiores.

Prescrição para o treino aeróbico

A prescrição de intensidade do exercício físico pode ser feita de várias formas: tabela de Fox (FC de treinamento baseada em idade e sexo), escala de percepção de esforço de Borg, teste cardiopulmonar (FC de treinamento baseada no VO_2máx) e teste ergométrico (fórmula de Karvonen), sendo este último o mais utilizado. Obtém-se a FC de treinamento (FCT) utilizando-se a FCmáx obtida pelo teste ergométrico ou calculando a FCmáx (220-idade), a FC repouso e o percentual da FC desejada para o treinamento (de 60 a 85%, de acordo com a gravidade e o condicionamento físico do paciente).

Fórmula de Karvonen

FCtreinamento = FCrepouso + % (FCmáx − FCrepouso)

O teste ergométrico consiste na aplicação de esforço físico graduado, no qual o coração é submetido a uma carga progressiva de trabalho para avaliação das respostas clínicas, hemodinâmicas e eletrocardiográficas. O protocolo mais comumente utilizado na prescrição da intensidade do exercício para pacientes com fatores de risco de DAC é o de Bruce, no qual tanto a velocidade quanto a inclinação são aumentadas a cada três minutos em incrementos.

Prescrição para o treino resistido

Normalmente, utiliza-se a carga de treinamento de 30 a 40% para membros superiores e de 40 a 60% do teste de 1 RM para membros inferiores. No início do treinamento, muitas vezes, o paciente não consegue realizar exercícios com resistência, então deve fazê-los de forma ativa e livre ou com carga menor que 40% até atingir a carga preconizada. Deve-se realizar de 8 a 12 repetições para os grandes grupos musculares.

PROGRAMA DE EXERCÍCIO FÍSICO

As sessões de fisioterapia devem ser realizadas de três a cinco vezes por semana, com duração média de 60 minutos. Início: fase de aquecimento por 10 minutos em que devem ser realizados alongamentos e exercícios com grandes grupos musculares, com o objetivo de elevar os parâmetros hemodinâmicos dos níveis basais; em seguida, inicia-se o treinamento aeróbico: bicicleta/esteira ou caminhada/corrida por 25 ou 30 minutos, de acordo com a prescrição para o treino aeróbico e por último, 5 minutos de desaquecimento e ou relaxamento que tem por objetivo o resfriamento do corpo, a fim de retornar o metabolismo aos parâmetros basais.

O treinamento de resistência pode ser realizado antes ou após o treinamento aeróbico, inclusive pode-se programar uma sessão específica para isso

(p. ex. duas vezes por semana de resistido e três vezes por semana de aeróbico). Ainda não há consenso sobre qual a melhor forma de se mesclar o treinamento aeróbico com o resistido.

A monitoração dos sinais vitais (FC, PA), bem como a vigilância quanto aos sintomas de intolerância ao esforço (cansaço extremo, taquidispneia, tontura, náusea, palpitação, angina, palidez etc.), é de grande importância durante todo o programa (Figura 1.11). Nos exercícios com resistência, deve-se atentar para movimentos compensatórios (a carga pode estar excessiva) e para evitar manobra de Valsalva.

Orientação a distância ou não supervisionada

Como muitos pacientes não podem participar de um programa ambulatorial de treinamento físico, é fundamental estimular os programas não supervisionados. A caminhada deve ser orientada como regra geral, pois se trata de uma atividade que não requer nenhuma condição especial (como local apropriado, vestimenta ou preparo específicos) e é comprovadamente benéfica no controle da hipertensão, da obesidade e de outros fatores de risco da DAC.

Porém, mesmo uma simples caminhada deve seguir alguns critérios, principalmente quanto à intensidade, à duração e à regularidade e também quanto aos sinais e sintomas de intolerância ao esforço (Figura 1.12). Segundo Hanson, muitas vezes, a caminhada pode não atingir 70% do VO_2máx predito; nesse caso, o cálculo da FC alvo, que corresponde de 25 a 30 bpm acima da FC repouso, pode ser uma boa opção.

Para os iniciantes, a orientação deve ser dada com cautela, verificando-se aptidão física, patologias associadas e capacidade de compreensão. Inicialmente, recomenda-se uma caminhada de 15 a 20 minutos em dias alternados. Para melhor controle, deve-se orientar o paciente a preencher uma ficha de evolução/progressão de atividade física (Figura 1.13), em que ele anotará a metragem ou os minutos percorridos, a PA, a FC e IPE de Borg e também os sintomas observados.

Para reprogramação, os retornos devem ser marcados a cada 6 meses, para certificar-se do progresso, repetem-se os questionários e os testes funcionais; além disso, verificam-se resultados de exames laboratoriais, IMC e PA. Nessa ocasião, o paciente deverá trazer a ficha de controle diário de exercícios para que seja elaborada a reprogramação das atividades, que consiste geralmente no aumento do tempo de caminhada: de 40 a 60 minutos diariamente.

Evolução diária					
Nome:		ID:	RG:	RF:	TEL:

Diagnóstico:

AP:

Medicamentos:

Última avaliação:	Próxima:	Carga MI:	Carga MS:

TE	RI:	PAmáx:	FCmáx:	FCrepouso:	FCT (%):

Intercorrência TE:

Data	Aquecimento (5')				Resistido (15')			Aeróbico (30') + desaquecimento (5')						Recuperação	
	PESO	FC rep	PA rep	FC final	CARGA		FC final	FC 10'	FC 20'	FC 30'	FC 35'	Borg		FC final	PA final
					MS	MI						Dispneia	MI		
/ /															
/ /															
/ /															
/ /															
/ /															
/ /															
/ /															
/ /															
/ /															
/ /															
/ /															
/ /															
/ /															
/ /															
/ /															
/ /															
/ /															
/ /															
/ /															
/ /															
/ /															
/ /															
/ /															

Figura 1.11 — Modelo de ficha de evolução diária.

Orientação de Exercícios

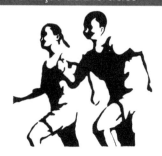

Lembre-se

Está provado que exercícios leves são muito eficientes para melhorar o humor e para aliviar o estresse.

Exercícios aeróbicos três vezes por semana ajuda a aliviar os sintomas da TPM.

Exercícios moderados ajudam a melhorar o sono, e você se sente mais descansado no dia seguinte.

Exercícios aeróbicos regulares ajudam a manter elásticos os vasos sanguíneos, o que por sua vez contribui para a saúde do coração.

Exercícios diminuem o colesterol (não somente o LDL, o mau colesterol, mas os triglicérides).

Um treinamento balanceado aumenta a densidade dos ossos.

Exercícios geralmente aumentam a tolerância à glicose, que é a capacidade do seu corpo de usar glicose para energia em vez de armazená-la; talvez como gordura. Esta é uma das razões pela qual aqueles que se exercitam têm menos tendência a ficar acima do peso do que a pessoa sedentária.

Importância na Prática de Exercícios

Hoje sabemos que é muito importante fazer exercícios físicos. Com eles você pode melhorar sua qualidade de vida, obter sensação de bem estar e mais disposição para realizar todas as suas atividades diárias.

A seguir instruções para fazer exercícios de maneira segura e eficaz.

Os exercícios mais recomendados são:

- Bicicleta Ergométrica;

- Esteira ou Caminhada;

Pratique ao menos 30 minutos por dia, no mínimo 3 vezes por semana.

Benefícios: Previne e auxilia no controle da hipertensão, reduz os níveis de colesterol, ativa a circulação sanguínea, diminui o risco de infarto, melhora a capacidade cardiopulmonar e a frequência cardíaca.

Atenção

Diminua a intensidade da atividade se você sentir:

- Dor ou pressão no peito, pescoço, maxilar ou no braço esquerdo;
- Palpitações (sensação de batimentos fortes do coração ou "batedeira");
- Dificuldade para respirar;
- Vertigem ou sensação de desmaio e fraqueza;
- Suor frio no rosto, visão embaçada ou escurecida;
- Náuseas (Vontade de vomitar).

Avaliando seu Nível de Cansaço

A escala de Borg é muito importante para que você avalie seu cansaço durante o exercício. O ideal é manter a nota 4 (Um pouco forte).

Escala de Borg

0	Nenhuma
0,5	Muito, muito leve
1	Muito leve
2	Leve
3	Moderada
4	Um pouco forte
5	Forte
6	
7	Muito forte
8	
9	Muito, muito forte
10	Máxima

Alongamentos

Realize os seguintes alongamentos para os braços e pernas antes e depois da atividade.

Permaneça em cada posição 20 segundos e não prenda a respiração durante os alongamentos.

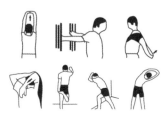

Figura 1.12 — Modelo de impresso de orientações de exercícios.

Controle diário de exercícios

Data	FCi	FCf	PA	Borg	Minutos	Observações

FCi = FC inicial. Se ela estiver muito acima ou muito abaixo da FC normal, não realizar exercício nesse dia
FCf = FC final. Logo após o término do exercício
PA = pressão arterial. Marcar toda vez que verificar. Se você tem aparelho em casa, verifique antes do exercício. Se sua PA estiver acima de 170 X 100, não faça exercícios nesse dia
Borg = índice de cansaço (ver Tabela 4.4). Escolha o número que mais se aproxima no auge do cansaço
Minutos = quantos minutos você se exercitou
Observações = escreva tudo que sentir, antes, durante ou após o exercício

Figura 1.13 — Modelo de ficha de controle diário de exercícios em casa.

Quadro 1.1 – Riscos do exercício para pacientes com diabete melito (Halpern, 2000).

Hipoglicemia induzida pelo exercício ou tardia, em indivíduos que fazem uso de insulina ou hipoglicemiantes orais

Hiperglicemia

Cetoacidose (controle precário na DM1)

Precipitação ou exacerbação de DCV: angina *pectoris*, IAM, arritmias, morte súbita

Agravamento de complicações preexistentes: retinopatia proliferativa (hemorragia de vítreo, descolamento de retina); nefropatia (aumento da proteinúria); neuropatia autonômica (redução da resposta cardiovascular ao exercício e da capacidade aeróbica máxima, hipotensão postural e resposta alterada à desidratação); neuropatia periférica (lesões articulares e de partes moles)

Fadiga importante

Dores musculares

Particularidades – recomendações especiais para o exercício

Diabete melito

É evidente a complexidade do paciente diabético e vários são os riscos a serem considerados na prática de exercício físico (Quadro 1.1). Sendo assim, é necessário o conhecimento de algumas recomendações para a segurança do paciente (Tabela 1.12).

Tabela 1.12 – Recomendações para o exercício no paciente diabético (Halpern, 2000).

Frequência	DM1: diária, para assegurar bom controle glicêmico
	DM2: 3 a 5 vezes por semana, diária se em insulinoterapia
Cuidados	DM1: evitar aplicação de insulina em regiões próximas aos grupos musculares mais utilizados e evitar exercitar-se no horário de pico de ação da insulina. Não se exercitar em jejum
	DM2: não se exercitar em jejum

Recomendações gerais de exercício para pacientes com diabete melito com complicações

Neuropatia autonômica

- Evitar o teste de esforço máximo por causa das anormalidades hemodinâmicas.
- Atentar para a FC (inabilidade do coração em responder às alterações do débito cardíaco).
- Evitar mudanças bruscas de posição, exercícios de alta intensidade e extremos de temperatura.
- Monitorar cuidadosamente a glicemia.

Neuropatia periférica

- Redobrar os cuidados com os pés.
- Usar tênis especiais (com amortecedores).
- Evitar exercícios que podem levar a trauma/pressão repetitiva nos pés (caminhadas longas, corridas, exercícios em *steps*).
- Realizar alongamentos musculares criteriosos, a fim de evitar a sensação de dor.
- Realizar: natação, hidroginástica, ciclismo, remo, exercícios sentados, de braços, pranchas de equilíbrio, pesos leves e aparelhos (recuperação do trofismo e força muscular).

Retinopatia

O grau de retinopatia determina a prescrição de exercício:

- Leve: liberada.
- Moderada: evitar exercícios que aumentem a PA, halterofilismo e manobra de Valsalva.
- Grave: evitar exercícios citados em "moderados", além de boxe e luta livre.
- Proliferativa: evitar exercícios citados em "moderados", além de corrida, exercício aeróbico de alto impacto e esportes com raquete.

Nefropatia

Evitar exercícios com elevação excessiva da PA, como levantamento de peso e exercícios aeróbicos intensos. Na osteodistrofia renal, exercícios de alto impacto devem ser evitados por causa do risco de fratura.

Hipertensão arterial sistêmica

A indicação do treinamento físico para indivíduos hipertensos depende de seu grau de acometimento:

- Hipertensos leves ou estágio 1: todos os pacientes com PA $< 160 \times 100$ mmHg devem ser estimulados a iniciar ou continuar as modificações de estilo de vida por 6 a 12 meses antes de ser introduzido o tratamento farmacológico, conforme as grandes diretrizes para manuseio da hipertensão arterial.
- Hipertensos moderados a graves (estágios 2 e 3): devem receber avaliação para DAC. Os indivíduos que apresentam hipertrofia ventricular esquerda, alteração de retina, diabete melito ou doença arterial periférica devem receber tratamento específico antes e/ou concomitante ao exercício físico, dependendo de cada caso.
- Hipertensos com lesão de órgãos-alvo: devem ser avaliados individualmente, e essa comorbidade precisa ser considerada no treinamento físico. Nesse grupo, os pacientes que apresentarem PA normal ou limítrofe também devem ser incluídos em programa de mudança de estilo de vida.

O exercício físico no hipertenso é contraindicado:

- Em repouso: PAS > 180 mmHg ou PA diastólica (PAD) > 110 mmHg, angina instável, insuficiência cardíaca congestiva (ICC) descompensada e isquemia cerebral recente (menos que 6 meses).
- No exercício: PAS > 225 mmHg ou PAD > 100 mmHg, angina ou isquemia cerebral induzida pelo exercício.

- Efeitos colaterais adversos de medicamentos anti-hipertensivos: hipotensão, bradicardia, fraqueza muscular, cãibras ou broncoespasmo.

Os pacientes hipertensos idosos necessitam de maior atenção quanto à monitorização da PA, uma vez que a resistência vascular está aumentada e as artérias são menos complacentes. Por essa razão, precisam de maior pressão intravascular para manter o fluxo de um mesmo volume sanguíneo em relação às pessoas mais jovens.

Obesidade

Tem sido recomendado que programas de exercício para obesos comecem com o mínimo de 150 minutos semanais em intensidade moderada e progrida gradativamente para 200 a 300 minutos semanais na mesma intensidade. Entretanto, se por algum motivo o obeso não puder atingir essa meta de exercícios, deve ser incentivado a realizar pelo menos a recomendação mínima de 150 minutos semanais, pois, mesmo não ocorrendo redução de peso, haverá benefícios para a saúde.

Obesidade e problemas ortopédicos são comuns, e as orientações devem obedecer a particularidades como substituir a caminhada por exercícios de MMSS e MMII, sentado ou deitado. No tratamento de pacientes que apresentem esses comprometimentos, os exercícios na água são uma boa opção, no entanto, ainda é um recurso pouco utilizado nos ambulatórios de reabilitação.

Dieta adequada

A orientação nutricional pode otimizar os resultados de um programa de exercício físico, uma vez que a dieta interfere diretamente no controle da hipertensão e do diabete, além de favorecer a perda de peso em indivíduos obesos. Especialmente a esses indivíduos, recomenda-se restringir a ingestão de sódio/sal (< 5 g ao dia), controlar a ingestão de bebida alcoólica (< 30 mL ao dia) e salientar a importância da ingestão de alimentos que contenham magnésio, cálcio e potássio. É importante que essa orientação seja específica para cada indivíduo e feita por um profissional especializado (nutricionista).

Fisioterapia e tabagismo

Pesquisas mostram que cerca de 80% dos fumantes querem parar de fumar, no entanto, apenas 3% conseguem a cada ano, e a maioria desse grupo cessa sem ajuda. Esse dado é um indicador da capacidade de a nicotina causar dependência, pois, provavelmente, os que têm baixa dependência são os que mais conseguem parar de fumar sem um tratamento formal. Esses números também sinalizam que os fumantes têm pouco acesso a programas desenvolvidos para combater esse vício, que chegam a aumentar as taxas de cessação de 3 para 20 a 30% em um ano.

A fisioterapia aliada a uma equipe interdisciplinar, composta por médicos, enfermeiros, nutricionistas, psicólogos e educadores físicos, tem um papel importante na orientação e no tratamento do indivíduo que queira abandonar o fumo. Grupos de apoio ao tabagista que procura tratamento para cessar o tabagismo estão, cada vez mais, sendo difundidos nos grandes hospitais, na tentativa de educar essa população e auxiliá-la nesta cessação, o que tem ampliado a campanha do combate ao fumo e atingido um número cada vez maior de pessoas.

O Instituto Nacional do Câncer estima a formação desses grupos de apoio. A abordagem é cognitivo-comportamental, com participação de equipe interdisciplinar como citada anteriormente. Para avaliação do grau de dependência à nicotina, aplica-se o questionário de Fargeströn (Anexo 1.6), que servirá de parâmetro para o maior enfoque da equipe de apoio ao paciente.

O programa consiste de oito sessões no total e tem duração de 18 meses. As sessões são semanais no primeiro mês, período em que, geralmente, os sintomas da abstinência estão mais presentes e de maneira agressiva. Os pacientes são estimulados a adotar a parada brusca do cigarro, pois experiências sugerem que essa forma tem apresentado resultados superiores à parada gradual. Cada profissional realiza orientações específicas à sua área, com enfoque na mudança de comportamento: a adoção de um estilo de vida mais saudável. O fisioterapeuta orienta o paciente sobre a necessidade de atividade física, técnicas de relaxamento e alongamento, o que deve ser reforçado a cada sessão; além disso, ao final de cada encontro pode-se realizar uma atividade que favoreça a participação, o compromisso e a descontração entre eles, como dança, relaxamento, dinâmica ou atividade recreativa. Os participantes são orientados a procurar qualquer profissional individualmente, se necessário. Ao final de cada sessão, a equipe multiprofissional faz uma reunião para discutir os aspectos individuais de cada participante, identificando um ou outro que possa necessitar de maior apoio. Esse tipo de abordagem pode ser realizado sem o uso de medicamentos e é também indicado a cardiopatas, cuja medicação pode estar restrita ou contraindicada.

BIBLIOGRAFIA SUGERIDA

1. Alwan A, Maclean DR, Riley LM, d'Espaignet ET, Mathers CD, Stevens GA, et al. Monitoring and surveillance of chronic noncommunicable diseases: progress and capacity in highburden countries. Lancet. 2010;376:1861-8.
2. Araújo AJ. Tratamento do tabagismo na DPOC. Pulmão RJ – Atualizações temáticas. 2009;1(1):20-33.
3. Blair SN, Kampert JB, Kohl HW 3rd, Barlow CE, Macera CA, Paffenbarger RS Jr, et al. Influences of cardiorespiratory fitness and other precursors on cardiovascular disease and all-cause mortality in men and women. JAMA. 1996;276(3):205-10.
4. Blair SN, Kohl HW 3rd, Paffenbarger RS Jr, Clark DG, Cooper KH, Gibbons LW. Physical fitness and all-cause mortality. A prospective study of healthy men and women. JAMA. 1989;262(17):395-401.
5. Braith RW, Stewart KJ. Resistance exercise trainingits role in the prevention of cardiovascular disease. Circulation. 2006;113:2642-50.
6. Brandão PA, Brandão AA, Magalhães MEC, Pozzan R. Epidemiologia da hipertensão arterial. Rev Soc Cardiol Est SPaulo. 2003;1:7-19.
7. Brasil. Ministério da Saúde. Banco de dados do Sistema Único de Saúde (Datasus). Disponível em: http://tabnet.datasus.gov.br/cgi/idb2011/g07_08.htm [Acesso em: 26 ago 2013].
8. Brasil. Ministério da Saúde. Plano de ações estratégicas para o enfrentamento das doenças crônicas não transmissíveis (DCNT) no Brasil 2011-2022. Disponível em: http://portal. saude.gov.br/portal/arquivos/pdf/cartilha_plano.pdf. [Acesso em: 27 ago 2013].
9. Cadernos de Atenção Básica n. 14. Série A. Normas e manuais técnicos, Brasília, DF, 2006. Disponível em: http://www.prosaude.org/publicacoes/diversos/cad_AB_CRONICAS.pdf [Acesso em 15 jun 2013].
10. Centers for Disease Control and Prevention (CDC). Annual smoking-attributable mortality, years of potential life lost, and productivity losses-United States, 1997-2001. MMWR. 2005;54(25):625-8.
11. Centro coordenador do IPAQ no Brasil (Celafiscs). Disponível em: www.celafiscs. com.br; www.ipaq.ki.se [Acesso em 15 jun 2013].
12. Chatkin, JM. A influência da genética na dependência tabágica e o papel da farmacogenética no tratamento do tabagismo. J. Bras. Pneumol. 2006;32(6).
13. Chiong JR. Controlling hypertension from a public health perspective. Int J Cardiol. 2008;127(2):151-6.
14. Ciconelli RM. Medical outcomes study 36 – Short-form health survey (SF-36) [tese]. São Paulo: Universidade Federal de São Paulo; 1997.
15. Clinkscales TB, Reyes RR, Wood RH, Welsch MA. Influence of intensity and repetition number on hemodynamic responses to resistance exercise in older adults. Med Sci Sport Exerc. 2001;33:514.
16. Consenso Brasileiro sobre Diabetes 2002. Diagnóstico e tratamento do diabetes mellitus tipo 2. Rio de Janeiro: Diagrafic; 2003.
17. Diaz MN, Frei B, Vita JA, Keaney JF Jr. Antioxidants and atherosclerotic heart disease. N Engl J Med. 1997;337(6):408-16.
18. Diretrizes da Sociedade Brasileira de Diabetes. 2009. Disponível em: http://www.diabetes. org.br/attachments/diretrizes09_final.pdf [Acesso em 27 ago 2013].

19. Dorea EL, Lotufo PA. Epidemiologia da hipertensão arterial sistêmica. Rev Hipertensão. 2004;7(3):87-9.
20. Durstine JL, Thompson PD. Exercise in the treatment of lipid disorders. Cardiol Clin. 2001;19(3):471-88.
21. Expert Panel on Detection, Evaluation, and Treatment of High Blood Cholesterol in Adults. Executive summary of the third report of the National Cholesterol Education Program (NCEP). Expert Panel on Detection, Evaluation, and Treatment of High Blood Cholesterol in Adults (Adult Treatment Panel III). JAMA. 2001;285(19):2486-97.
22. Fagard RH, Cornelissen VA. Effect of exercise on blood pressure control in hypertensive patients. Eur J Cardiovasc Prev Rehabil. 2007;14(1):12-7.
23. Fagerstrom K. Uma breve apresentação da neurofarmocologia e fisiologia da dependência à nicotina. In: Gigliotti AP, Presman S, editors. Atualizações no tratamento do tabagismo. Rio de Janeiro: ABP – Saúde; 2006.
24. Fernandes RA, Christofaro DG, Casonatto J, Codogno JS, Rodrigues EQ, Cardoso ML, et al. Prevalência de dislipidemia em indivíduos fisicamente ativos durante a infância, adolescência e idade adulta. Arq Bras Cardiol. 2011;97(4):317-23.
25. Florindo AA, Latorre MRDO. Validação e reprodutibilidade do questionário de Naecke de avaliação da atividade física habitual em homens adultos. Rev Bras Med Esporte. 2003;9(3):121-8.
26. Focht BC, Koltyn KF. Influence of resistance exercise of different intensities on state anxiety and blood pressure. Med Sci Sports Exerc. 1999;31:456-63.
27. Framingham Heart Study. Disponivel em: http: www.framingham.com/heart/profile.htm [Acesso em: 11 mar 2013].
28. Halpern A. Guia de exercícios para diabéticos. São Paulo: Lemos Editorial; 2000.
29. I Diretriz Brasileira de Diagnóstico e Tratamento da Síndrome Metabólica. Arq Bras Cardiol. 2005;84(Suppl I).
30. IDF. World wide definition of the metabolic syndrome. Disponível em: www.idf.org [Acesso em: 11 mar 2013].
31. Instituto Brasileiro de Geografia e Estatística (IBGE). Projeção da população do Brasil por sexo e idade 1980-2050. Diretoria de Pesquisas, Coordenação de População e Indicadores Sociais – Revisão 2008. Disponível em: www.ibge.br/home/estatistica/populacao/preojecao_doc_populacao/2008/default.shtm [Acesso em: 5 mar 2013].
32. Instrumentos de avaliação de qualidade de vida (WHOQOL), 1998. Versão em português. Disponível em: www.ufrgs.br/psiq/whoqol.html [Acesso em: 5 mar 2013].
33. IV Diretriz Brasileira sobre Dislipidemias e Prevenção da Aterosclerose. Departamento de Aterosclerose da Sociedade Brasileira de Cardiologia. Arq Bras Cardiol. 2007;88(Suppl 1):2-19.
34. Jakicic JM, Clark K, Coleman E, Donnelly JE, Foreyt J, Melanson E, et al.; American College of Sports Medicine. American College of Sports Medicine position stand. Appropriate intervention strategies for weight loss and prevention of weight regain for adults. Med Sci Sports Exerc. 2001;33(12):2145-56.
35. Karagiannis A, Hatzitolios AI, Athyros VG, Deligianni K, Charalambous C, Papathanakis C, et al. Implementation of guidelines for the management of arterial hypertension. The impulsion study. Open Cardiovasc Med J. 2009;3:26-34.
36. Kurtz TW, Al-Bander HA, Morris Junior RC. Salt sensitive essential hypertension in men is the sodium ion alone important? N Engl J Med. 1987;317:1043-8.

37. Kokkinos PF, Giannelou A, Manolis A, Pittaras A. Physical activity in the prevention and management of high blood pressure. Hellenic J Cardiol. 2009;50:52-9.
38. Lakka TA, Laaksonen DE, Lakka HM, Männikkö N, Niskanen LK, Rauramaa R, et al. Sedentary lifestyle, poor cardiorespiratory fitness, and the metabolic syndrome. Med Sci Sports Exerc. 2003;35(8):1279-86.
39. Marques ACPR, Campana A, Gigliotti AP, Lourenço MTC, Ferreira MP, Larenjeira R. Consenso sobre o tratamento da dependência de nicotina. Rev Bras Psiquiatr. 2001;23(4):200-14.
40. Masharani U, Karam JH. Pancreatic hormones & diabetes mellitus. In: Greenspan FS, Gardner DG, editors. Basic & clinical endocrinology. 6th ed. EUA: Lange Medical Books/McGraw Hill; 2001.
41. Mediano MFF, Paravidino V, Simão R, Pontes FL, Polito MD. Subacute behavior of the blood pressure after power training in controlled hypertensive individuals. Rev Bras Med Esporte. 2005;11(6):337-9.
42. Meigs JB. Epidemiology of the metabolic syndrome. Am J Manag Care. 2002;8(Suppl 11):S283-92.
43. Neder JA, Machado MCLO. Manual prático de diagnóstico e tratamento da DPOC. São Paulo: Segmento Farma; 2011.
44. Obesity: preventing and managing the global epidemic. Report of a WHO consultation. World Health Organ Tech Rep Ser. 2000;894:i-xii, 1-253.
45. Paffenbarger RS Jr, Hyde RT, Wing AL, Hsieh CC. Physical activity, all-cause mortality, and longevity of college alumni. N Engl J Med. 1986;314:605-13.
46. Pescatello LS, Franklin BA, Fagard RH, Farguhar WB, Kelley GA, Ray CA. American college of sports medicine position stand. Exercise and hypertension. Med Sci Sports Exerc. 2004;36(3):533-53.
47. Reichert J, Araújo AJ, Gonçalves CMC, Godoy I, Chatkin JM, Sales MPU, et al. Diretrizes para a cessação do tabagismo. J Bras Pneumol. 2008;34(10):845-80.
48. Rocchini AP. Obesity hypertension. Am J Hypertens. 2002;15:50s-2s.
49. Rode A, Shephard RJ. The influence of cigarette smoking upon the oxygen cost of breathing in near maximal exercise. Med Sci Sports Exerc. 1971;3:51-3.
50. Roltsch MH, Mendez T, Wilund KR, Hagberg JM. Acute resistive exercise does not affect ambulatory blood pressure in young men and women. Med Sci Sports Exerc. 2001;33(6):881-6.
51. Romero LC, Costa e Silva VL. 23 anos de controle do tabaco no Brasil Programa Nacional de Combate ao Fumo de 1988. Rev Bras Cancerol. 2011;57(3):305-14.
52. Rondon MUPB, Laterza MC, Zamo-Roth FS, Brum PC, Krieger EM. Hipertensão arterial e exercício físico aeróbico. In: Negrão CE, Barreto ACP, editors. Cardiologia do exercício: do atleta ao cardiopata. 3.ed. Barueri: Manole; 2010.
53. Russo AC, Azevedo RCS. Fatores motivacionais que contribuem para a busca de tratamento ambulatorial para a cessação do tabagismo. J Bras Pneumol. 2010;36(5):603-11.
54. Schmidt MI, Duncan BB, Silva GA, Menezes AM, Monteiro CA, Barreto SM, et al. Health in Brazil 4. Chronic non-communicable diseases in Brazil: burden and current challenges. Lancet. 2011;377(9781):1949-61.
55. Schulz RB, Rossignoli P, Correr CJ, Fernández-Llimós F, Toni PM. Validation of the short form of the Spanish hypertension quality of life questionnaire (MINICHAL) for Portuguese (Brazil). Arq Bras Cardiol. 2008;90(2):127-31.

56. Sgouraki E, Tsopanakis A, Tsopanakis C. Acute exercise: response of HDL-C, LDL-C lipoproteins and HDL-C subfractions levels in selected sport disciplines. J Sports Med Phys Fitness. 2001;41:386-91.
57. Sherphard RJ. Alterações fisiológicas através dos anos. In: American College of Sports Medicine. Prova de esforço e prescrição de exercício. Rio de Janeiro: Revinter; 1994.
58. Sniderman AD, Cianflone K. Measurement of Apoproteins: time to improve the diagnosis and treatment of the atherogenic dyslipoproteinemias. Clin Chemistry. 1996;42(4):489-91.
59. Sociedade Brasileira de Cardiologia, Sociedade Brasileira de Hipertensão, Sociedade Brasileira de Nefrologia. VI Diretrizes Brasileiras de Hipertensão. Arq Bras Cardiol. 2010;95(1 Supl.1):1-51.
60. Stubbe I, Hansson P, Gustafson A, Nilsson-Ehle P. Plasma lipoproteins and lipolytic enzyme activies during endurance training in sedentary men: changes in high density lipoprotein subfractions and composition. Metabolism. 1983;32:1120-8.
61. Unger RH, Foster DW. Diabetes mellitus in Williams textbook of endocrinology. 9.ed. Philadelphia: Saunders; 1998.
62. Viegas CAA, Araújo AJ, Menezez ANB, Dórea AJPS, Torres BS, Viegas CAA. Diretrizes para a cessação do tabagismo. J Bras Pneumologia. 2004;30(Suppl 2).
63. Wahl PW, Savage PJ, Psaty BM, Orchard TJ, Robbins JA, Tracy RP. Diabetes in older adults: comparison of 1997 American Diabetes Association Classification of diabetes mellitus with 1985 WHO Classification. Lancet. 1998;352:1012-5.
64. West R, McNeill A, Raw M. Smoking cessation guidelines for health professionals: an update. Health Education Authority. Thorax. 2000;55(12):987-99.
65. Williams PT, Krauss RM, Vranizan KM, Wood PD. Changes in lipopotein subfractions during diet-induced and exercise-induced weight loss in moderately overwheight men. Circulation. 1990;81(4):1293-304.
66. Youngren J. Exercise and the regulation of blood glucose. In: Goldfine JD, Rushakoff RJ, editors. Diabetes and carbohydrate metabolism. Chapter 25, 2003. Disponível em: www.endotext.com/diabetes [Acesso em: 13 fev 2012].
67. Yusuf S, Hawken S, Ôunpuu S, Dans T, Avezum A, Lanas F, et al. Effect of potentially modifiable risk factors associated with myocardial infarction in 52 countries (the INTERHEART study): case-control study. Lancet. 2004;364(9438):937-52.

ANEXOS

Anexo 1.1a – IPAQ – Questionário Internacional de Atividade Física (adaptado de Centro Coordenador do IPAQ no Brasil).

Nome:_____

Data: _____/ _____ / _____ Idade : _____   Sexo: F ( ) M ( )

As perguntas estão relacionadas ao tempo que você gastou fazendo atividade física na ÚLTIMA SEMANA. As perguntas incluem as atividades que você faz no trabalho, para ir de um lugar a outro, por lazer, esporte, exercício ou como parte das suas atividades em casa ou no jardim.

Para responder às perguntas, pense somente nas atividades que você realiza por **pelo menos 10 minutos contínuos** de cada vez:

1a.Em quantos dias da última semana você caminhou por **pelo menos 10 minutos contínuos** em casa ou no trabalho, para ir de um lugar para outro, por lazer, prazer ou como forma de exercício?

dias _____ por SEMANA   ( ) Nenhum

1b.Nos dias em que você caminhou por **pelo menos 10 minutos contínuos**, quanto tempo no total você gastou caminhando **por dia**?

horas: _____ minutos: ____

2a.Em quantos dias da última semana você realizou atividades MODERADAS por **pelo menos 10 minutos contínuos**, como pedalar leve na bicicleta, nadar, dançar, fazer ginástica aeróbica leve, jogar vôlei recreativo, carregar pesos leves, fazer serviços domésticos na casa, no quintal ou no jardim, como varrer, aspirar, cuidar do jardim ou qualquer atividade que fez aumentar moderadamente sua respiração ou batimentos do coração (POR FAVOR, NÃO INCLUA CAMINHADA)?

dias _____ por SEMANA   ( ) Nenhum

2b.Nos dias em que você fez essas atividades moderadas por **pelo menos 10 minutos contínuos**, quanto tempo no total você gastou fazendo essas atividades **por dia**?

horas: _____ minutos: _____

3a.Em quantos dias da última semana você realizou atividades VIGOROSAS por pelo menos 10 minutos contínuos, como correr, fazer ginástica aeróbica, jogar futebol, pedalar rápido na bicicleta, jogar basquete, fazer serviços domésticos pesados em casa, no quintal ou cuidar do jardim, carregar pesos elevados ou qualquer atividade que fez aumentar MUITO sua respiração ou batimentos do coração?

dias _____ por SEMANA   ( ) Nenhum

3b.Nos dias em que você fez essas atividades vigorosas por **pelo menos 10 minutos contínuos**, quanto tempo no total você gastou fazendo essas atividades **por dia**?

horas: _____ minutos: _____

Anexo 1.1b – Classificação do nível de atividade física IPAQ (adaptado de Centro Coordenador do IPAQ no Brasil).

SEDENTÁRIO

Não realizou nenhuma atividade física por pelo menos 10 minutos contínuos durante a semana.

INSUFICIENTEMENTE ATIVO

Realiza atividade física por pelo menos 10 minutos por semana, porém insuficiente para ser classificado como ativo. Pode ser dividido em dois grupos:

    a. Atinge pelo menos um dos critérios da recomendação

      • Frequência: 5 dias/semana OU

      • Duração: 50 min/semana

    b. Não atingiu nenhum dos critérios da recomendação

Obs.: Para realizar essa classificação somam-se a frequência e a duração dos diferentes tipos de atividade (CAMINHADA + MODERADA + VIGOROSA)

ATIVO

Cumpriu as recomendações:

    a. VIGOROSA: $\geq$ 3 dias/semana e $\geq$ 20 minutos por sessão

    b. MODERADA ou CAMINHADA: $\geq$ 5 dias/semana e $\geq$ 30 minutos por sessão

    c. Qualquer atividade somada: $\geq$ 5 dias/semana e $\geq$ 150 minutos/semana (CAMINHADA + MODERADA + VIGOROSA)

MUITO ATIVO

Cumpriu as recomendações e:

    a. VIGOROSA: $\geq$ 5 dias/semana e $\geq$ 30 minutos por sessão OU

    b. VIGOROSA: $\geq$ 3 dias/semana e $\geq$ 20 minutos por sessão + MODERADA e/ou CAMINHADA: $\geq$ 5 dias/semana e $\geq$ 30 minutos por sessão

44 Manual de fisioterapia na reabilitação cardiovascular

Anexo 1.2 – Questionário de atividade física habitual de Baecke com os escores de exercícios físicos no lazer e atividades físicas de lazer e locomoção.

Parte I – Questionário de atividade física habitual

Por favor, assinale a resposta apropriada para cada questão pensando nos últimos 12 meses:

1) Você pratica ou praticou esporte ou exercício físico nos últimos 12 meses?
□ Sim □ Não

Qual esporte ou exercício físico você pratica ou praticou com maior frequência?

_____

- Quantas horas por semana?

- Quantos meses por ano?

Se você pratica ou praticou um segundo esporte ou exercício físico, qual o tipo?

_____

- Quantas horas por semana?

- Quantos meses por ano?

Em comparação com outras pessoas da minha idade, penso que minha atividade física durante as horas de lazer é: □ Muito maior; □ maior; □ a mesma; □ menor; □ muito menor	5	4	3	2	1
3) Durante as horas de lazer eu suo: □ Muito frequentemente; □ frequentemente; □ algumas vezes; □ raramente; h nunca	5	4	3	2	1
4) Durante as horas de lazer eu pratico esporte ou exercício físico: □ Nunca; □ raramente; □ algumas vezes; □ frequentemente; □ muito frequentemente	1	2	3	4	5
5) Durante as horas de lazer eu vejo televisão: □ Nunca; □ raramente; □ algumas vezes; □ frequentemente; □ muito frequentemente	1	2	3	4	5
6) Durante as horas de lazer eu ando: □ Nunca; □ raramente; □ algumas vezes; □ frequentemente; □ muito frequentemente	1	2	3	4	5
7) Durante as horas de lazer eu ando de bicicleta: □ Nunca; □ raramente; □ algumas vezes; □ frequentemente; □ muito frequentemente	1	2	3	4	5
8) Durante quantos minutos por dia você anda a pé ou de bicicleta indo e voltando do trabalho, escola ou compras? □ < 5; □ 5-15; □ 16-60; □ 31-45; □ > 45	1	2	3	4	5

Total em minutos:

(continua)

Fisioterapia e fatores de risco da doença cardiovascular **45**

Anexo 1.2 – Questionário de atividade física habitual de Baecke com os escores de exercícios físicos no lazer e atividades físicas de lazer e locomoção (*continuação*).

Parte II – Fórmulas para cálculo dos escores do questionário Baecke de AFH
Exercícios físicos no lazer (EFL)
Cálculo da primeira questão referente à prática de esportas/exercícios físicos: • Intensidade (tipo de modalidade): 0,76 para modalidades com gasto energético leve; 1,26 para modalidades com gasto energético moderado; 1,76 para modalidades com gasto energético vigoroso (determinado pela resposta do tipo de modalidade: o gasto energético da modalidade deve ser conferido no compêndio de atividades físicas de Ainsworth)   • Tempo (horas por semana): 0,5 para menos de 1 hora por semana; 1,5 entre 1 e 2 horas por semana; 2,5 entre 2 e 3 horas por semana; 3,5 entre 3 e 4 horas por semana; 4,5 para mais que 4 horas por semana (determinado pela resposta das horas por semana de prática)   • Proporção (meses por ano): 0,04 para menor que 1 mês; 0,17 entre 1 e 3 meses; 0,42 entre 4 e 6 meses; 0,67 entre 7 e 9 meses; 0,92 para maior que 9 meses (determinado pela resposta dos meses por ano de prática)   Para o cálculo do escore desta questão, os valores devem ser multiplicados e somados: Modalidade 1 = (intensidade x tempo x proporção) + Modalidade 2 (intensidade x tempo x proporção)   Para o valor final, será estipulado um escore de acordo com os valores obtidos na fórmula: 0 (sem exercício físico) = 1 ($\geq 0,01 < 4$) = 2 ($\geq 4 < 8$) = 3 ($\geq 8 < 12$) = 4 (≥ 12) = 5
Os escores das questões 2 a 4 serão obtidos de acordo com as respostas das escalas de Likert
O escore final de EFL deverá ser obtido de acordo com a fórmula a seguir: Escore de EFL = $\dfrac{\text{questão 1 + questão 2 + questão 3 + questão 4}}{4}$
Atividades de lazer e locomoção (ALL)
Os escores das questões 5 a 8 serão obtidos de acordo com as respostas das escalas de Likert   O escore final de ALL deverá ser obtido de acordo com a fórmula a seguir: Escore de ALL = $\dfrac{(6 - \text{questão 5}) + \text{questão 6 + questão 7 + questão 8}}{4}$
Escore total (ET) = EFL + ALL

46 Manual de fisioterapia na reabilitação cardiovascular

Anexo 1.3 – WHOQOL-instruções (instrumentos de avaliação de qualidade de vida, 1998)

WHOQOL-Instruções (Instrumentos de avaliação de qualidade de vida, 1998)

Este questionário é sobre como você se sente a respeito de sua qualidade de vida, saúde e outras áreas de sua vida. **Por favor, responda a todas as questões.** Se você não tem certeza sobre que resposta dar em uma questão, escolha entre as alternativas a que lhe parece mais apropriada. Esta, muitas vezes, poderá ser sua primeira escolha.

Por favor, tenha em mente seus valores, aspirações, prazeres e preocupações. Nós estamos perguntando o que você acha de sua vida, tomando como referência as **duas últimas semanas.** Por exemplo, pensando nas últimas duas semanas, uma questão poderia ser:

	Nada	Muito pouco	Médio	Muito	Completa- mente
Você recebe dos outros o apoio de que necessita?	1 ☐	2 ☐	3 ☐	4 ☐	5 ☐

Você deve assinalar o número que melhor corresponde a quanto você recebe dos outros o apoio de que necessita nestas últimas duas semanas.

	Nada	Muito pouco	Médio	Muito	Completa- mente
Você recebe dos outros o apoio de que necessita?	1 ☐	2 ☐	3 ☐	4 ☐	5 ☐

Por favor, leia cada questão, reflita e assinale o número que lhe parece a melhor resposta.

	Muito ruim	Ruim	Nem ruim. Nem boa	Boa	Muito boa
1 Como você avaliaria sua qualidade de vida?	1 ☐	2 ☐	3 ☐	4 ☐	5 ☐

	Muito insatisfeito	Insatis- feito	Nem satis- feito. Nem insatisfeito	Satisfeito	Muito satisfeito
2 Quão satisfeito(a) você está com a sua saúde?	1 ☐	2 ☐	3 ☐	4 ☐	5 ☐

(continua)

Fisioterapia e fatores de risco da doença cardiovascular   **47**

Anexo 1.3 – WHOQOL-instruções (instrumentos de avaliação de qualidade de vida, 1998) (*continuação*).

As questões seguintes avaliam a intensidade com que você sentiu algumas coisas nas últimas duas semanas.

		Nada	Muito pouco	Mais ou menos	Bastante	Extrema-mente
3	Em que medida você acha que sua dor (física) o impede você de fazer o que você precisa?	1 ☐	2 ☐	3 ☐	4 ☐	5 ☐
4	O quanto você precisa de algum tratamento médico para levar sua vida diária?	1 ☐	2 ☐	3 ☐	4 ☐	5 ☐
5	O quanto você aproveita a vida?	1 ☐	2 ☐	3 ☐	4 ☐	5 ☐
6	Em que medida você acha que a sua vida tem sentido?	1 ☐	2 ☐	3 ☐	4 ☐	5 ☐
7	O quanto você consegue se concentrar?	1 ☐	2 ☐	3 ☐	4 ☐	5 ☐
8	Quão seguro(a) você se sente em sua vida diária?	1 ☐	2 ☐	3 ☐	4 ☐	5 ☐
9	Quão saudável é o seu ambiente físico (clima, barulho, poluição, atrativos)?	1 ☐	2 ☐	3 ☐	4 ☐	5 ☐

As questões seguintes avaliam **quão completamente** você tem sentido ou é capaz de fazer certas coisas nestas últimas duas semanas.

		Nada	Muito pouco	Médio	Muito	Completa-mente
10	Você tem energia suficiente para seu dia a dia?	1 ☐	2 ☐	3 ☐	4 ☐	5 ☐
11	Você é capaz de aceitar sua aparência física?	1 ☐	2 ☐	3 ☐	4 ☐	5 ☐
12	Você tem dinheiro suficiente para satisfazer suas necessidades?	1 ☐	2 ☐	3 ☐	4 ☐	5 ☐
13	Quão disponíveis para você estão as informações de que precisa no seu dia a dia?	1 ☐	2 ☐	3 ☐	4 ☐	5 ☐
14	Em que medida você tem oportunidades de atividade de lazer?	1 ☐	2 ☐	3 ☐	4 ☐	5 ☐
15	Quão bem você é capaz de se locomover?	1 ☐	2 ☐	3 ☐	4 ☐	5 ☐

(*continua*)

Anexo 1.3 – WHOQOL-instruções (instrumentos de avaliação de qualidade de vida, 1998) (*continuação*).

		Muito insatisfeito	Insatis-feito	Nem satisfeito. Nem insatisfeito	Satisfeito	Muito satisfeito
16	Quão satisfeito(a) você está com o seu sono?	1 ☐	2 ☐	3 ☐	4 ☐	5 ☐
17	Quão satisfeito(a) você está com sua capacidade de desempenhar as atividades do seu dia a dia?	1 ☐	2 ☐	3 ☐	4 ☐	5 ☐
18	Quão satisfeito(a) você está com sua capacidade para o trabalho?	1 ☐	2 ☐	3 ☐	4 ☐	5 ☐
19	Quão satisfeito(a) você está consigo mesmo(a)?	1 ☐	2 ☐	3 ☐	4 ☐	5 ☐
20	Quão satisfeito(a) você está com suas relações pessoais (amigos, parentes, conhecidos, colegas)?	1 ☐	2 ☐	3 ☐	4 ☐	5 ☐
21	Quão satisfeito(a) você está com sua vida sexual?	1 ☐	2 ☐	3 ☐	4 ☐	5 ☐
22	Quão satisfeito(a) você está com o apoio que você recebe de seus amigos?	1 ☐	2 ☐	3 ☐	4 ☐	5 ☐
23	Quão satisfeito(a) você está com as condições do local onde mora?	1 ☐	2 ☐	3 ☐	4 ☐	5 ☐
24	Quão satisfeito(a) você está com o seu acesso aos serviços de saúde?	1 ☐	2 ☐	3 ☐	4 ☐	5 ☐
25	Quão satisfeito(a) você está com o seu meio de transporte?	1 ☐	2 ☐	3 ☐	4 ☐	5 ☐

A questão seguinte refere-se **à frequência** com que você sentiu ou experimentou certas coisas nas últimas duas semanas.

		Nunca	Algumas vezes	Freqüente-mente	Muito fre-qüetemete	Sempre
26	Com que frequência você tem sentimentos negativos como mau humor, desespero, ansiedade, depressão?	1 ☐	2 ☐	3 ☐	4 ☐	5 ☐

Alguém lhe ajudou a preencher este questionário?..

Quanto tempo você levou para preencher este questionário?..

Você tem algum comentário sobre o questionário?..

OBRIGADO POR SUA COLABORAÇÃO

Anexo 1.4a – Questionário genérico de qualidade de vida/SF-36.

QUESTIONÁRIO GENÉRICO DE QUALIDADE DE VIDA / SF-36 (Ciconelli, 1997)

Nome: _____ RG: _____ Data: ___/___/___

Instruções: Esta pesquisa questiona sobre sua saúde. Estas informações nos manterão informados sobre como você se sente e quão bem você é capaz de fazer suas atividades de vida diária. Responda cada questão assinalando a resposta mais adequada. Caso você esteja inseguro ou em dúvida sobre como responder, por favor tente responder da melhor forma que puder.

1 Em geral, você diria que sua saúde é:

Excelente	Muito boa	Boa	Ruim	Muito ruim
1 ☐	2 ☐	3 ☐	4 ☐	5 ☐

2 Comparada a um ano atrás, como você classificaria sua saúde geral agora?

Muito melhor	Um pouco melhor	Quase a mesma	Um pouco pior	Muito pior
1 ☐	2 ☐	3 ☐	4 ☐	5 ☐

3 Os seguintes itens são sobre atividades que você poderia fazer atualmente durante um dia comum. **Devido a sua saúde**, você teria dificuldade para fazer essas atividades? Neste caso, quanto?

		Sim, dificulta muito	Sim, dificulta um pouco	Não, não dificulta de modo algum
a	**Atividades vigorosas**, que exigem muito esforço, como correr, levantar objetos pesados, participar em esportes árduos.	1 ☐	2 ☐	3 ☐
b	**Atividades moderadas**, como mover uma mesa, passar aspirador de pó, jogar bola, varrer a casa.	1 ☐	2 ☐	3 ☐
c	Levantar ou carregar mantimentos.	1 ☐	2 ☐	3 ☐
d	Subir **vários lances** de escada.	1 ☐	2 ☐	3 ☐
e	Subir **um lance** de escada.	1 ☐	2 ☐	3 ☐
f	Curvar-se, ajoelhar-se ou dobrar-se.	1 ☐	2 ☐	3 ☐
g	Andar **mais de 1 km.**	1 ☐	2 ☐	3 ☐
h	Andar **vários quarteirões.**	1 ☐	2 ☐	3 ☐
i	Andar **um** quarteirão.	1 ☐	2 ☐	3 ☐
j	Tomar banho ou vestir-se	1 ☐	2 ☐	3 ☐

4 Durante as **últimas 4 semanas**, você teve algum dos seguintes problemas com o seu trabalho ou com alguma atividade diária regular, como consequência de sua saúde física?

		Sim	Não
a	Você diminuiu a quantidade de tempo que dedicava ao seu trabalho ou a outras atividades?	1 ☐	2 ☐
b	Realizou menos tarefas do que gostaria?	1 ☐	2 ☐
c	Esteve limitado no seu tipo de trabalho ou em outras atividades?	1 ☐	2 ☐
d	Teve dificuldade de fazer seu trabalho ou outras atividades (p. ex.: necessitou de um esforço extra)?	1 ☐	2 ☐

(continua)

Anexo 1.4a – Questionário genérico de qualidade de vida/SF-36 (*continuação*).

---

5 Durante as últimas 4 semanas, você teve algum dos seguintes problemas com o seu trabalho ou outra atividade regular diária, como consequência de algum problema emocional (como sentir-se deprimido ou ansioso)?

		Sim	Não
a	Você diminuiu a quantidade de tempo que dedicava ao seu trabalho ou a outras atividades?	1 ☐	2 ☐
b	Realizou menos tarefas do que você gostaria?	1 ☐	2 ☐
c	Não trabalhou ou não fez qualquer das atividades com tanto cuidado como geralmente faz?	1 ☐	2 ☐

6 Durante as últimas 4 semanas, de que maneira sua saúde física ou problemas emocionais interferiram nas suas atividades sociais normais, em relação a família, vizinhos, amigos ou em grupo?

De forma nenhuma	Ligeiramente	Moderadamente	Bastante	Extremamente
1 ☐	2 ☐	3 ☐	4 ☐	5 ☐

7 Quanta dor no corpo você teve durante as últimas 4 semanas?

Nenhuma	Muito leve	Leve	Moderada	Grave	Muito grave
1 ☐	2 ☐	3 ☐	4 ☐	5 ☐	6 ☐

8 Durante as últimas 4 semanas, quanto a dor interferiu no seu trabalho normal (incluindo o trabalho dentro e fora de casa)?

De maneira alguma	Um pouco	Moderadamente	Bastante	Extremamente
1 ☐	2 ☐	3 ☐	4 ☐	5 ☐

9 Estas questões são sobre como você se sente e como tudo tem acontecido com você durante as últimas 4 semanas. Para cada questão, por favor dê uma resposta que mais se aproxime da maneira como você se sente.

		Todo o tempo	A maior parte do tempo	Uma boa parte do tempo	Alguma parte do tempo	Uma pequena parte do tempo	Nunca
a	Quanto tempo você tem se sentido cheio de vigor, cheio de vontade, cheio de força?	1 ☐	2 ☐	3 ☐	4 ☐	5 ☐	6 ☐
b	Quanto tempo você tem se sentido uma pessoa muito nervosa?	1 ☐	2 ☐	3 ☐	4 ☐	5 ☐	6 ☐
c	Quanto tempo você tem se sentido tão deprimido que nada pode animá-lo?	1 ☐	2 ☐	3 ☐	4 ☐	5 ☐	6 ☐
d	Quanto tempo você tem se sentido calmo ou tranquilo?	1 ☐	2 ☐	3 ☐	4 ☐	5 ☐	6 ☐
e	Quanto tempo você tem se sentido com muita energia?	1 ☐	2 ☐	3 ☐	4 ☐	5 ☐	6 ☐
f	Quanto tempo você tem se sentido desanimado e abatido?	1 ☐	2 ☐	3 ☐	4 ☐	5 ☐	6 ☐
g	Quanto tempo você tem se sentido esgotado?	1 ☐	2 ☐	3 ☐	4 ☐	5 ☐	6 ☐
h	Quanto tempo você tem se sentido uma pessoa feliz?	1 ☐	2 ☐	3 ☐	4 ☐	5 ☐	6 ☐
i	Quanto tempo você tem se sentido cansado?	1 ☐	2 ☐	3 ☐	4 ☐	5 ☐	6 ☐

(continua)

Fisioterapia e fatores de risco da doença cardiovascular **51**

Anexo 1.4a – Questionário genérico de qualidade de vida/SF-36 (*continuação*).

10 Durante as últimas 4 semanas, quanto do seu tempo dedicado a sua saúde física ou problemas emocionais interferiram nas suas atividades sociais, como visitar amigos, parentes etc.?

Todo o tempo	A maior parte do tempo	Alguma parte do tempo	Uma pequena parte do tempo	Nenhuma parte do tempo
1 ☐	2 ☐	3 ☐	4 ☐	5 ☐

11 O quanto verdadeiro ou falso é cada uma das afirmações para você?

		Definitiva-mente verdadeiro	A maioria das vezes verdadeiro	Não sei	A maioria das vezes falso	Definiti vamente falso
a	Eu costumo adoecer um pouco mais facilmente que as outras pessoas	1 ☐	2 ☐	3 ☐	4 ☐	5 ☐
b	Eu sou tão saudável quanto qualquer pessoa que eu conheço	1 ☐	2 ☐	3 ☐	4 ☐	5 ☐
c	Eu acho que a minha saúde vai piorar	1 ☐	2 ☐	3 ☐	4 ☐	5 ☐
d	Minha saúde é excelente	1 ☐	2 ☐	3 ☐	4 ☐	5 ☐

52 Manual de fisioterapia na reabilitação cardiovascular

Anexo 1.4b – SF-36. Cálculo da pontuação (Ciconelli, 1997).

SF-36. CÁLCULO DA PONTUAÇÃO (Ciconelli, 1997)

PONTUAÇÃO TOTAL	
PONTUAÇÃO POR DOMÍNIOS	
Capacidade funional (03)	
Limitação por aspectos físicos (04)	
Dor (07+08)	
Estado geral da saúde (01+11)	
Vitalidade (9 a, e, g, i)	
Aspectos sociais (06+10)	
Limitação por aspectos emocionais (05)	
Saúde mental (9 b, c, d, f, h)	

* ESCORE DE 0 A 100, EM QUE 0 = PIOR E 100 = MELHOR

PONTUAÇÃO DO SF-36

1	se resp for: **1** = 5 **2** = 4,4 **3** = 3,4 **4** = 2 **5** = 1
2	considerar o mesmo valor
3	soma de todos os valores
4	soma de todos os valores
5	soma de todos os valores
6	se resp for: **1** = 5 **2** = 4 **3** = 3 **4** = 2 **5** = 1
7	se resp for: **1** = 6 **2** = 5,4 **3** = 4,2 **4** = 3,1 **5** = 2,2 **6** = 1
8	se resp 7 for 1 e se 8 for 1: valor é 6
	se resp 7 for entre 2 e 6, e se 8 for: **1** = 5 **2** = 4 **3** = 3 **4** = 2 **5** = 1
	se 7 não for respondida: **1** = 6 **2** = 4,75 **3** = 3,5 **4** = 2,25 **5** = 1
9	b, c, f, g, i: somar valores / a, d, e, h: se resp for: **1** = 6 **2** = 5 **3** = 4 **4** = 3 **5** = 2 **6** = 1
10	considerar o mesmo valor
11	a e c: somar valores / b e d: se resp for: **1** = 5 **2** = 4 **3** = 3 **4** = 2 **5** = 1

PONTUAÇÃO POR DOMÍNIOS

VALOR DA QUESTÃO – LIMITE INFERIOR X 100 VARIAÇÃO (*SCORE RANGE*)	PONTUAÇÃO DAS QUESTÕES	LIMITE INFERIOR	VARIAÇÃO (*SCORE RANGE*)
Capacidade funcional	03	10	20
Limitação por aspectos físicos	04	4	4
Dor	07+08	2	10
Estado geral da saúde	01+11	5	20
Vitalidade	9 a, e, g, i	4	20
Aspectos sociais	06+10	2	8
Limitação por aspectos emocionais	05	3	3
Saúde mental	9 b, c, d, f, h	5	25

Fisioterapia e fatores de risco da doença cardiovascular **53**

Anexo 1.5– Miniquestionário de qualidade de vida em hipertensão arterial (Schulz RB, 2008).

Nos últimos 7 dias...	Não, absolutamente	Sim, um pouco	Sim, bastante	Sim, muito
1 Tem dormido mal?	0	1	2	3
2 Tem tido dificuldade em manter suas relações sociais habituais?	0	1	2	3
3 Tem tido dificuldade em relacionar-se com as pessoas?	0	1	2	3
4 Sente que não está exercendo um papel útil na vida?	0	1	2	3
5 Sente-se incapaz de tomar decisões e iniciar coisas novas?	0	1	2	3
6 Tem se sentido constantemente agoniado e tenso?	0	1	2	3
7 Tem a sensação de que a vida é uma luta contínua?	0	1	2	3
8 Sente-se incapaz de desfrutar suas atividades habituais de cada dia?	0	1	2	3
9 Tem se sentido esgotado e sem forças?	0	1	2	3
10 Teve a sensação de que estava doente?	0	1	2	3
11 Tem notado dificuldade em respirar ou sensação de falta de ar sem causa aparente?	0	1	2	3
12 Teve inchaço nos tornozelos?	0	1	2	3
13 Percebeu que tem urinado com mais frequência?	0	1	2	3
14 Tem sentido a boca seca?	0	1	2	3
15 Tem sentido dor no peito sem fazer esforço físico?	0	1	2	3
16 Tem notado adormecimento ou formigamento em alguma parte do corpo?	0	1	2	3
17 Você diria que sua hipertensão e o tratamento dela têm afetado a sua qualidade de vida?	0	1	2	3

54 Manual de fisioterapia na reabilitação cardiovascular

Anexo 1.6 – Teste de Fargeströn (Coordenação de prevenção e vigilância, 2001).

TESTE DE FARGESTRÖN

1 Quanto tempo após acordar você fuma seu primeiro cigarro? **Pontos**
- ☐ Nos primeiros 5 minutos 3
- ☐ De 6 a 30 minutos 2
- ☐ De 31 a 60 minutos 1
- ☐ Mais de 60 minutos 0

2 Você acha difícil não fumar em lugares proibidos como igrejas, bibliotecas etc.?
- ☐ Sim 1
- ☐ Não 0

3 Qual cigarro do dia te traz mais satisfação?
- ☐ O primeiro da manhã 1
- ☐ Todos os outros 0

4 Quantos cigarros você fuma por dia?
- ☐ Dez ou menos 3
- ☐ De onze a vinte 2
- ☐ De 21 a trinta 1
- ☐ 31 ou mais 0

5 Você fuma mais frequentemente pela manhã?
- ☐ Sim 1
- ☐ Não 0

6 Você fuma, mesmo doente, quando precisa ficar de cama a maior parte do tempo?
- ☐ Sim 1
- ☐ Não 0

Resultados

0 a 2 pontos:	Grau muito baixo de dependência
3 a 4 pontos:	Grau baixo de dependência
5 pontos:	Grau médio de dependência
6 a 7 pontos:	Grau elevado de dependência
8 a 10 pontos:	Grau muito elevado de dependência

Fisioterapia na reabilitação de pacientes com doença coronariana

VANESSA MARQUES FERREIRA MÉNDEZ
ANDREA KAARINA MESZAROS BUENO SILVA
IRACEMA IOCO KIKUCHI UMEDA
RENATA DE SOUZA MILHOMEM

INTRODUÇÃO

A doença arterial coronariana representa alto custo para a saúde pública e é uma das principais causas de mortalidade no mundo.

Para assistir bem o paciente com esta doença é imprescindível conhecer a anatomia das artérias coronárias, o processo clínico da doença, o tratamento e as complicações mais frequentes.

ANATOMIA CORONARIANA

As artérias coronárias são os primeiros ramos da aorta, onde os óstios coronários direito e esquerdo emergem nos seios de Valsava, e podem ser divididas em:

- Artéria coronária esquerda (ou tronco da coronária esquerda): é responsável por irrigar quase todo o ventrículo esquerdo, parede anterolateral, porção anterior do septo interventricular, átrio esquerdo e nó sinusal. Para tanto, divide-se em duas importantes coronárias:
  - Artéria descendente anterior (DA): considerada a mais importante, pois irriga dois terços anteriores do septo interventricular e grande parte da parede anterior, desce pelo sulco interventricular emitindo ramos diagonais (Dg), os quais irrigam a parede lateral do ventrículo esquerdo.
  - Artéria circunflexa (Cx): contorna o sulco atrioventricular emitindo ramos marginais (Mg), irriga parte da parede lateral e posterior do ventrículo esquerdo.
- Artéria coronária direita (CD): irriga o átrio direito, todo o ventrículo direito, nó sinusal e atrioventricular, porção posterior do septo interventricular e parte da

parede posterior e inferior do ventrículo esquerdo. Emerge do seio de Valsava direito, cursa pelo sulco atrioventricular, onde, na "cruz do coração", emite ramos, sendo os principais: o descendente posterior e o ventricular posterior.

A anatomia das artérias coronárias pode ser vista na Figura 2.1.

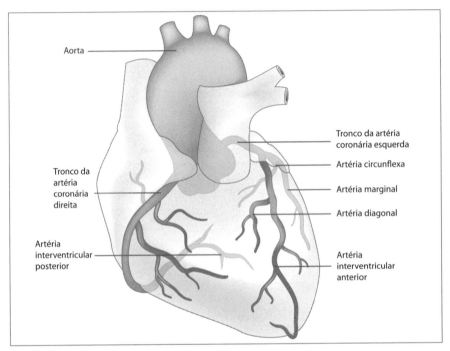

Figura 2.1 — Anatomia das artérias coronárias. A artéria interventricular anterior também é chamada de descendente anterior.

PAREDE ARTERIAL

Endotélio

O endotélio é uma monocamada de epitélio pavimentoso localizado entre o sangue circulante e a camada média do músculo liso vascular e utiliza essa posição estratégica para manter a homeostase da parede vascular e a regulação da circulação. Possui inúmeras funções, das quais destacam-se:

- Controle da permeabilidade vascular: regula ativamente o extravasamento de fluidos e macromoléculas.

- Endócrina, pois em resposta a estímulos humorais, neurais e mecânicos, sintetiza e libera substâncias vasoativas que modulam tônus, calibre vascular e fluxo sanguíneo, desempenhando papel fundamental na regulação da circulação. Essas substâncias são:
  - Fatores relaxantes derivados do endotélio (EDRF). Realizam a vasodilatação: óxido nítrico (NO), prostaciclina e monóxido de carbono.
  - Fatores constritores derivados do endotélio (EDCFs): endotelina, enzima conversora de angiotensina (ECA), responsável pela conversão do angiotensinogênio em angiotensina, um potente vasoconstritor; tromboxano.
  - Fator de crescimento derivado das plaquetas (PDGF), que tem ação quimiotáxica e promove o crescimento das células da musculatura lisa e dos fibroblastos, aumentando a síntese da matriz extracelular.

Células da musculatura lisa

As células da musculatura lisa têm duas funções distintas: física, mantendo a tonicidade da parede arterial pela contração muscular e secretora, sintetizando colágeno, elastina e os proteoglicanos, elementos que são a matriz do tecido conjuntivo.

DOENÇA ARTERIAL CORONARIANA

O processo de aterosclerose é crônico, progressivo e sistêmico, caracterizado pela resposta fibroproliferativa da parede arterial, causada por agressões à superfície arterial. A hipercolesterolemia, a hipertensão arterial, o diabete, o tabagismo, a obesidade, o envelhecimento e a suscetibilidade genética são, entre outros ainda, fatores de risco para a lesão arterial.

As alterações vasculares presentes na aterosclerose derivam de três componentes: (1) disfunção endotelial, de início precoce, com alterações da reatividade do vaso e perda das propriedades antitrombóticas naturais e da permeabilidade seletiva do endotélio; (2) obstrução da luz do vaso pela placa aterosclerótica; (3) complicações trombóticas no local da lesão.

As lesões iniciais ocorrem especialmente em locais nos quais o fluxo laminar sanguíneo esteja alterado, tipicamente bifurcações arteriais, causando diminuição da produção do NO. Esse fato, associado à hipercolesterolemia, permite que a lipoproteína de baixa densidade (LDL) penetre no endotélio e, ao se ligar a moléculas da matriz extracelular da parede arterial (colágeno, elastina e proteoglicanos), sofra oxidação e com isso exerça efeitos pró-aterogênicos. A partícula oxidada passa a ser reconhecida pelos macrófagos, que incorporam grandes quantidades de LDL e tornam-se ricos em conteúdo lipídico. Formam-se assim as células espumosas, características da estria gordurosa, que é a lesão mais precoce reconhecida no processo de aterosclerose.

Essa lesão faz quimiotaxia e atrai monócitos, células musculares lisas e linfócitos T; inibe o EDRF e a motilidade dos macrófagos fixando-os na parede arterial. Além disso, os macrófagos produzem mitógenos endoteliais, incluindo fator de crescimento do endotélio vascular, o fator de crescimento de fibroblastos, a interleucina 1, propagando a lesão até a formação da estria gordurosa, que é a alteração visível de todo este complexo bioquímico e patológico.

A atividade quimiotáxica e a presença das estrias gordurosas, de células inflamatórias e de crescimento formam um quadro inflamatório, que propicia a aderência de plaquetas e a obstrução progressiva do vaso, dando início à doença.

O processo de aterosclerose pode ser visto na Figura 2.2.

SÍNDROME CORONARIANA AGUDA

As manifestações clínicas da doença isquêmica incluem angina estável (forma crônica) e as síndromes coronarianas agudas, que podem ser divididas conforme a apresentação clínica:

- Síndrome coronariana com supradesnivelamento do segmento ST (SCAcsST, ou infarto agudo do miocárdio com supradesnivelamento do segmento ST [IAMcsST], geralmente resultado da obstrução total do fluxo coronariano).
- Síndrome coronariana sem supradesnivelamento do segmento ST (SCAssST, oclusão parcial), que é representada pela angina instável (AI) ou infarto agudo do miocárdio (IAMssST).

Patogênese

Vários processos têm sido identificados na patogênese da SCAssST, entre eles:

- Ruptura ou erosão da placa instável, com trombos suboclusivos, que causam redução da perfusão miocárdica, isquemia e, por último, necrose. A placa instável é acelerada pela inflamação da parede arterial e pela ativação dos linfócitos T, que atacam a parede fina da placa. Ambos os membros do processo de coagulação, isto é, as plaquetas e a cascata de coagulação desempenham papéis críticos na formação do trombo. Ruptura da placa ou erosão expõe as plaquetas ao colágeno subendotelial, que inicia o processo de adesão de plaquetas ao endotélio danificado. Essa adesão de

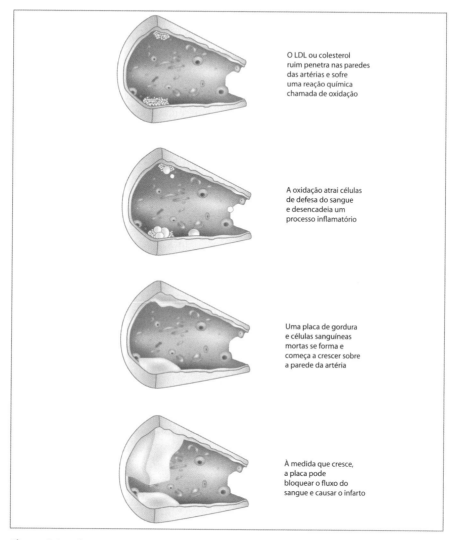

Figura 2.2 — Ilustração esquemática da fisiopatologia da formação da placa aterosclerótica.

plaquetas leva à ativação e à mudança de forma. Vários agonistas de plaquetas, como adenosina difosfato (ADP), tromboxano e epinefrina, conduzem à mudança do receptor da glicoproteína (GP) IIb/IIIa na superfície das plaquetas que os liga ao fibrinogênio, resultando na agregação de plaquetas e na formação de um "tampão de plaquetas", que muitas vezes provoca necrose miocárdica.

- A vasoconstrição arterial coronariana, que pode envolver tanto vasos grandes e pequenos quanto ocorrer na constrição adrenérgica de pequenas artérias, também é chamada de síndrome coronariana X. Também ocorre no espasmo das artérias epicárdicas na angina de Prinzmetal, uma condição que parece estar em declínio na América do Norte e na Europa Ocidental, mas permanece prevalente na Ásia.

- Um desequilíbrio entre a oferta e o consumo de oxigênio (O_2) do miocárdio, provocado pelo aumento da demanda de O_2, secundários a condições como taquiarritmia, febre, anemia ou sepse na presença de grave estreitamento aterosclerótico fixo das coronárias. Após a interrupção do fluxo sanguíneo, a área miocárdica acometida pela isquemia perde a habilidade de contração e encurtamento. Quando a isquemia é extensa, ocorre o comprometimento da bomba ventricular, o que causa a diminuição do débito cardíaco, do volume sistólico e da pressão arterial.

Passada essa fase, alguns pacientes apresentam o processo de remodelamento ventricular (processo de fibrose, reparação do tecido necrosado), que se correlaciona com a geometria ventricular e não necessariamente com a extensão do infarto. O remodelamento leva a alterações prejudiciais na contratilidade, tamanho e função do ventrículo (combinação de hipertrofia da região não infartada e dilatação da região infartada), que influenciará o prognóstico (Figura 2.3).

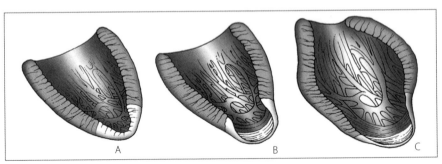

Figura 2.3 — A: infarto agudo (horas); B: expansão do infarto (horas a dias); C: remodelamento global (dias a meses).

A SCA pode ser classificada quanto à gravidade ou à duração (Tabela 2.1), e o seu diagnóstico é baseado na tríade: (1) quadro clínico; (2) eletrocardiograma (ECG); (3) dosagem enzimática.

Quadro clínico

A aterosclerose coronariana é incomum em homens com menos de 45 anos e em mulheres com menos de 55 anos, mas sua incidência aumenta progressivamente depois disso. O desconforto na maioria dos pacientes com angina é descrito como dor, pressão ou peso, geralmente mais proeminente

Tabela 2.1 — Estratificação de risco da SCA.

Características	Alto	Moderado	Baixo
História	Idade > 75 anos, diabetes, dor progressiva, sintomas nas últimas 48 h	Idade entre 70 e 75 anos, IAM prévio, doença vascular periférica, cirurgia de revascularização miocárdica, uso prévio de AAS (última semana)	
Dor precordial	Prolongada (> 20 min) em repouso	Prolongada (> 20 min), em repouso, mas com alívio espontâneo ou nitrato	Sintomas novos de angina classe III ou IV da CCS nas últimas duas semanas sem dor em repouso prolongado (> 20 min)
Exame físico	Edema pulmonar: piora ou surgimento de sopro de regurgitação mitral, B3, hipotensão, bradicardia e taquicardia		
ECG	Infradesnivelamento do segmento ST 0,5 mm (associado ou não a episódio anginoso), alteração dinâmica do ST, bloqueio completo de ramo novo ou presumidamente novo, taquicardia ventricular sustentada	Inversão da onda T > 2 mm, ondas Q patológicas	Normal ou inalterado durante o episódio de dor
Marcadores bioquímicos de dano miocárdico	Acentuadamente elevados (≥ 0,6 ng/mL)	Elevados discretamente (0,1 a 0,5 ng/mL)	Normais (0 a 0,05 ng/mL)

na região retroesternal, com transmissão variável para região ulnar do braço esquerdo, ombro, pescoço, mandíbula ou região epigástrica. A dor pode ocorrer em repouso ou ao esforço e, neste caso, geralmente não é aliviada rapidamente pelo repouso e/ou pelo uso de nitroglicerina. A dor pode ocorrer durante a noite e despertar o paciente do sono (angina noturna). A AI pode ser indolor ou atípica, com os chamados "equivalentes anginosos": náusea, dispneia, sudorese, dor abdominal, fraqueza ou síncope.

Eletrocardiograma

É o exame mais importante para o diagnóstico do IAM. Deve ser feito seriadamente nas primeiras 24 horas e diariamente após o primeiro dia. Alterações no ECG: SCAssST: depressão do segmento ST persistente pode estar presente especialmente se a gravação for feita no momento em que o paciente estiver sentindo dor. Elevação transitória do segmento ST e inversão da onda T também podem ocorrer.

SCAcsST: podem ser notadas três fases: (1) hiperaguda: inicia-se logo após o evento, com SCAcsST e aumento da amplitude da onda T; (2) aguda: elevação do segmento ST, diminuição da onda T e formação de ondas Q patológicas; (3) pós-aguda: inversão da onda T e retorno do segmento ST à linha de base.

A SCAcsST > 1 mm em duas derivações contíguas determina o diagnóstico e correlaciona-se com a topografia do infarto. Por exemplo: SCA em V1, V2, V3 relaciona-se com parede septal, D1 e aVL com parede lateral alta, V1a V6, anterior extensa, V2,V3 e aVF com inferior e finalmente V7 e V8 com parede posterior. Além disso, é possível inferir a artéria "culpada" por meio do ECG: no infarto inferior, se a SCA em D3 for maior que em D2 e houver infra em D1 e aVL maior do que 1 mm, há grande possibilidade de lesão da coronária direita. A associação com SCA de V4R favorece o envolvimento do ventrículo direito. Se isso não estiver presente, mas houver sinal de isquemia elétrica em D1, aVL, V5,V6 e infra em V1,V2 e V3, provavelmente a artéria envolvida será a circunflexa. No infarto anterior com sinal de isquemia elétrica em V1, V2 e V3, se o supra for maior do que 2,5 mm em V1 ou se houver bloqueio de ramo direito (BRD) agudo, ou ainda se houver infra associado em D2, D3 e aVF, a maior probabilidade é de uma lesão proximal da descendente anterior. Por outro lado, se na mesma situação houver sinal de isquemia elétrica associada em D2, D3 e aVF, a probabilidade maior é de lesão na porção distal da descendente anterior. Infartos da parede posterior podem manifestar-se com infra em V1,V2 e V3. Nesses casos, devem-se observar as derivações V7 e V8, que evidenciam SCA e, portanto, serão suficientes para indicar a reperfusão. Na Figura 2.4, pode-se observar um ECG de 12 derivações de SCAcsSST inferolateroposterior.

A Tabela 2.2 apresenta de modo resumido a localização do infarto relacionando-o com as artérias obstruídas e as derivações ao ECG.

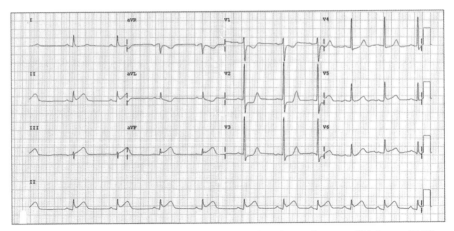

Figura 2.4 — Eletrocardiograma de 12 derivações. Observa-se supradesnivelamento do segmento ST de 2 mm em DII, AVF (inferior) e 1 mm em V5 e V6 (lateral). Também se nota o infradesnivelamento em V1, V2 e V3 (posterior – imagem em espelho).

Tabela 2.2 — Localização do infarto relacionado com as artérias obstruídas e derivações do ECG.

Artéria obstruída	Parede acometida	Derivações ECG alteradas
Descendente anterior	Anterior	V_3, V_4
	Septal (ramos septais)	V_1, V_2
	Lateral (ramos diagonais)	V_5, V_6
Circunflexa	Lateral	DI, aVL, V_5, V_6
Coronária direita	Inferior	DII, DIII, aVF
	Posterior	V_3R, V_4R

O bloqueio de ramo esquerdo (BRE) agudo na vigência de dor precordial também permite o diagnóstico de IAM. Porém, se o BRE for antigo, o diagnóstico eletrocardiográfico será dificultado, mas possível se houver SCA de ST maior do que 1 mm concordante com o QRS, ou maior do que 5 mm discordante do QRS.

As arritmias pós-infarto são decorrentes da ativação de receptores localizados no miocárdio, causando estimulação simpática eferente e aumento da concentração de catecolaminas circulantes, que podem exacerbar a excitabilidade do miocárdio.

Biomarcadores de necrose

A dosagem é feita pela análise plasmática da troponina e da CKMB, que são as mais específicas para necrose miocárdica e, portanto, diagnóstico diferencial entre AI e IAM. Apresentam, respectivamente, elevação após 3 a 4 horas e 6 a 8 horas do início dos sintomas, com pico em 12 e 24 horas, e normalização em 3 a 4 dias. A creatinofosfoquinase (CPK), a desidrogenase lática (DHL) e a transaminase glutâmico oxalacética (TGO) são outras enzimas dosadas para confirmação diagnóstica. Atualmente, faz-se a dosagem de troponina, que se eleva após 60 minutos e é uma enzima específica de necrose muscular miocárdica. A curva da dosagem X tempo dos principais marcadores pode ser vista na Figura 2.5.

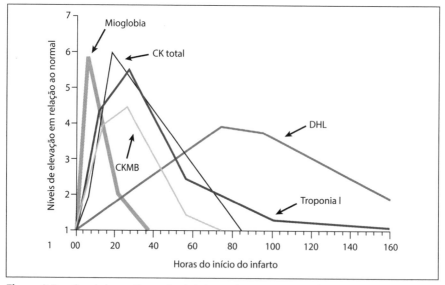

Figura 2.5 — Curva da dosagem X tempo dos principais marcadores para necrose muscular miocárdica.

Entre as troponinas, as cardíacas (Tc) específicas (I ou T) são os biomarcadores de escolha. Eles são considerados anormalmente elevados quando se apresentam acima de 1% do intervalo de normalidade, traduzem a necrose miocárdica e consolidam o diagnóstico de IAM. Porém, alguns casos podem ocorrer em condições que causam mionecrose além do IAM, como insuficiência cardíaca, trauma de tórax, miocardite, pericardite, embolia pulmonar ou após quimioterapia. A TcI também pode ser elevada na insuficiência renal. Nos pacientes com suspeita de SCAssST, a mensuração dos biomarcadores deve ser feita de imediato, porém como pode demorar várias horas para se tornar positivo, nos casos negativos, deve ser repetido entre 6 a 9 horas.

Outros biomarcadores podem estar elevados, incluindo a proteína C reativa (marcador inflamatório) que, quando elevada, está associada com risco de infarto aumentado a longo prazo. Elevação do peptídeo natriurético tipo B (BNP) reflete o estresse hemodinâmico e também está associado com risco aumentado da doença. Pacientes diabéticos possuem processos acelerados de aterogênese e alta incidência de recorrência de SCA precoce e tardia e, portanto, são pacientes que devem ter forte aderência ao tratamento.

Tratamento e estratificação de risco

Pacientes com SCAssST exigem estratificação de risco precoce para evitar resultados adversos (morte, infarto, reinfarto etc.). Esse processo é essencial para a definição das melhores estratégias terapêuticas (clínica *versus* intervencionista *versus* cirúrgica). Foram desenvolvidos vários instrumentos para a estratificação de risco, como os escores Euroscore, Grace (Global Registry of Acute Coronary Events), Dante Pazzanese, TIMI Risk (Thrombolysis in myocardial ischemia risk score – Anexo 2.1), entre outros. Pacientes com SCAcsST requerem reperfusão imediata e cuidados específicos que serão abordados a seguir.

Tratamento

- Oxigenoterapia: o emprego do oxigênio é preconizado nos casos em que a saturação periférica de oxigênio (SpO_2) esteja reduzida ($\leq 90\%$). Não há evidências científicas que apoiem seu uso em pacientes com SpO_2 dentro da normalidade e sem sinais de dispneia, pelo contrário, deve ser evitado quando não houver necessidade, principalmente porque a hiperóxia causa vasoconstrição coronariana, podendo reduzir ainda mais o fluxo sanguíneo.
- Antianginosos: nos casos de dor persistente, nitroglicerina sublingual ou endovenosa (vasodilatador predominantemente arterial) pode ser administrada. Proporcionam redistribuição do fluxo sanguíneo e redução de pré e pós-cargas. Se a dor persistir após a infusão de nitrato, o uso de morfina (opioide) intravenosa, em bolo, pode reverter o quadro.
- Betabloqueadores: esta classe de medicamentos deve fazer parte do tratamento desde o momento inicial, por inibir a estimulação adrenérgica e causar redução da frequência cardíaca, da contratilidade miocárdica e da pressão arterial, permitindo a diminuição do consumo de oxigênio pelo miocárdio.
- Antiagregantes plaquetários: componente importante do tratamento, pois é um dos fármacos que diminui a mortalidade. Há três grupos de drogas antiplaquetárias: ácido acetilsalicílico (impede a síntese de tromboxane A2), derivados tienopi-

ridínicos/bloqueadores do receptor $P2Y_{12}$ (bloqueio irreversível, clopidogrel ou prasugrel) ou bloqueadores dos receptores da glicoproteína IIb/IIIa.
- Anticoagulantes: previnem a formação de trombos. A heparina não fracionada, que tem como desvantagens a infusão intravenosa, a maior necessidade de monitoração da coagulação e o maior risco de sangramento. A heparina de baixo peso molecular pode ser via subcutânea e sua dosagem não requer ajustes constantes.
- Reperfusão: é a restauração do fluxo na artéria obstruída e no IAMcsST é a base terapêutica. A fibrinólise e a intervenção coronariana percutânea (angioplastia transluminal percutânea – ATC) (Figura 2.6) são opções bem conhecidas e eficazes, porém, a ATC tem sido o tratamento mais eficiente. É feita pela inserção de um cateter, por via arterial, até a coronária "culpada" onde, na lesão, se insufla um balão, causando desobstrução mecânica. A eficácia da restauração e a manutenção do fluxo ideal (TIMI 3) estão diretamente relacionadas ao prognóstico de IAM. A melhor indicação é tempo porta-balão ideal < 90 minutos e em casos de choque cardiogênico pode ser considerada até 36 horas do início dos sintomas.

Por causa da disponibilidade, a terapia fibrinolítica continua sendo a base da terapia de reperfusão. Nessa classe de medicamentos, há estreptoquinase, reteplase (r-PA) e tenecteplase (TNK). A administração deve ser feita em até três horas do início dos sintomas e, sobretudo, quando houver demora em realizar a ATC. O principal risco é sangramento intracerebral.

Um resumo das classes medicamentosas mais utilizadas na SCA, assim como objetivos e efeitos adversos, podem ser visualizados na Tabela 2.3.

PROGRAMA DE REABILITAÇÃO CARDIOVASCULAR

Os programas de reabilitação cardiovascular (RCV) envolvem uma equipe multiprofissional, composta por médico, enfermeiro, psicólogo, terapeuta ocupacional, assistente social, educador físico, nutricionista e fisioterapeuta.

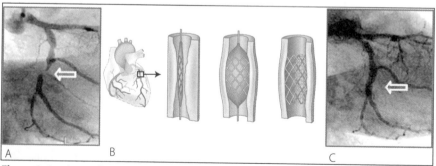

Figura 2.6 — Imagens de uma cinecoronariografia. A: oclusão da artéria descendente anterior; B: realização de angioplastia com implante de *stent*; C: consequente promoção da reperfusão da coronária.

Tabela 2.3 — Principais medicamentos, ação e efeitos colaterais utilizados em pacientes sob tratamento da SCA.

Classes	Nome genérico	Nome comercial	Ação	Efeitos colaterais
Antiplaquetários	Ácido acetilsalicílico (AAS)	Aspirina®	Bloqueio da formação do tromboxane A	Sangramento, náuseas e vômitos
	Derivados tienopiridínicos	Ticlopidina®, clopidogrel®	Antagonistas da ativação plaquetária	Sangramento
Inibidores da glicoproteína IIb/IIIa	Tirofiban	Agrastat®	Inibidores da agregação plaquetária	Sangramento, trombocitopenia
Anticoagulantes	Heparina Heparina de baixo peso molecular	Enoxaparina®	Inativação dos fatores da coagulação	Sangramento, trombocitopenia
Betabloqueadores	Atenolol, propranolol, carvedilol	Ablok®, Angipress®, Seloken®	Bloqueio dos receptores beta, ↓ frequência cardíaca, ↓ do consumo do O_2 pelo miocárdio	Tonturas, bloqueios, broncoespasmo
Bloqueadores dos canais de cálcio	Verapamil, diltiazem, amlodipina, nifedipina	Norvasc®, Balcor®, Adalat®	Bloqueio dos canais de cálcio e prolongamento do relaxamento muscular	Cefaleia, constipação, hipotensão, taquicardia, bradicardia
Inibidores da enzima de conversão (IECA)	Captopril, enalapril, lisinopril, ramipril	Capoten®, Renitec®, Triatec®	Inibição da formação da angiotensina, por isso provoca vasodilatação e redução da volemia	Hipotensão, tontura, tosse seca
Nitratos	Dinitrato de isossorbida, nitroglicerina	Isordil®	Vasodilatação coronariana e antianginosa	Cefaleia, hipotensão, tontura

Segundo o Consenso de Reabilitação Cardiovascular, podem ser conceituados como um ramo de atuação da cardiologia que, implementado por equipe de trabalho multidisciplinar, permite a restituição do indivíduo a uma satisfatória condição clínica, física, psicológica e laborativa.

A reabilitação é a somatória das atividades para garantir melhores condições físicas, mentais e sociais possíveis, de modo que os pacientes possam, com seus próprios esforços, recuperar uma vida ativa e produtiva.

Benefícios da reabilitação cardiovascular

Vários são os benefícios da RCV ao paciente com doença coronariana:

- Redução da frequência cardíaca, da pressão arterial (PA) sistólica e da concentração plasmática de catecolaminas em intensidades submáximas de exercício.
- Para muitos pacientes com isquemia induzida pelo esforço, o principal efeito do treinamento físico é a redução da demanda de oxigênio pelo miocárdio à determinada intensidade de esforço. A melhora da isquemia miocárdica resulta do aumento do volume sistólico, da atenuação da taquicardia durante o exercício para cargas submáximas de esforço, da melhora na resposta vasodilatadora dependente do endotélio e do aumento de perfusão na microcirculação coronariana. Esse último benefício deve-se, provavelmente, ao recrutamento de vasos colaterais durante o exercício, clinicamente evidenciado pela atenuação da depressão do segmento ST, durante o exercício e a melhora na perfusão miocárdica, observada durante a cintilografia com tálio.
- Melhora do limiar de angina, pois há aumento do fluxo coronariano pelo maior tempo de diástole promovido pela diminuição da frequência cardíaca.
- Melhora da capacidade funcional. Programas de longa duração e de forma regular, incluindo treinamento em intensidade moderada, podem melhorar o fluxo sanguíneo coronariano, efeito que pode estar associado à regressão da aterosclerose ou melhora da função endotelial.
- Controle de alguns dos fatores de risco para doença cardiovascular.

Contraindicações e cuidados na RCV

Pacientes acometidos de determinadas patologias requerem atenção especial para realizar treinamento físico, com muitas situações impeditivas. Os Quadros 2.1, 2.2 e 2.3 apresentam as contraindicações.

Deve-se avaliar individualmente cada paciente. As comorbidades devem ser sempre consideradas, adequando-se a terapia para cada paciente. Pacientes em fase recente, por exemplo, requerem maior controle na monitorização, assim como pacientes com pneumopatia associada podem necessitar de oxigenoterapia durante o treinamento físico.

FASES DA REABILITAÇÃO NO PACIENTE PÓS-IAM

A reabilitação cardiovascular pode ser dividida em quatro fases:

I. Fase aguda, fase de internação hospitalar.
II. Convalescença pós-alta hospitalar, até dois ou três meses do evento coronariano.
III. Fase crônica, a partir do 3º mês pós-evento, que objetiva alcançar e manter os efei-

tos fisiológicos da RCV e com graus variáveis de supervisão, até que surjam condições para a integração do paciente em grupo de reabilitação não supervisionado.

IV. Programa em longo prazo, com duração indefinida e não necessariamente supervisionada.

Quadro 2.1 – Contraindicações absolutas para a reabilitação cardíaca.

• ECG com desnivelamento do segmento ST > 2 mm ao esforço	• Pressão arterial sistólica em repouso > 180 mmHg ou pressão arterial diastólica de repouso > 110 mmHG
• Hipotensão ortostática com queda sintomática da pressão sistólica (20 mmHg)	• Lesão de tronco de coronária esquerda ou equivalente não tratada
• Arritmias não controladas	• Insuficiência cardíaca descompensada
• Bloqueio atrioventricular de segundo grau	• Pericardite ou miocardite em atividades
• Tromboembolismo recente	• Trombose venosa profunda
• Enfermidade sistêmica aguda ou febre	• Problemas ortopédicos graves
• Diabete melito não controlado	• Angina estável grau IV e instável
• Aneurismas de aorta torácica ou abdominal não tratados	• Angina instável
• Embolia pulmonar ou sistêmica recente	• Tromboflebite
• Hipertensão pulmonar ou arterial grave não tratada	• Estenose aórtica e/ou insuficiência mitral graves não tratadas
• Taquicardia ventricular em repouso	• Retinopatia diabética com descolamento da retina
• Obstrução arterial periférica de graus III e IV	

Quadro 2.2 – Contraindicações relativas ao treinamento físico.

• Extrassístole ventricular classes II, III e IV de Lown	• Aneurisma ventricular
• Distúrbios neuromusculares, musculoesqueléticos e osteoarticulares incapacitantes	• Arritmia supraventricular de alta frequência não controlada
• Estenose aórtica moderada	• Cardiomiopatia hipertrófica
• Cardiomegalia acentuada	• Insuficiência respiratória moderada
• Anemias em geral, inclusive anemia falciforme	• Distúrbios psiconeuróticos terapia-dependentes

Quadro 2.3 – Condições que requerem considerações especiais ou precauções.

• Arritmia cardíaca controlada	• Marca-passo artificial
• Distúrbios de condução: bloqueio atrioventricular completo, bloqueio de ramo esquerdo e Wolff-Parkinson-White	• Uso de medicamentos: digitálicos, betabloqueadores, antagonistas de cálcio, anticoagulantes e insulina
• Distúrbios eletrolíticos	• Angina de peito estável
• Obesidade acentuada	• Osteoporose
• Insuficiência hepática	• Insuficiência renal

Fase I ou hospitalar

O protocolo de reabilitação cardiovascular fase I se inicia com 12 a 24 horas do evento, sem que o paciente tenha apresentado dor anginosa nas últimas 12 horas e sem complicações como: insuficiência cardíaca, arritmias complexas, instabilidade pressórica, embolia pulmonar e/ou sistêmica, processo infeccioso ou inflamatório em atividade e aneurismas ventriculares.

Estão incluídos neste grupo pacientes hospitalizados com SCAssST ou csST, submetidos a tratamento clínico ou intervencionista (ATC) com ou sem a implantação de *stent*.

Essa fase se inicia na unidade de terapia coronariana (UCO ou unidade de terapia semi-intensiva) e com continuidade na enfermaria até a alta hospitalar.

Apesar da facilidade e da baixa complexidade dos exercícios, a fase I têm certa complexidade pela sua prescrição. Por se tratar da fase aguda da doença, não há como submeter o paciente a testes de esforço e força muscular e, decorrente disto, prescrever intensidade e duração dos exercícios como nos pacientes ambulatorias. Por isso, o conhecimento abrangente da doença, das alterações do ECG, dos biomarcadores, das medicações em uso, da estratificação de risco e dos sintomas é imprescindível.

Embora existam contraindicações para reabilitação cardíaca em pacientes com angina instável, poucos dados estão disponíveis para apoiar essa alegação. Pacientes sem dor há 12 horas, sem alterações eletrocardiográficas, ausência de taquicardia e de baixo a moderado risco podem iniciar atividades de baixa intensidade, que correspondem às atividades de vida diária que, inclusive, exercem durante a internação, como: sentar, comer, vestir etc. Inclusive é importante que o fisioterapeuta avalie as respostas diante do esforço, já que esse profissional deve estar ciente de todo quadro clínico e realize as atividades monitorizando todos os sinais e sintomas durante a execução dos exercícios.

Dias et al. submeteram pacientes internados por SCAssSST, entre estes com AI, a caminhada de 50 m logo após as primeiras 24 a 48 horas da internação e não observaram nenhum efeito deletério. Portanto, nesse grupo de pacientes, pode-se iniciar o protocolo realizado em pacientes com IAM (início deitado, progredindo diariamente para sentado, ortostatismo e deambulação), atentando-se às respostas fisiológicas (variação da frequência cardíaca, pressão arterial, presença de sudorese, mal-estar etc.), com isso, pode-se informar a equipe se há possibilidade de alimentação e higiene com ou sem auxílio.

Já nos pacientes vítimas de IAM, a literatura é numerosa apoiando a aplicação de atividades desde a fase aguda.

O fisioterapeuta, antes de iniciar o atendimento, deve preencher a ficha de avaliação do paciente (Figura 2.7) para conhecer todos os aspectos proporcionando atendimento individualizado e, quando necessário, deve-se incluir a fisioterapia respiratória.

O protocolo é composto de cinco etapas progressivas (Figura 2.8) com atividades de baixa intensidade (2 METs), atingindo em torno de 5 METs na última etapa. Inicia-se com mobilização precoce, seguido de sedestação e ortostatismo assistido ou ativo livre, conforme adaptação do protocolo da Grady Memorial Hospital e Emory University School of Medicine.

As etapas são de aplicação individualizada e se ajustam diariamente ao estado clínico, respeitando idade, debilidade física ou outros fatores limitantes. A duração do exercício é de aproximadamente 20 minutos, podendo ser executadas duas sessões por dia.

Os critérios para passar de uma etapa para outra e/ou de um exercício para outro são: frequência cardíaca (FC) que não ultrapasse 20 bpm ou 20% da FC de base e escala de Borg modificada igual ou inferior a 3. É interessante ao final da sessão submeter o paciente ao esforço do próximo dia, por exemplo, ao final dos exercícios em sedestação, experimentar o ortostatismo; ao realizar exercícios em ortostatismo, finalizar com leve deambulação etc. Na Figura 2.9, pode-se visualizar um exemplo de progressão dos exercícios desde o programa 2; e, na Figura 2.10, há um exemplo das atividades do programa 4.

Na avaliação diária, também pode se decidir entre regredir e progredir de modo diferente do proposto, por exemplo, ao atender um paciente cuja atividade inicial proposta seria exercícios em ortostatismo (programa 3).

Manual de fisioterapia na reabilitação cardiovascular

Ficha de avaliação e evolução fisioterápica – SCA	
Data da avaliação:	Data da internação:
Nome:	RG:
Gênero: ( ) F ( ) M Idade: Peso: Altura:	Circ. abdominal: IMC:

Antecedentes pessoais

( ) Tabagismo ___ cigarros/dia	( ) HAS	( ) Etilismo ( ) Sedentarismo	( ) Ex-tabagista (parou há ___ anos)	( ) DLP
( ) Estresse	( ) Ativo ___ x/semana	( ) ICC (CF__)	( ) Diabetes	( ) HF + ICO ( ) PCR
( ) Doença vascular	( ) Obesidade	( ) AVE	( ) Doença reumática	( ) IRC ___ dialítica ( ) Hipertiroidismo
( ) Hipotiroidismo	( ) DPOC	( ) Outros: _____		

Eventos isquêmicos prévios

( ) AI_____	__/__/__	Tratamento	( ) Trombolítico	( ) ATC primária	( ) *Stent*	( ) Cirurgia
( ) IAM	ssST __/__/__	Tratamento	( ) Trombolítico	( ) ATC primária	( ) *Stent*	( ) Cirurgia
	csST __/__/__	Tratamento	( ) Trombolítico	( ) ATC primária	( ) *Stent*	( ) Cirurgia
( ) RM	__/__/__					

Diagnóstico atual

( ) AI____	( ) IAMssST ( ) IAMcsST ( ) Q ( ) Não Q ( ) Anterior	( ) Lateral	( ) Inferior ( ) Dorsal ( ) VD
( ) MCP _____			
ECG:			
Curva enzimática:			
Data:	CK:	CKMB:	Troponina:

ECO: __/__/__   FEVE: ___%
Outros exames (medicina nuclear, TE, por exemplo):

(*continua*)

Figura 2.7 — Modelo de ficha de avaliação do paciente da unidade coronária (fase 1).

Fisioterapia na reabilitação de pacientes com doença coronariana **73**

Cineangiocoronariografia						
Coronária	% Lesão	Normal	Discreta (DIP)	Moderada	Severa	Ocluída (OT)
TCE		☐	☐	☐	☐	☐
DA		☐	☐	☐	☐	☐
DG		☐	☐	☐	☐	☐
CX		☐	☐	☐	☐	☐
DC		☐	☐	☐	☐	☐
Mg		☐	☐	☐	☐	☐
DP (CD)		☐	☐	☐	☐	☐

Medicações em uso: ( ) betabloqueador; ( ) antiagregante plaquetário; ( ) vasodilatador coronariano; ( ) anticoagulante

Tratamento: ( ) trombolítico; ( ) ATC primária; ( ) *stent*; ( ) cirurgia

Teste 6 minutos ___/___/___   Distância total: _____ m

( ) 30; ( ) 60; ( ) 90; ( ) 120; ( ) 150; ( ) 180; ( ) 210; ( ) 240; ( ) 270; ( ) 300; ( ) 330; ( ) 360; ( ) 390; ( ) 420; ( ) 450; ( ) 480; ( ) 510; ( ) 540; ( ) 570

Tempo (min)	FC (bpm)	PA (mmHg)	IPE Borg	Distância (m)	SpO_2
0			X	X	
2	X	X	X		
4	X	X	X		
6					
Recuperação			X	X	

Teste da cadeira ___/___/___

Data	FC (pbm)			PA (mmHg)			SpO_2			IPE Borg
	Pré	Pós	Rec 2	Pré	Pós	Rec 2	Pré	Pós	Rec 2	

Força muscular respiratória ___/___/___

PI 1	PI 2	PI 3	$PI_{máx}$ melhor	% previsto
PE 1	PE 2	PE 3	$PE_{máx}$ melhor	% previsto

(*continua*)

Figura 2.7 — Modelo de ficha de avaliação do paciente da unidade coronária (fase 1) – *continuação*.

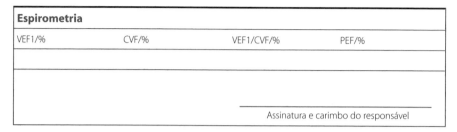

Figura 2.7 — Modelo de ficha de avaliação do paciente da unidade coronária (fase 1) – *continuação*.

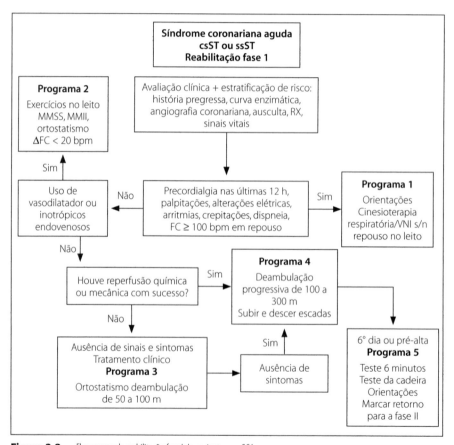

Figura 2.8 — Fluxograma de reabilitação fase I de paciente com SCA.

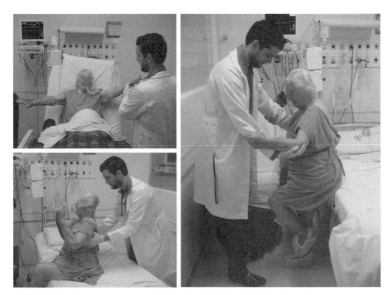

Figura 2.9 — Paciente realizando reabilitação fase 1 do programa 2.

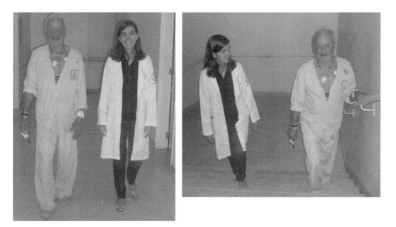

Figura 2.10 — Paciente realizando reabilitação fase 1 do programa 4.

Nesse caso, se o fisioterapeuta ao avaliar o paciente souber que ele já realiza banho em pé sem auxílio (atividade equivalente), pode avançar para a deambulação (programa 4). Em casos em que o proposto seria a deambulação, mas é sabido que o paciente sentiu-se mal em postura ortostática (banho ou outra AVD equivalente ao programa 3), pode-se permanecer com exercícios leves na postura sentada (programa 2) e, ao final, submeter o paciente a postura ortostática (programa 3), e assim por diante. Essa prática é importante porque com o avanço da terapêutica atual, muitos pacientes deixam o hospital no quinto ao sexto dia de internação e, com a completa realização do protocolo, pode retornar às suas atividades tendo já sido experimentadas em ambiente hospitalar com segurança.

Sempre durante as atividades fora do leito (deambulação ou em escada), é importante o monitoração da FC, por isso é recomendável que se utilize frequencímetro de pulso ou até mesmo oxímetro de dedo para a averiguação, sem ser necessário interromper a atividade (Figura 2.11).

Como citado anteriormente, a reperfusão é a conduta de escolha nesses pacientes, pois recupera o fluxo na coronária obstruída. Após esse procedimento, pode-se considerar o paciente "tratado" se o procedimento foi com sucesso e sem complicações (sangramentos, hematoma inguinal etc.), tal qual paciente no pós-operatório de revascularização do miocárdio. Portanto, da mesma maneira, é realizada a avaliação criteriosa com intuito de intensificar as atividades naqueles que se mostram em bom estado geral (boa função renal, ausência de dispneia, ausência de angina, ausência de droga endovenosa). Com isso, é comum 24 ou 48 horas após esse procedimento realizar atividades com maior intensidade (semelhante ao protocolo do pós-operatório), por exemplo, atingir 5 METs.

É necessário seguir as seguintes recomendações para aplicar o protocolo com segurança:

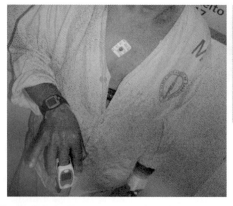
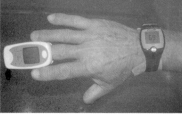

Figura 2.11 — Monitoração para a realização das atividades durante a fase 1 da reabilitação.

- Adequar a oferta de oxigenoterapia visando a SpO_2 maior ou igual a 94%.
- Atentar para que o paciente não realize compensações posturais, isometria e manobra de Valsalva.
- Atentar para hipotensão postural.
- Sempre que necessário, realizar exercícios de pressão positiva intermitente ou ventilação não invasiva.
- Atentar aos sinais e sintomas mínimos de intolerância ao esforço (cansaço intenso, arritmia, fadiga muscular, mal-estar, diaforese).

É preciso registrar a evolução e as intercorrências observadas a cada sessão na ficha de evolução diária. Avaliam-se a PA, a FC e a frequência respiratória (FR) no repouso e após o exercício. A FC no pico do exercício também é um dado que pode oferecer parâmetro para evolução, regressão e/ou interrupção do protocolo, apesar de muitas vezes ser difícil prever qual será o momento do pico do esforço, uma vez que a intensidade é constante (próprio-paciente) e não progressiva. FC acima de 20 bpm em relação à FC basal pode indicar esforço exagerado.

Pacientes que evoluem com complicações são impedidos temporariamente de realizar a terapia. Deve-se iniciar ou retornar ao programa assim que o problema estiver contornado. Nesse contexto, ressalta-se a atuação do fisioterapeuta nos pacientes que evoluírem com edema agudo pulmonar ou choque cardiogênico. Nessas condições clínicas, o papel do profissional deve se concentrar em proporcionar melhores condições respiratórias, como a aplicação da ventilação mecânica não invasiva (Figura 2.12).

A classificação clínica de Killip e Kimball (Figura 2.13) e hemodinâmica de Forrester (Figura 2.14) nos pacientes com IAMcsST têm auxiliado no manuseio adequado dos pacientes na fase aguda e deve ser um aspecto a ser considerado antes das sessões de fisioterapia.

Avaliação pré-alta hospitalar

Segundo a IV Diretriz da Sociedade Brasileira de Cardiologia sobre o tratamento da SCAcsST, orienta-se a realização do teste ergométrico (padrão-ouro para avaliar tolerância ao exercício) na fase aguda do infarto, pré-alta hospitalar em pacientes sem complicações cardiovasculares com o objetivo de estratificar o risco e propor atividade física até iniciar a fase II. Porém, essa prática não tem sido muito adotada e a alternativa de fácil execução, prática e de baixo custo é o teste da caminhada 6 minutos (TC6M).

Apesar de a American Thoracic Society contraindicar o TC6M na fase recente do IAM (mesmo indicando o teste ergométrico), muitos serviços e

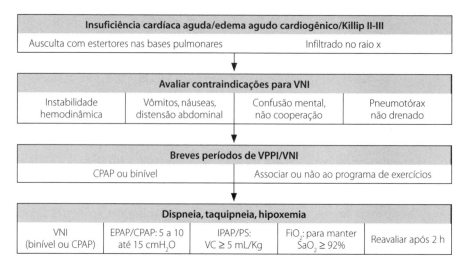

Figura 2.12 — Fluxograma para utilização de ventilação não invasiva (VNI).

Classe	Manifestações clínicas
Killip I	Pacientes sem evidências clínicas de insuficiência cardíaca, tanto ao exame físico quanto ao raio x de tórax
Killip II	Pacientes com evidências clínicas de insuficiência cardíaca, discreta a moderada (estertores pulmonares, congestão pulmonar ao raio x, terceira bulha e taquicardia)
Killip III	Pacientes com insuficiência cardíaca grave, edema agudo pulmonar
Killip IV	Pacientes em choque cardiogênico, com ou sem edema agudo pulmonar

Figura 2.13 — Classificação clínica de Killip e Kimball (adaptado de Killip e Kimball, 1967).

Classe	Manifestações clínicas	PCP (mmHg)	IC (L/min/m^2)
I	Sem congestão pulmonar e com normoperfusão periférica	< 18	> 2,2
II	Com congestão pulmonar e com normoperfusão periférica	> 18	> 2,2
III	Sem congestão pulmonar e com hipoperfusão periférica	< 18	< 2,2
IV	Com congestão pulmonar e com hipoperfusão periférica	> 18	< 2,2

Figura 2.14 — Classificação hemodinâmica de Forrester (1976). PCP: pressão de capilar pulmonar; IC: índice cardíaco.

alguns estudos têm utilizado desse recurso para avaliar a capacidade funcional e eficácia da terapia medicamentosa em uso.

Há estudos que demonstram a forte correlação entre o teste ergométrico e o TC6M, não havendo diferença estatística significativa entre os dois (quanto ao VO_2pico), podendo o TC6M, apesar de ser teste submáximo, demonstrar valores tão próximos quanto o teste ergométrico, principalmente pelo uso de betabloqueadores que podem limitar a execução do exercício máximo.

O teste pode ser considerado de carga constante, já que a carga imposta é a massa corporal e não varia ao longo da prova, somente a velocidade da marcha. Por isso, geralmente é bem tolerada e, na Unidade Coronariana do Instituto Dante Pazzanese de Cardiologia, realiza-se no sexto dia pós--IAMcsST ou antes nos casos de SCAssST sem complicações. Essa atuação dá maior iniciativa e segurança de realizar deambulação com distâncias maiores que anteriormente nas etapas 3 e 4, já que no sexto dia ao fazer o teste os pacientes caminham em torno de 400 m.

Para pacientes que não possam realizar o TC6M, como alternativa utiliza-se o teste da cadeira, o qual o paciente é orientado a sentar-se e levantar-se o maior número de vezes possível durante quatro minutos (Figura 2. 15).

Pacientes que se submeteram ao teste ergométrico pré-alta hospitalar e que não atingiram capacidade mínima de exercício (5 a 6 METs) têm maiores chances de eventos coronarianos subsequentes.

Antes de ser liberado do hospital, o paciente participa de um plano educacional (Figura 2.16) em que recebe informações sobre a história natural da doença, fatores de risco da doença arterial coronariana, importância da aderência ao tratamento medicamentoso, mudanças no estilo de vida, que inclui incentivo para participar de um programa de reabilitação cardiovascular após a alta hospitalar. Essa ação é muito importante, principalmente para a propagação da reabilitação cardiovascular, já que a população em geral desconhece que o cardiopata pode realizar atividades e essa informação é muitas vezes deixada de ser transmitida pela equipe de saúde, que por vezes desconhece a eficácia da terapia não farmacológica, mesmo em hospitais especializados.

Os pacientes interessados em participar do programa de RCV são encaminhados para o ambulatório (Figura 2.17), no qual inicialmente passarão por uma avaliação criteriosa, que será detalhada no próximo tópico.

Poucas são as instituições brasileiras que oferecem a RCV ambulatorial, bem como poucos são os pacientes que efetivamente darão prosseguimento à fase II. Por essa razão, alguns pacientes já recebem orientação para atividade domiciliar, supervisionada a distância, descrita na fase IV.

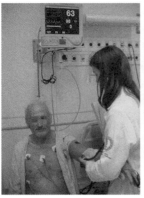 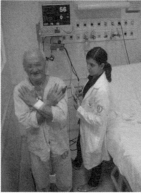 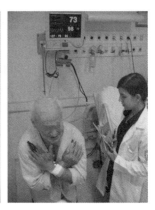

Figura 2.15 – Paciente realizando o teste da cadeira do programa 5.

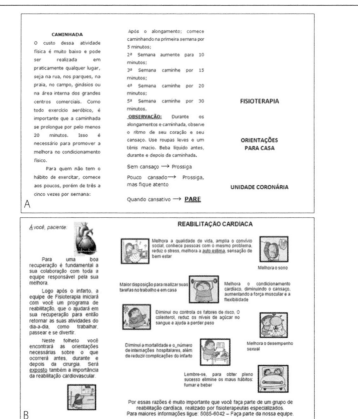

Figura 2.16 — Orientações para casa fazem parte do plano educacional.

Ao Serviço de Reabilitação Cardiovascular – Fisioterapia
Nome:
RG: Idade (anos):
Solicitamos
( ) Avaliação fisioterapêutica
( ) Teste cardiopulmonar (TCP)
( ) Teste ergométrico (TE)
( ) Avaliação médica
Diagnóstico
( ) Cardiomiopatia dilatada
( ) Cardiomiopatia isquêmica
( ) Pós-transplante cardíaco
( ) Pré-transplante cardíaco
( ) Pós-operatório (30 dias após cirurgia. Data da cirurgia: ___/___/___)
( ) Pós-IAM (30 dias após o evento. Data do evento: ___/___/___)
( ) Outros:
Assinatura do médico   Setor
Recomendações para realização da avaliação fisioterapêutica
• Para agendar sua avaliação, compareça à seção de reabilitação das 8 às 12 h;
• Evite exercícios intensos na véspera. Limite-se aos esforços habituais;
• Não faça a avaliação em jejum. Tome o café da manhã habitual, com intervalo de 1 h (no mínimo) da hora marcada da avaliação;
• Venha com roupas e calçados confortáveis, que permitam movimentos, exercícios e caminhada. As mulheres não devem usar saltos;
• Compareça à seção de reabilitação dez minutos antes da hora marcada. Caso haja algum problema que o impossibilite de realizar a avaliação, por favor, telefonar para o setor responsável.

Figura 2.17 — Modelo de uma ficha de encaminhamento para a fase II.

Fase II: convalescença pós-alta hospitalar

É nesta fase que a exposição regular ao exercício promove um conjunto de adaptações morfológicas e funcionais e consegue trazer vários benefícios, como aumentar o limiar de angina, reduzir o remodelamento ventricular, aumentar a capacidade funcional, reduzir a disfunção endotelial, melhorar a capacidade respiratória e outras.

82 Manual de fisioterapia na reabilitação cardiovascular

É importante destacar que os efeitos crônicos do exercício dependem, fundamentalmente, da adaptação periférica, que envolve tanto o melhor controle e a distribuição do fluxo sanguíneo quanto as adaptações específicas da musculatura esquelética. Ocorrem modificações histoquímicas na musculatura treinada dependentes do tipo de treinamento, fazendo a atividade enzimática ser predominantemente oxidativa (aeróbica) ou glicolítica (anaeróbica lática).

A fase II compreende o período de convalescença pós-alta hospitalar até dois ou três meses do evento coronariano e/ou pós-operatório. A avaliação inicial compreende avaliação médica, fisioterápica e teste de esforço.

Antes de integrar o paciente ao programa, ocorre uma discussão clínica com o médico e o fisioterapeuta, na qual são avaliados: exame físico, estratificação de risco para atividade física de moderada intensidade (Tabela 2.4), antecedentes pessoais e familiares, principais exames (ECG, cineangiocoronariografia, ecocardiograma, cintilografia associada com teste de esforço: teste ergométrico ou teste ergoespirométrico), fatores de risco, outras comorbidades e complicações no pós-IAM.

Tabela 2.4 — Estratificação de risco baseada na resposta ao exercício (adaptada de Piotrowicz e Wolszakiewicz, 2008).

Fator de risco	Risco		
	Baixo	**Moderado**	**Alto**
Disfunção ventricular do VE	Não significante FE ≥ 50%	Disfunção moderada FE = 40 a 49%	Disfunção grave FE < 40%
Arritmia ventricular complexa	Ausente no repouso e durante o exercício		Ao repouso e induzida pelo exercício
Isquemia induzida pelo exercício	Não	Sim	Sim
Capacidade de exercício	≥ 7 METs	5 a 6,9 METs	< 5 METs
Resposta hemodinâmica ao exercício	Normal		Não há aumento ou diminuição na pressão sistólica ou FC com aumento do esforço
Dados clínicos	Infarto não complicado NYHA I	NYHA I	Infarto ou angioplastia complicada com choque cardiogênico e/ou edema agudo. Isquemia persistente NYHA III-IV

MET: equivalente metabólico = 3,5 mL/Kg/min.

Para a prescrição do exercício, recomenda-se utilizar a estratificação de risco (baixo, moderado e elevado risco). Isso facilita a atenção dada pelos fisioterapeutas aos pacientes mais graves durante os programas de RCV em grupo. Nem sempre é possível separar os grupos conforme a estratificação de risco; nesse caso, atenção especial deve ser dada àqueles de maior risco, realizando controle mais rigoroso dos sinais vitais e sintomas ao exercício.

O protocolo mais utilizado no teste ergométrico é o de Bruce modificado (Anexo 2.2), que pode ser feito em cicloergômetro ou em esteira e inicia-se com período de aquecimento ou "preparação" que varia de 1 a 3 minutos, pedalando a 60 ciclos por minuto ou caminhando confortavelmente e, a seguir, incrementa-se progressiva e continuamente a carga (ciclo) ou a velocidade e/ou inclinação (esteira) de acordo com a capacidade individual estimada para o paciente, procurando atingir o consumo máximo de oxigênio no período predeterminado de 10 minutos.

A prescrição do exercício é feita pela FC que corresponde a aproximadamente 70% da capacidade funcional, isto é, o consumo de oxigênio ou seu equivalente em METs atingidos antes de surgirem sintomas, alterações hemodinâmicas e/ou alterações eletrocardiográficas no teste ergométrico. Se o paciente apresentar uma disfunção ventricular importante, realiza-se o teste cardiopulmonar para maior segurança na prescrição da intensidade do exercício físico. Nesse caso, a FC prescrita corresponde a 80 a 100% da FC atingida no primeiro limiar (limiar anaeróbico).

O programa de treinamento físico (Figura 2.18) é constituído principalmente de atividades intercaladas, entre aeróbica e resistida, realizado três vezes por semana, durante 3 meses. Cada sessão tem duração aproximada de 60 minutos, sendo 5 minutos de aquecimento, 20 minutos de exercícios resistidos, 30 minutos de condicionamento e 5 minutos de desaquecimento. Verifica-se a PA no repouso, no pós-condicionamento com carga e após o relaxamento. A FC é verificada no repouso, de 5 em 5 minutos no condicionamento e após o relaxamento. Colhe-se também, ao final do condicionamento, a sensação subjetiva de cansaço pela escala de Borg. Queixas, sintomas e qualquer informação adicional também devem ser anotados na ficha de evolução (Figura 2.19).

Algum tipo de monitorização eletrocardiográfica pode ser necessário para pacientes que apresentem arritmias desencadeadas ou agravadas pelo esforço e limiar baixo de isquemia silenciosa. Na presença de isquemia, recomenda-se monitoração por 6 a 12 sessões até que se estabeleça o nível de tolerância ao exercício. Pode-se utilizar um sistema de telemetria ou monitor cardíaco utilizados nas unidades de terapia intensiva (Figura 2.20) ou os frequencímetros de pulso (Figura 2.21).

10 minutos	Aquecimento	Caminhada lenta, alongamento, exercícios calistênicos, caminhada rápida
20 minutos	Condicionamento	Bicicleta com carga
5 minutos	Condicionamento	Bicicleta sem carga
10 minutos	Relaxamento	Caminhada lenta, alongamento

• Alongamento (aquecimento/relaxamento)

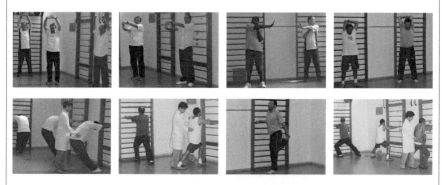

• Condicionamento (aeróbico)

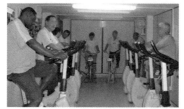

• Relaxamento no colchonete

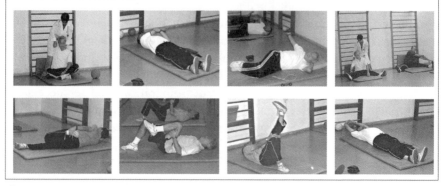

Figura 2.18 — Programa de treinamento físico.

Fisioterapia na reabilitação de pacientes com doença coronariana

Ficha de evolução diária do programa de reabilitação

Nome: _____ RG: _____

Cirurgia (_____/_____/_____): _____

TCP: (_____/_____/_____) FC LA: _____

TE: (_____/_____/_____) FCT: _____   Mês: _____

Data							
FC repouso							
PA repouso							
FC 15 min							
Carga							
FC	18 min						
FC	21 min						
FC	24 min						
FC	27 min						
FC	30 min						
FC	33 min						
FC	35 min						
PA	35 min						
Sintoma							
Borg C							
FC	36 min						
FC	37 min						
FC	38 min						
FC	39 min						
FC	40 min						
PA	40 min						
FC	45 min						
PA	45 min						

OBS.: _____

Figura 2.19 — Modelo de ficha de evolução diária (fase II).

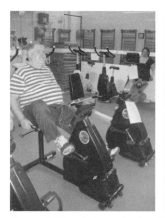
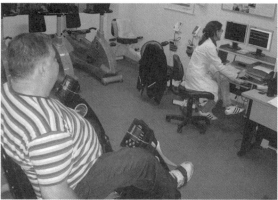

Figura 2.20 — Paciente realizando reabilitação fase 2 com monitoração do eletrocardiograma com telemetria.

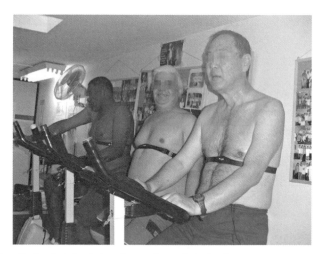

Figura 2.21 — Monitoração da frequência cardíaca com frequencímetro de pulso.

No aquecimento, realizam-se caminhada lenta e alongamentos. Os alongamentos devem ser de fácil execução e respeitar as limitações individuais. Essa atividade melhora a amplitude de movimento e a consciência corporal e reduz a tensão muscular.

Após o aquecimento, exercícios de resistência são realizados com peso e podem ser feitos em forma de circuito (exercícios em estações com halteres, faixas elásticas e tornozeleiras e/ou mecanoterapia, aplicados com carga e tempo fixos). A intensidade também deve respeitar as condições individuais e os objetivos propostos, podendo variar de leve (de 30 a 40% do teste de 1 RM) a média (de 40 a 60% do teste de 1 RM).

Em média, realizam-se oito exercícios diferentes por sessão enfatizando os principais grupos musculares de membros superiores e inferiores. A carga deve ser tolerável e determinada de forma progressiva até que o paciente atinja de uma a três séries de 8 a 15 repetições para cada grupo muscular. Na Figura 2.22, há o resumo da prescrição do exercício baseada nos objetivos.

Os exercícios aeróbicos são realizados de forma contínua, intensidade moderada (submáxima) de média a longa duração e envolvimento de grandes grupos musculares. A intensidade moderada possibilita manter o esforço por tempo prolongado e em estado de equilíbrio entre oferta e consumo de O_2 (*steady-state*); condições estas que são obtidas com exercícios cíclicos como andar, correr e pedalar. Também é possível realizar a atividade aeróbia de forma intervalada, por exemplo: 8 minutos a 40% da FC máxima seguidos de 4 minutos a 70% da FC máxima, repetindo essas atividades até completar o tempo total proposto. Essa técnica pode aumentar ainda mais a sobrecarga cardiovascular e aperfeiçoar os ganhos cardiovasculares e musculares.

É prudente que nas atividades em bicicleta ou esteira, nos pacientes com carga de trabalho elevada, os 3 a 5 minutos finais da fase de estímulo sejam realizados em carga livre, pois a desaceleração abrupta favorece o aparecimento de arritmias.

Como observado, o programa de exercícios deve englobar exercícios aeróbios e resistidos, pois em relação aos benefícios os dois se complementam, como se pode observar na Tabela 1.10.

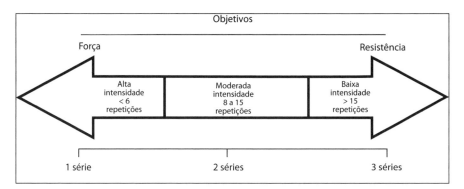

Figura 2.22 — A prescrição dos exercícios resistidos em relação ao número de séries e repetições deve ser de acordo com o objetivo, seja ele ganho de força ou de resistência muscular (adaptada de Willians et al., 2007).

O relaxamento tem como objetivo o retorno gradativo às condições de repouso por meio de exercícios de alongamento, relaxamento e caminhadas lentas. Quando se observarem níveis de FC e/ou de PA muito acima da basal (acima de 10 bpm na FC e/ou 10 mmHg da PA), recomenda-se outra verificação após 5 a 10 minutos, antes de liberar o paciente para casa. Sabe-se que quanto maior o período de recuperação dos sinais vitais após exercício dinâmico em relação ao início da atividade, piores são as condições cardiovasculares do paciente.

Esse programa é uma sugestão, por isso pode sofrer variações, por exemplo, iniciar com tempo maior de exercícios resistidos, que podem, progressivamente, ser substituídos por aeróbios, o que funcionaria como treinamento adaptativo.

Durante as sessões, os pacientes são constantemente avaliados para possíveis progressões do exercício, quanto à velocidade e à carga de trabalho, sempre com base na FC de treinamento. A reprogramação é geralmente feita pela avaliação do duplo produto (DP) e pela evolução clínica diária avaliando a sintomatologia e o IPE de Borg durante o esforço (manter em torno de 13 a 15). Para pacientes assintomáticos e com IPE de Borg abaixo de 13 que não atingiram a FC de treinamento, pode-se aumentar a intensidade do exercício. O DP corresponde ao produto da PA sistólica máxima pela FC máxima. Se o paciente apresentar diminuição do DP em relação ao início do programa, significa que houve evolução no desempenho, pois ele consegue realizar determinada carga de trabalho com FC e/ou PA menor, o que representa menor trabalho/esforço cardíaco, que pode refletir a melhora da capacidade funcional.

Ao final de 3 a 4 meses, o paciente é reavaliado com um novo teste de esforço, avaliação médica e fisioterápica, podendo ser encaminhado para a fase III.

Aulas sobre a doença cardiovascular e o controle dos fatores de risco também fazem parte dessa programação. Nesse aspecto, torna-se necessária a presença de vários profissionais que acrescentarão informações importantes para que seja atingido o objetivo de proporcionar a reabilitação na integralidade.

Fase III: após o terceiro mês, fase de condicionamento cardiovascular

Os integrantes das fases I e II podem iniciar a fase III, que é recomendada para pacientes crônicos com estabilidade clínica. Nessa fase, procura-se alto nível de atividade para melhor desenvolver a capacidade aeróbica e atingir o máximo da capacidade física, compatível com a capacidade funcional do coração. Tem a duração de 6 a 12 meses, sendo aconselhável estender por tempo indeterminado como procedimento de manutenção da capacidade e profilaxia da aterosclerose.

Podem-se incrementar as sessões com atividades lúdicas. O monitoramento poderá ser menos rígido e a automonitorização deve ser estimulada, como a autochecagem do pulso, preparando o paciente para atividade domiciliar (fase IV).

Programa de reabilitação não supervisionado

A elegibilidade para reabilitação não supervisionada varia pouco de acordo com diferentes autores. Segundo a Sociedade Brasileira de Cardiologia, não são elegíveis pacientes com VO_2 pico $\leq$ 18 mL/kg/min (5 METs), aparecimento de angina ou outra manifestação clínica de isquemia do miocárdio em carga $\leq$ 18 mL/kg/min, IAM extenso com fração de ejeção $\leq$ 35% em repouso, teste ergométrico com redução de fração de ejeção de 10% ao esforço, queda da PA sistólica no teste ergométrico, arritmia ventricular complexa, intervalo QT corrigido $\geq$ 440 ms, antecedentes de parada cardíaca primária, inabilidade de automonitorização e aderência ao exercício, obesidade importante, hipertensão arterial refratária e diabete melito descompensado.

Na ausência de contraindicações, são elegíveis os pacientes estáveis, após 6 meses de treinamento, que apresentem conhecimento suficiente do treinamento aeróbico, temperamento e motivação, capazes de total aderência ao treinamento. São considerados elegíveis para reabilitação não supervisionada os pacientes de baixo risco para atividade física.

Pacientes de baixo risco, aptos a controlar adequadamente a quantidade e a intensidade do exercício, podem dar continuidade ao programa de reabilitação sem ou com mínima supervisão; nesse caso, recomenda-se a caminhada em velocidade compatível com a capacidade funcional. A duração deve ser gradativamente crescente, começando com 10 a 15 minutos e podendo chegar até a 1 hora, de forma que a intensidade do esforço não exceda o índice de 70 a 80% da capacidade funcional determinada pelo teste ergométrico.

Os programas de reabilitação não supervisionada têm-se mostrado eficientes para aumentar a potência aeróbica e a capacidade funcional e modificar fatores de risco coronariano. O fisioterapeuta realiza ambulatorialmente a orientação da atividade domiciliar. O paciente recebe um folheto com as principais recomendações e uma ficha de controle diário do exercício (Figura 1.13). Ao retornar à consulta, após 3 meses, avalia-se o desempenho do paciente e reprograma-se a atividade. Os pacientes devem ser estimulados a realizar os exercícios em horário fixo, manhã ou tarde, para que se torne rotina.

Deve-se conscientizar o paciente de que a atividade física faz parte do tratamento e que, se realizada de forma inadequada, ou seja, irregular e/ou esporadicamente e desrespeitando os limites individuais, poderá ser prejudicial, colocando sua vida em risco. É fundamental ressaltar também que, se cessar a atividade, os benefícios alcançados serão perdidos. Cabe ao profissional mostrar que com o exercício físico atinge-se melhor qualidade de vida, ou seja, bem-estar físico, mental e social.

BIBLIOGRAFIA SUGERIDA

1. American Heart Association. Suporte avançado de vida em cardiologia – Manual para provedores. São Paulo, 2012.
2. Antman E, Braunwald E. Acute myocardial infarction. In: Braunwald E, editor. Heart disease: a textbook of cardiovascular medicine. 5th ed. Philadelphia: WB Saundres; 1997.
3. Braunwald E. Unstable Angina and Non–ST Elevation Myocardial Infarction. Am J Respir Crit Care Med. 2012;185(9):924-32.
4. Chagas ACP, Yugar P, Neto JRF. Doença coronária crônica. In: Borges JL et al., editors. Doença arterial coronária crônica. São Paulo: Lemos; 2002.
5. Dias CMCC, Maiato ACCA, Baqueiro KMM, Fiqueredo AMF, Rosa FW, Pitanga JO, et al. Resposta circulatória à caminhada de 50 m na unidade coronariana, na síndrome coronariana aguda. Arq Bras Cardiol. 2009;92(2):135-42.
6. Forrester JS, et al. Myocardial infarction by application of hemodinamic subjects. N Engl J Med. 1976;295:267-89.
7. Godoy M (ed.). Consenso Nacional de Reabilitação Cardiovascular. Arq Bras Cardiol. 1997;69(4). Disponível em: www.cardiol.br [Acesso em 13 fev 2013].
8. Killip T 3rd, Kimball JT. Treatment of myocardial infarction in a coronary care unit. Am J Cardiol. 1967;20:457-64.
9. Williams MA, Haskell WL, Ades PA, Amsterdam EA, Bittner V, Franklin BA et al.; American Heart Association Council on Clinical Cardiology; American Heart Association Council on Nutrition, Physical Activity, and Metabolism. Resistance exercise training its role in the prevention of cardiovascular disease. Circulation. 2006;116(5):572-84.
10. Pitsavos C, Kavouras SA, Panagiotakos DB, Arapi S, Anastasiou CA, Zombolos S, et al.; GREECS Study Investigators. Physical activity status and acute coronary syndromes survival. J Am Coll Cardiol. 2008;51(21):2034-9.
11. Piotrowicz R, Wolszakiewicz J. Cardiac rehabilitation following myocardial infarction. Cardiol J. 2008;15(5):481-7.
12. Pollock ML, Welsch MA, Graves JE. Prescrição de exercícios para reabilitação cardíaca. In: Pollock ML, Schmidt L, editors. Doença cardíaca e reabilitação. 3.ed. Rio de Janeiro: Revinter; 2003.

13. Kones R. Oxygen therapy for acute myocardial infarction — then and now. A century of uncertainty. Am J Med. 2011;124(11)1000-5.
14. Ross R. Patogênese da aterosclerose. In: Braunwald E, editor. Tratado de medicina cardiovascular. 4.ed. São Paulo: Roca; 1996.
15. Serrano Júnior CV. Hunziker MF, Toledo F, Nicolau JC. Conhecimentos atuais na fisiopatologia da doença aterosclerótica. Rev Soc Cardiol Est São Paulo. 2003;2:226-33.
16. Scirica BM. Cannon CP, Antaman EM, Murphy SA, Morrow DA, Sabatine MS et al. Validation of the thrombolysis in myocardial infarction (TIMI) risk score for unstable angina pectoris and non-ST-elevation myocardial infarction in the TIMI III registry. Am J Cardiol. 2002;90(3):303-5.
17. Stralow CR, Ball TE, Looney M. Acute responses of patients with coronary disease to dynamic variable resistance exercise of different intensities. J Cardiopulmonary Rehabil. 1989;17:190-6.
18. Wenger NK, Fletcher GF. Reabilitação do paciente com doença cardíaca coronária aterosclerótica. In: O coração. 6.ed. Rio de Janeiro; 1999.
19. Williams MA, Haskell WL, Ades PA, Amsterdam EA, Bittner V, Franklin BA, et al. Resistance exercise in individuals with and without cardiovascular disease: 2007 Update. Circulation. 2007;116:572-84.

ANEXOS

Anexo 2.1 — Escore de risco TIMI para IAM com supra ST (adaptado de Scirica et al., 2002).

Histórico	Pontos	Escore de risco	Mortalidade em 30 dias (%)
		0	0,8
Idade entre 65 e 74 anos	2	1	1,6
Idade > 75 anos	3	2	2,2
DM ou HAS ou angina	1	3	4,4
Exame físico			
PAS < 100 mmHg	3	4	7,3
FC > 100 bpm	2	5	12,4
Killip II e IV	2	6	16,1
Peso < 67 Kg	1	7	23,4
Apresentação clínica			
Supra ST anterior	1	8	26,8
Início do tratamento > 4 h	1	> 8	35,9

92 Manual de fisioterapia na reabilitação cardiovascular

Anexo 2.2 — Modelo de protocolo de Bruce modificado.

Estágio	Duração	Velocidade (mph)	Inclinação	VO$_2$ estimado	MET estimado	Dist. perc. (m)
1	3	1,7	0	8	2,3	137
2	3	1,7	10	16,1	4,6	274
3	3	2,5	12	24,5	7	475
4	3	3,4	14	35,3	10	749
5	3	4,2	16	45,1	12,9	1087
6	3	5	18	52,5	15	1489
7	3	5,5	20	59,1	16,9	1931
8	3	6	22	66,5	19,1	2414

Fisioterapia na reabilitação de pacientes em pós-operatório de cirurgia cardíaca

VANESSA MARQUES FERREIRA MÉNDEZ
ALINE SOARES DE SOUZA
ADRIANA SAYURI HIROTA
ANDREA KAARINA MESZAROS BUENO SILVA

CIRURGIA CARDÍACA E SUAS PARTICULARIDADES

A correção cirúrgica é uma alternativa para muitas doenças do sistema cardiovascular. Uma série de técnicas e tipos de incisões é utilizada para a realização dos procedimentos que incluem: revascularização do miocárdio (RM), reparos e trocas das válvulas cardíacas e correções de patologias cardíacas congênitas. Porém, inúmeras complicações podem elevar a morbidade e a mortalidade do paciente no período pós-operatório (PO), aumentando o risco inerente ao procedimento.

Os principais sistemas comprometidos nesse período são cardiovascular, digestório, nervoso central, renal e respiratório, sendo este último o principal responsável pela importância da atuação fisioterapêutica nos primeiros dias do PO. A fim de realizar um tratamento seguro, deve-se fazer uma avaliação já no pré-operatório, em que se identificam fatores que possam influenciar a evolução clínica do paciente na fase hospitalar. Além disso, é imprescindível o conhecimento sobre insuficiência coronariana, doenças valvulares e suas complicações para poder assistir o paciente com mais critério.

Os pacientes submetidos à RM, ou seja, à cirurgia em que se faz a reperfusão das coronárias utilizando enxertos arteriais (p. ex., artéria radial) ou veias (p. ex., safena), apresentam insuficiência coronariana, como já discutido no Capítulo 2 – Fisioterapia na reabilitação de pacientes com doença coronariana.

Os principais acometimentos valvares são a incompetência da valva, que pode ser a estenose (obstrução ao fluxo) ou a insuficiência (fechamento incompleto das cúspides da valva, favorecendo o regurgitamento do sangue). Os procedimentos cirúrgicos mais utilizados são: a comissurotomia, que consiste na ampliação da valva estenosada, e a plastia, nos casos de insuficiência. A cirurgia é realizada de acordo com o grau de insuficiência e/ou estenose, e o cirurgião poderá optar por troca de válvula utilizando prótese metálica ou biológica.

As correções cirúrgicas de patologias congênitas e suas implicações serão discutidas com detalhes no Capítulo 6 – Fisioterapia na reabilitação de crianças com cardiopatia congênita.

É fundamental que o fisioterapeuta conheça algumas particularidades da cirurgia cardíaca, pois há fatores de risco que proporcionam repercussões no PO e, além disso, procedimentos inerentes ao ato cirúrgico, como utilização de anestesia geral, circulação extracorpórea (CEC), incisão cirúrgica, ventilação no intraoperatório, reoperações, disfunção ventricular prévia, entre outros.

Efeitos da anestesia no sistema respiratório

Os agentes utilizados em anestesia geral podem deprimir o sistema respiratório, e o principal efeito é a ocorrência de hipoxemia durante a cirurgia, que pode estar relacionada a alterações na distribuição dos gases, dos volumes pulmonares e também das propriedades mecânicas do sistema respiratório. A parede torácica pode sofrer modificações estruturais, após a indução anestésica, traduzidas pela redução do diâmetro transverso torácico e também pelo deslocamento cefálico do diafragma que promovem queda da capacidade residual funcional (CRF) e o aparecimento de áreas de atelectasias em regiões dependentes da gravidade, o que pode ser demonstrado em tomografia computadorizada de tórax.

A hipoxemia, além de acontecer em razão da atelectasia pela promoção de *shunt* e/ou desequilíbrio V/Q (ventilação/perfusão), pode ser agravada pela inibição do reflexo de vasoconstrição hipóxica induzida por anestesia e pelo aumento do fluxo sanguíneo para regiões atelectasiadas (Figura 3.1).

Manobras de expansão pulmonar até a capacidade vital, a aplicação de pressão positiva ao final da expiração (PEEP) e o uso criterioso de altas frações inspiradas de oxigênio são recursos utilizados com o intuito de minimizar a ocorrência de atelectasia no intra e no PO, proporcionando melhores condições para a recuperação cardiovascular.

Circulação extracorpórea

A CEC é um recurso amplamente utilizado em cirurgias cardiovasculares de grande porte, pois substitui a função do coração e dos pulmões e tem o objetivo de facilitar a técnica cirúrgica. A cirurgia cardíaca com o uso da

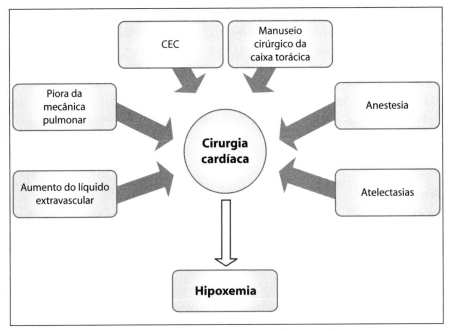

Figura 3.1 — Mecanismos fisiopatológicos da hipoxemia no pós-operatório de cirurgia cardíaca.

CEC promove geralmente algum grau de disfunção orgânica como resultado da ativação da inflamatória sistêmica, a qual pode ser iniciada por vários processos, incluindo o contato do sangue com as superfícies não endoteliais dos circuitos utilizados na CEC, desenvolvimento de lesão por isquemia e reperfusão e pela presença de endotoxemia.

Apesar de ser bem tolerada por muitos pacientes, a CEC pode resultar em extravasamento capilar tanto pulmonar quanto sistêmico, associado à febre, leucocitose, disfunção renal e disfunção neurológica transitória, efeitos multiorgânicos chamados de síndrome pós-perfusão. O mecanismo dessa síndrome pode estar relacionado à exposição do sangue às superfícies não endoteliais, causando subsequente ativação do complemento, agregação plaquetária e efeitos no sistema fibrinolítico.

Após a CEC, os pulmões estão mais sujeitos à disfunção que qualquer outro órgão. A redução ou a ausência de fluxo pulmonar associada ao processo inflamatório pulmonar mediado pelo sistema complemento pode produzir vasoconstrição pulmonar e aumento de permeabilidade da membrana alveolocapilar.

A atelectasia é outro fator associado à disfunção pulmonar em razão da CEC. Graus variáveis de áreas de colapso pulmonar residual, após o restabelecimento da ventilação ao final da CEC e depleção do surfactante, são sugeridos como fatores que provocam a piora da relação ventilação/perfusão e consequente piora da troca gasosa. Compressão do lobo inferior esquerdo, lesão do nervo frênico e disfunção diafragmática são outros fatores que contribuem para a ocorrência de atelectasia no PO. Por isso, o tempo de perfusão (tempo total de CEC) maior que 100 minutos é considerado fator agravante no PO.

Esternotomia

As alterações mecânicas da caixa torácica decorrentes da incisão promovem redução da capacidade vital, da capacidade residual funcional e do volume expiratório forçado (VEF_1), além de acúmulo de secreções pulmonares. A esternotomia mediana altera os ângulos costovertebrais reduzindo a mobilidade das costelas, e o diafragma pode sofrer inibição reflexa da função mediada pelos nervos aferentes vagais e trauma local, levando à falência.

FISIOTERAPIA NO PRÉ-OPERATÓRIO

Identificar pacientes com maior risco de complicações pulmonares no PO (CPP) permite a realização de intervenção prévia com o objetivo de minimizar os efeitos da cirurgia. Os fatores relacionados ao pré-operatório e associados à ocorrência de CPP em cirurgia cardíaca são: idade, índice de massa corpórea (IMC) maior que 30 kg/m^2, diabete, pressão da artéria pulmonar média maior que 20 mmHg, volume sistólico menor que 30 mL/m^2, albumina sérica baixa, história prévia de doença vascular cerebral, insuficiência cardíaca congestiva (ICC), angina instável e tabagismo. A interrupção ou a redução do consumo de tabaco é primordial para reduzir o risco cirúrgico. O tempo de abstinência necessário para diminuição do risco também é um fator importante. Warner et al., ao estudarem pacientes no PO de cirurgia cardíaca, concluíram que somente após 8 semanas da interrupção do hábito ocorre redução de CPP a níveis semelhantes aos dos pacientes que nunca fumaram.

Pacientes com doença pulmonar crônica e alterações no teste de função pulmonar prévios à cirurgia também apresentam maior incidência de complicações respiratórias. Em um estudo retrospectivo, Kroenke et al. avaliaram três grupos de pacientes: com doença pulmonar obstrutiva crônica (DPOC) grave, moderada ou sem doença pulmonar, que realizaram cirurgia abdominal e torácica. Não encontraram diferença na taxa de complicações cardíacas, vasculares e pulmonares menores entre os grupos, porém os pacientes com DPOC grave evoluíram com maior incidência de complicações pulmonares importantes e morte. Portanto, paciente com história de DPOC deve ser rigorosamente acompanhado no período pré-operatório, e os sinais de exacerbação da doença deverão ser considerados, constituindo uma das causas de adiamento de cirurgias eletivas.

O treinamento físico no período pré-operatório de cirurgias eletivas também pode ser realizado. Hulzebos et al., em 2006, fizeram um estudo randomizado, em que compararam somente as orientações transmitidas um dia antes da cirurgia com um protocolo de aplicação de treinamento dos músculos respiratórios, inspirometria de incentivo e técnicas de ciclo ativo da respiração e expiração forçadas durante 2 semanas. Os resultados mostraram que os pacientes que realizaram o protocolo tiveram menos complicações respiratórias (18%) quando comparado com grupo que recebeu as orientações (35%).

Porém, na maioria dos serviços, geralmente o paciente é internado em período que varia de 1 a 2 dias antes de realizar a cirurgia e é submetido a alguns exames pré-operatórios, como controle bioquímico, coagulograma e radiografia. Assim, um dia antes da cirurgia, cabe ao fisioterapeuta realizar uma avaliação e explicar para o paciente alguns aspectos do PO, sobre a atuação e a importância da fisioterapia em pacientes submetidos à cirurgia cardíaca. Os temas mais abordados são relacionados ao processo patológico ocorrente e ao procedimento cirúrgico. É importante lembrar ao paciente que o PO acontece na unidade de terapia intensiva (UTI) e que ele provavelmente ainda estará entubado quando cessar o efeito anestésico. É comum o paciente sentir muita sede e querer falar assim que acorda; por isso, é bom ressaltar que, enquanto estiver com o "tubo na boca", não é possível falar nem deglutir.

Os pacientes ficam rotineiramente com as mãos restritas ao leito enquanto estão entubados para evitar o risco de extubação acidental. Deve-se informar ao paciente que a utilização de drenos pleurais e/ou mediastinal na região anterior do tórax é um procedimento habitual e que eles serão retirados provavelmente no segundo PO. No processo de orientação ao paciente, utilizam-se um vocabulário bem simples e folhetos ilustrativos (Figura 3.2).

Com a avaliação feita (anamnese, antecedentes pessoais, avaliação da tosse), preenche-se a ficha fisioterápica a ser utilizada durante todo o período de internação. Quando se identifica algo relevante para o acompanhamento durante o PO, o profissional deve anotar uma observação, por exemplo:

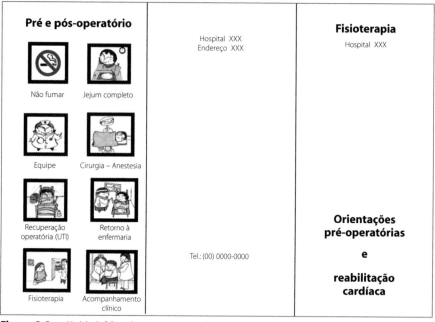

Figura 3.2 — Modelo de folheto de orientação para o pré-operatório.

dependente químico, sequela de acidente vascular encefálico (AVE), problemas ortopédicos, déficit auditivo e visual, entre outros.

É interessante realizar oximetria, manovacuometria, ventilometria e espirometria no pré-operatório. Mesmo que não exista tempo hábil para fortalecimento da musculatura respiratória ou outras terapias, essa informação pode ser importante na escolha de condutas no PO, desde a escolha do ventilador mecânico, ajustes ventilatórios, estado clínico e gasométrico esperado no momento da extubação, uso de ventilação mecânica não invasiva mais frequente e outros.

ATUAÇÃO DA FISIOTERAPIA NO PÓS-OPERATÓRIO IMEDIATO

A atuação do fisioterapeuta na unidade de PO de cirurgia cardíaca inicia-se na admissão do paciente pela equipe multidisciplinar. Nesse momento, o fisioterapeuta deve conectar o paciente ao ventilador mecânico previamente testado, fixar a cânula orotraqueal e realizar ausculta pulmonar para confirmar simetria e expansibilidade torácica. Os parâmetros ventilatórios preconizados são: modo assistocontrolado, volume corrente exalado de 8 mL/kg (preferencialmente do peso ideal, já que o uso de altos volumes correntes pode ser lesivo, principalmente em pulmões inflamados), frequência respiratória entre 12 e 16 ipm, PEEP de 5 cmH$_2$O, FiO$_2$ de 40%, fluxo inspiratório de 40 a 60 L/minuto e tempo inspiratório entre 0,8 e 1,2 segundo (Figura 3.3). Após a admissão, o fisioterapeuta deve anotar os dados cirúrgicos, ventilatórios e complicações na ficha de fisioterapia (Figura 3.4). São realizadas avaliações radiológicas e gasométricas periódicas, adotando-se as condutas necessárias correspondentes às alterações presentes. Algumas vezes, a higienização brônquica pode reverter casos de acidose respiratória e hipoxemia leves, não sendo necessários grandes ajustes no ventilador.

Em casos de hipoxemia demonstrada pela relação PaO$_2$/FiO$_2$ < 200, em pacientes sem instabilidade hemodinâmica e/ou arritmias, pode ser realizada, como forma terapêutica, a manobra de recrutamento alveolar (Figura 3.5), já que a hipoxemia é, habitualmente, consequência de colapso alveolar proveniente do intraoperatório pela utilização da CEC e o uso de zero de pressão expiratória final (ZEEP) durante o tempo cirúrgico principal. Quando existir quadro hemodinâmico que inviabilize essa conduta (PA média < 70 mmHg, pressão sistólica < 90 mmHg, doses elevadas de vasoconstritor) pode-se elevar a PEEP (8 a 15 cmH$_2$O) ou a FiO$_2$ deve ser elevada para manter SpO$_2$ > 92%; porém esta última estratégia é paliativa, já que não reverte o colapso alveolar.

Sinais vitais, débito dos drenos e débito urinário são monitorados de forma constante, principalmente nas primeiras 24 horas.

Interrupção da ventilação mecânica

Quando o paciente atinge 3 na escala de Ramsay (Tabela 3.1), ausente de complicações e de altas doses de drogas vasoconstritoras (noradrenalina), com estabilidade hemodinâmica e gasometria adequada, é realizada a inter-

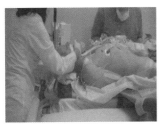 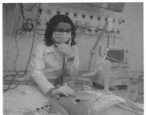 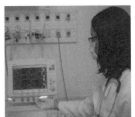

Figura 3.3 — Admissão na unidade pós-operatória.

100 Manual de fisioterapia na reabilitação cardiovascular

Ficha de admissão fisioterápica no pós-operatório

Nome:_____ RG:

Idade:_____ Peso:_____ Altura:_____ IMC:____ Sexo ( )F ( )M

Diagnóstico clínico: _____

Antecedentes pessoais:

( ) HAS ( ) DM ( ) Tabagismo ( ) DLP ( ) IAM ( ) IR___ PSAP___ ICC CF_____

Outros: _____

_____

Fração de ejeção VE: _____ Função VE:_____

Procedimento cirúrgico: _____

_____

_____

TP:_____ TA:_____ BH:_____ BS:_____

Intercorrências

( ) HAS: _____ ( ) Hipotensão: _____ ( ) Sangramento: _____

( ) Arritmia: _____ ( ) Outros: _____

UTI

Data: _____ Hora: _____ Incisão: _____

Drenos ( ) PE ( )PD ( ) M Outros: _____

Sinais vitais – FC: _____ PAM: _____ SPO$_2$:_____

( ) Ventilação mecânica:

Aparelho: _____ Modo: _____ VC: _____

PF:_____ FR: _____ PEEP: _____ FIO$_2$ (%): _____

P pico: _____ P platô: _____ Ti: _____ IE: _____

Vminuto:_____ Nº COT: _____ Nº fix. COT: _____

( ) Ventilação espontânea:

Padrão ventilatório:_____ Oxigenoterapia:_____ FR: _____

Ausculta pulmonar: _____

Extubação: ___/___/___ PO: _____ Hora:_____

_____

Assinatura e carimbo

Figura 3.4 — Modelo de folha de admissão na unidade pós-operatória.

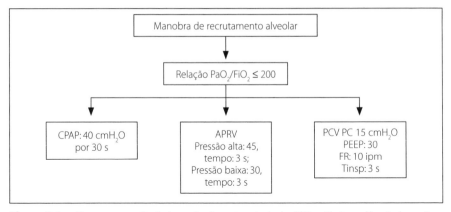

Figura 3.5 — Fluxograma para aplicação da manobra de recrutamento alveolar. APRV: ventilação com liberação de pressão nas vias aéreas; PCV: ventilação com pressão controlada; ipm: inspirações por minuto; Tinsp: tempo de inspiração.

rupção da ventilação mecânica, com a mudança da modalidade de assisto--controlada para ventilação pressão suporte (PSV) com PS de 7 cmH$_2$O, FiO$_2$ 40% e PEEP de 5 a 8 cmH$_2$O durante 30 minutos. Após este prazo, se não houver nenhuma piora clínica (dessaturação, alteração do nível de consciência, dispneia, taquicardia, arritmias, alteração da PA > 30 mmHg), uma nova gasometria é coletada e, se o resultado se mantiver nos padrões ou próximos da normalidade, realiza-se o procedimento de extubação e adaptação da oxigenoterapia a 40% (nebulização a 5 L/min, máscara de Venturi ou cateter de O$_2$). Esse procedimento se dá com o paciente em decúbito dorsal de 30 a 45°, higiene brônquica seguida de aspiração endotraqueal e a retirada do tubo orotraqueal (Figura 3.6). Os sinais vitais e sinais de desconforto respiratório devem ser constantemente monitorados.

Tabela 3.1 – Escala de Ramsay.

1	Ansioso e/ou agitado
2	Cooperativo, aceitando a ventilação, orientado e tranquilo
3	Dormindo, abrindo os olhos ao comando, responsivo ao estímulo verbal
4	Dormindo, resposta leve ao estímulo glabelar
5	Sem resposta ao estímulo glabelar, porém com resposta à dor
6	Sem resposta ao estímulo doloroso

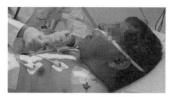 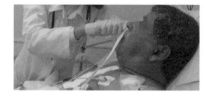

Figura 3.6 — Procedimento de extubação.

Atendimento ao paciente não complicado

Rotineiramente, o paciente que não apresenta complicações tem alta da UTI no segundo dia de PO. Durante esse período, todos os pacientes devem realizar sessões de terapia reexpansiva, já que o posicionamento em decúbito dorsal, dor incisional e presença de drenos (mediastinal e, em alguns casos, pleural direito e esquerdo) restringem a completa expansão do tórax e assim mesmo pacientes sem alteração prévia na função pulmonar tornam-se restritivos.

Com o intuito de realizar uma terapia bem conduzida, uma ferramenta imprescindível é a ausculta pulmonar que deve ser realizada com atenção, sempre antes e depois da terapia. A área pulmonar mais afetada, por isso deve sempre ser auscultada com atenção, é a região inferoposterior esquerda do tórax. Ela é geralmente alvo de colapso alveolar em razão do peso do coração sobre o parênquima pulmonar associado ao decúbito, muitas vezes inadvertidamente mantido com inclinação menor que 30°.

As técnicas reexpansivas utilizadas compreendem exercícios respiratórios, como suspiros inspiratórios, inspiração diafragmática, inspiração máxima sustentada e outros. Caso o paciente não tenha perfeita compreensão das técnicas ou em casos de expansibilidade reduzida, os exercícios de ventilação com pressão positiva intermitente (VPPI) representam um recurso para prevenção de colapso alveolar. Outra técnica empregada é o uso de inspirômetro de incentivo a fluxo ou a volume, recurso que, quando bem indicado e utilizado de modo efetivo, é considerado eficaz para a prevenção de atelectasias e melhora da expansibilidade torácica (Figura 3.7). O incentivador a volume pode ser ainda adaptado com válvula de PEEP o que, segundo Haeffener et al., melhora a capacidade funcional e a função pulmonar.

A higienização brônquica está sempre indicada quando houver indicativos de secreção pulmonar, como roncos na ausculta pulmonar e/ou tosse produtiva. Nesse caso, inaloterapia, tapotagem e vibrocompressão podem ser realizadas, acompanhadas da tosse ativa ou assistida (Figura 3.8). Para o auxílio da tosse pode-se utilizar o *cough assist*®, também conhecido como

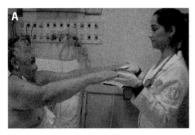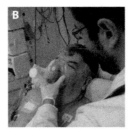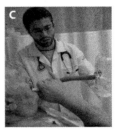

Figura 3.7 — Técnicas e recursos para reexpansão pulmonar. A: cinesioterapia respiratória; B: EPAP; C: incentivador a volume.

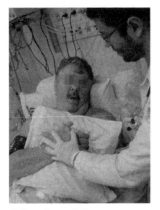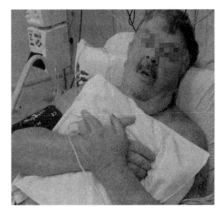

Figura 3.8 — Tosse assistida.

dispositivo de insuflação-exsuflação mecânica, o qual simula a tosse pela insuflação seguida de exsuflação brusca (Figura 3.9). Nesse momento, deve-se enfatizar ao paciente a importância desse mecanismo e de sua frequência, explicando que a técnica é segura e não causa lesão no esterno. Quando a tosse se torna ineficaz, isto é, incapaz de retirar a secreção, a terapia deve incluir a aspiração nasotraqueal. Durante esse procedimento, deve-se manter o oxigênio próximo ao paciente e monitorar os sinais vitais, principalmente arritmias, picos hipertensivos e hipoxemia, que são muitas vezes consequências da realização técnica. Flutter® pode ser um recurso adicional de mobilização de secreções em pacientes hipersecretivos e naqueles com DPOC.

Análises gasométrica e radiológica constantes fazem parte da rotina de atendimento fisioterapêutico para que alterações patológicas sejam imediatamente tratadas. Sempre que existirem alterações radiológicas (imagens sugestivas de congestão pulmonar, atelectasias e derrames pleurais importantes) c/ou

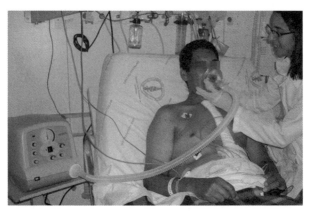

Figura 3.9 — *Cough Assist®*.

gasométricas (hipercapnia e hipoxemia representada por $PaO_2/FiO_2 < 200$) ou, ainda, qualquer sinal e/ou sintoma de piora do padrão respiratório, preconiza-se a utilização da VNI como forma de tratamento (Figura 3.10).

A VNI, seja na forma de pressão positiva contínua em via aérea (CPAP) ou em dois níveis de pressão (binível ou PSV), pode ser utilizada de modo profilático ou ainda terapêutico na insuficiência respiratória, já que as complicações respiratórias são frequentes no PO de cirurgia cardíaca como se verá a seguir. O tempo de aplicação mínimo recomendado é de 30 minutos por sessão e pode-se associar com decúbito e manobras reexpansivas. Os valores de PEEP geralmente usados são entre 8 e 12 cmH_2O, para reverter ou impedir o colapso alveolar, e o valor da pressão inspiratória, quando utilizada, é ajustado de forma a melhorar a expansibilidade torácica, reduzir a dispneia ou atingir ao menos 6 mL/kg de volume corrente.

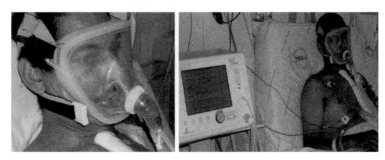

Figura 3.10 — Utilização da VNI.

CIRURGIA CARDÍACA E SUAS COMPLICAÇÕES NO PÓS-OPERATÓRIO

Complicações cardiovasculares

As complicações cardiovasculares mais frequentes neste período são infarto agudo do miocárdio (IAM), arritmias, síndrome de baixo débito cardíaco, estados de choque e hipertensão.

A cirurgia cardíaca tem avançado de maneira significativa permitindo a intervenção em pacientes cada vez mais idosos e graves. Porém, apesar de todo avanço, o IAM no PO de cirurgia cardíaca ainda ocorre em 1,4 a 23% dos pacientes pós-RM. A confirmação do IAM nesse período é difícil, porque a alteração enzimática não pode ser tão valorizada no PO e a própria manipulação do miocárdio provoca alterações desta. Como ponto de corte, tem-se os níveis de marcadores de isquemia miocárdica de dez vezes o valor da normalidade. Também não é possível avaliar a dor porque o paciente ainda está sob efeito de sedativo nas primeiras horas depois da cirurgia, restando apenas a avaliação minuciosa do ECG para identificar um possível infarto, caso em que, muitas vezes, o paciente precisa retornar ao centro cirúrgico ou à sala de hemodinâmica em razão de possível obstrução da ponte ou para realizar uma intervenção com *stent* e/ou angioplastia com balão. Os fatores frequentemente associados ao IAM perioperatório são: doença triarterial, disfunção ventricular esquerda, angina instável pré-operatória e tempo de CEC superior a 120 minutos. A instabilidade hemodinâmica e/ou a presença de arritmia ventricular grave, associada aos estados de choque, são as alterações clínicas mais comuns dessa complicação, podendo prolongar o tempo de suporte ventilatório mecânico e dificultar a atuação da fisioterapia em sua fase aguda.

A monitorização das causas e da evolução dos estados de choque pode ser realizada por meio do cateter de Swan-Ganz, o qual dispõe de um balão na extremidade e, no momento da inserção, ao ser inflado, é dirigido pela corrente sanguínea até atingir a circulação pulmonar. Com esse cateter, é possível mensurar o débito cardíaco e as pressões nas câmaras cardíacas e na circulação pulmonar, o que permite registro de variáveis hemodinâmicas de forma mais acurada e orientação terapêutica mais adequada. É importante lembrar que a atuação fisioterapêutica durante o estado de choque, definido como falência da perfusão tecidual, deve ser extremamente cuidadosa, pois é também de responsabilidade do fisioterapeuta manter a boa ventilação, controlar os parâmetros gasométricos, evitar acidose importante, observar radiografias à procura de foco infeccioso, colapso ou congestão pulmonar e manter a higiene brônquica até a estabilização clínica para a progressão do desmame. A mobilização passiva pode ser realizada com cautela, sempre observando os sinais vitais e, se possível, os parâmetros de perfusão tecidual (lactato arterial, saturação venosa mista ou central).

Outro fator que aumenta a morbidade e a mortalidade no PO cardíaco são as arritmias, que prolongam o tempo de hospitalização. A mais frequente, a fibrilação atrial (FA), chega a atingir 33% dos operados (Figura 3.11).

As causas de FA são várias: ICC, choque cardiogênico e fenômenos tromboembólicos, em razão de distúrbio hemodinâmico e AVE, que podem estar relacionados a condições perioperatórias. História prévia de FA, ICC, insuficiência coronariana, hipertensão, idade avançada, suspensão de betabloqueadores e presença de valvopatias estão entre as condições pré-operatórias; cardioplegia associada à CEC está entre as intraoperatórias e pericardite; distúrbios eletrolíticos e diferentes graus de hipóxia entre as PO.

A intensidade dos exercícios durante o atendimento fisioterapêutico na fase intra-hospitalar deve permitir o aumento de 20 a 30 batimentos em relação ao repouso e atentar se o exercício realizado desencadeou FA. Pode-se continuar o exercício caso a arritmia não tenha desencadeado instabilidade hemodinâmica, como hipotensão arterial, sudorese, tontura e palpitação (normalmente, pacientes com FA e FC < 100 bpm são assintomáticos). Deve-se sempre comunicar ao médico sobre o ocorrido para iniciar tratamento medicamentoso.

Além da FA, outras taquiarritmias supraventriculares passíveis de ocorrer são: *flutter* atrial, taquicardia atrial e a taquicardia juncional. Taquicardia ventricular e fibrilação ventricular são pouco frequentes, mas há registros de mortalidade de até 44% de pacientes acometidos. As causas principais são: hipóxia, distúrbios eletrolíticos e do equilíbrio acidobásico, IAM, oclusão de enxertos coronarianos, medicamentos e situações clínicas que evoluam com

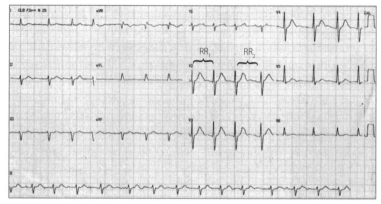

Figura 3.11 — Fibrilação atrial. Observa-se a variação entre a distância R-R. Observar os intervalos RR_1 e RR_2.

baixo débito cardíaco e possível quadro de ICC, o problema mais importante relacionado à ocorrência de arritmias.

A ocorrência de bradicardia também deve ser valorizada e, nos casos de bradicardia sinusal ou nos bloqueios, um tratamento muito indicado é o uso do marcapasso. Pela frequência dessa complicação, em todos os pacientes, é comum no intraoperatório o cirurgião implantar um fio de marcapasso, que facilita o uso. Nesses pacientes, deve-se atentar que, principalmente quando o marcapasso estiver em comando, a frequência cardíaca (FC) pode não elevar-se como esperado, então outra forma de monitoramento deve ser valorizada. Igual atenção deve-se ter para não soltar as ligações dos fios durante a execução dos exercícios.

Outro achado frequente é o derrame pericárdico, tendo na maioria das vezes pouco significado clínico, a não ser quando o paciente evolui com tamponamento cardíaco. O tamponamento cardíaco incide em 1 a 3% dos pacientes com derrame pericárdico, causando instabilidade hemodinâmica importante pela redução do enchimento ventricular e da queda do débito cardíaco. Na evolução desse processo, à medida que os mecanismos de compensação para manutenção da PA não conseguem exercer sua função, pode ocorrer hipoperfusão tecidual, arritmias e morte e, portanto, o diagnóstico deve ser preciso e o tratamento rápido. O paciente deve ser encaminhado para cirurgia de emergência para drenar o pericárdio e fazer revisão de hemostasia.

Todas as complicações descritas são causas da síndrome de baixo débito cardíaco, apresentando elevado índice de mortalidade hospitalar, que pode chegar a 39%, situação na qual pode haver a necessidade de assistência circulatória mecânica, como balão intra-aórtico (BIA), oxigenação por membrana extracorpórea (ECMO) ou Bio Pump®.

O BIA (Figura 3.12) é um cateter com um balão, que mede aproximadamente 20 cm, inserido pela artéria femoral até a aorta torácica e funciona com mecanismo de contrapulsação, isto é, insufla na diástole e desinsufla na sístole, por meio da sincronização com o ECG e/ou a curva de pressão aórtica. Essa ação diminui a pós-carga do ventrículo esquerdo (VE) e aumenta a perfusão coronariana, e o uso aumenta o débito cardíaco em 20%, melhora o fluxo coronariano e consequentemente reduz o trabalho cardíaco. Seu uso está sujeito a complicações como isquemia do membro acessado para o cateter, laceração vascular, hemorragia, AVE, êmbolo e rotura do balão. O paciente deve permanecer em decúbito dorsal e, mesmo durante a sessão da fisioterapia, não se deve realizar drenagem postural. A tapotagem deve ser feita com cuidado para não ocorrer instabilidade hemodinâmica, pois, nesse procedimento, perde-se a visualização da monitoração do ECG. Exercícios motores são permitidos, exceto no membro acessado pelo BIA, e o paciente deve permanecer em decúbito dorsal até 45°. Após sua retirada deve-se preconizar o repouso por pelo menos 2 horas por motivo de segurança e atentar-se ao local da punção se não há sangramento ativo em repouso ou provocado pela mobilização.

A ICC é a principal complicação de quase todas as formas de doença cardíaca. Ocorre quando o coração falha em bombear sangue suficiente para atender às necessidades metabólicas do organismo e pode se manifestar

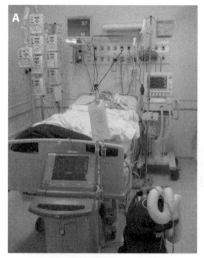
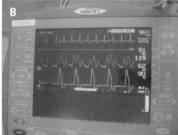
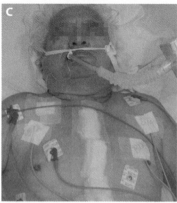
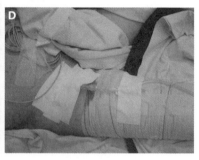

Figura 3.12 — Paciente com assistência circulatória mecânica (BIA). A: vista do leito com o balão; B: monitor do balão com as curvas de contrapulsação; C: disposição dos eletrodos de monitoração do balão; D: inserção do dispositivo na artéria femoral direita.

como uma falência ventricular esquerda ou direita, aguda ou crônica, de alto ou baixo débito, sistólica ou diastólica. Infarto de VE, hipertensão e doenças das válvulas aórtica ou mitral cursam com sintomas secundários à congestão pulmonar, podendo evoluir para edema agudo de pulmão.

Em casos de IC aguda com falência ventricular associada ao baixo débito cardíaco/choque cardiogênico, outros dispositivos de assistência ventricular estão indicados, como o Bio Pump® ou Hemopump®. Nestes dispositivos de assistência ventricular, o sangue é desviado para fora do corpo por meio de cânulas até uma bomba propulsora. A ECMO é feita por mecanismo semelhante, porém além do bombeamento, o circuito possui também um oxigenador que realiza a troca gasosa.

Nesses dispositivos, o paciente é anticoagulado e por isso deve ser tomado cuidado redobrado em não lesar as vias aéreas durante a aspiração. É preciso ter os mesmos cuidados do uso do BIA, mas, além disso, também se deve salientar que, em razão das canulações, as manobras torácicas estão contraindicadas, para evitar deslocamentos. No caso da ECMO, que realiza também a troca gasosa, a ventilação mecânica deve ter como objetivo manter a capacidade funcional com uso de PEEP pouco elevada e baixo volume corrente para evitar a lesão induzida pela ventilação mecânica. As canulações podem ser feitas por acesso central (esternotomia) ou periférica (acesso pela artéria/veia femoral ou outro a escolher pelo cirurgião). No caso do acesso central, o paciente permanece sob ventilação mecânica e sedação e com retorno ao centro cirúrgico no momento da retirada. Já quando o acesso for periférico, pode-se, a depender do estado clínico do paciente, iniciar o desmame e retirar a prótese ventilatória.

Na ICC em sua forma aguda, crônica ou crônica agudizada a dispneia é o sintoma mais comum, causada pela piora da função pulmonar. Os mecanismos associados ao desconforto são: redução da complacência pulmonar e elevação da resistência de vias aéreas, aumento do *drive* ventilatório ocasionado pela hipoxemia, desequilíbrio ventilação/perfusão e aumento da produção de gás carbônico, e disfunção dos músculos respiratórios decorrente da redução da força muscular, *endurance* e isquemia. O uso de VNI, CPAP ou binível pressórico minimiza esses sintomas.

Outra manifestação da ICC é a redução da capacidade de exercício relacionada à congestão pulmonar e à redução do suprimento sanguíneo para os músculos. Esse fator torna importante a realização de um programa adequado de reabilitação para melhora da capacidade funcional desses pacientes, que deve ser realizado com o objetivo de aumentar a perfusão dos músculos periféricos, promover condicionamento muscular e melhorar o aspecto psicossocial, assuntos que serão mais bem discutidos no Capítulo 4 – Fisioterapia na reabilitação de pacientes com cardiomiopatia.

A hipertensão no PO pode acontecer em 40 a 60% dos pacientes e é especialmente frequente após RM e intervenções na válvula aórtica e na artéria aorta. O aumento do risco de sangramento, a dissecção de aorta, o AVE e o aumento da pós-carga de VE, que provoca a redução do débito ventricular esquerdo e ICC, são consequências da manifestação.

Outra complicação que ocorre com certa frequência no PO é o sangramento aumentado. Considera-se excessiva a drenagem sanguínea coletada nos drenos pleurais e/ou mediastinal acima de 2 mL/kg/h nas primeiras quatro horas de PO. As causas principais são: hemostasia cirúrgica inadequada, coagulopatia pré-operatória, coagulação intravascular disseminada, depleção dos fatores de coagulação, fibrinólise primária, reversão inadequada de heparina, rebote de protamina e uso de ácido acetilsalicílico (AAS) no pré-operatório recente. Hipotermia, acidose e hipertensão no pré-operatório também são fatores que podem contribuir para o sangramento excessivo. A diferenciação da causa é fundamental para o seu tratamento, podendo ser necessário o retorno do paciente à sala operatória quando se trata de causa cirúrgica ou apenas correção do coagulograma. Pacientes nessas condições tendem à evolução e à recuperação mais complicada, e a assistência fisioterapêutica também poderá estar restrita.

Complicações digestivas

As complicações digestivas podem ocorrem em 2% da população no PO cardíaco, e as mais frequentes são hemorragias digestivas (HD), complicações isquêmicas e medicamentosas.

A HD pode ser alta (HDA) ou baixa (HDB). Varizes e úlceras de esôfago, estômago e duodeno, gastrite erosiva e neoplasias estão entre as principais causas de HDA. Várias alterações intestinais, como neoplasias e alterações inflamatórias, representam as principais causas de HDB.

Entre as complicações isquêmicas, a mais importante é a isquemia mesentérica, decorrente de baixo fluxo mesentérico durante a perfusão intraoperatória ou causada por hipovolemia, embolização ou trombose no PO, com alto índice de mortalidade. Pode haver necessidade de correção cirúrgica, para restauração do fluxo arterial mesentérico.

A HD pode estar relacionada ao uso de AAS ou anti-inflamatórios não hormonais, constituindo uma complicação medicamentosa, além das alterações hepáticas decorrentes da toxicidade de drogas usadas habitualmente no período perioperatório, como AAS, amiodarona ou captopril. Se o paciente evoluir com choque hipovolêmico, deve-se usar pressão positiva com maior prudência, já que ela pode acentuar a hipotensão arterial e consequente hipoperfusão tecidual.

Insuficiência renal

Alguns fatores etiológicos das cardiopatias, como hipertensão arterial e diabete melito, somados às situações de diminuição da perfusão renal, hipoxemia e uso de antibióticos nefrotóxicos tornam a insuficiência renal uma complicação de importância clínica no PO cardíaco em razão da alta mortalidade, comprometendo a sobrevida. Muitas vezes, o paciente já apresenta insuficiência renal, que pode evoluir com a forma aguda no PO. Em situações mais graves, o paciente pode ter indicação de diálise peritonial ou hemodiálise.

O fisioterapeuta deve sempre estar atento para correlacionar a ausculta pulmonar com a radiografia e a sintomatologia do paciente. Oligúria, retenção hídrica e congestão pulmonar, que é caracterizada pela ausculta pulmonar com estertores crepitantes, são indícios de piora da função renal e, consequentemente, de dispneia e hipoxemia. O uso de VNI é o tratamento de eleição nesses casos, porque ameniza os sintomas de dispneia reduzindo o trabalho da musculatura respiratória.

Disfunções neurológicas

Hipotensão, fibrilação atrial, embolização gasosa ou de placa de ateroma ou de cálcio pela aorta são associadas a AVE isquêmico nas cirurgias cardíacas. O acidente hemorrágico também pode acontecer, porém com menor frequência. A manifestação clínica depende da extensão e do local da lesão, pois pode provocar paresias ou paralisias de um ou mais membros. Convulsão e hipertermia são sinais de maior gravidade.

Nas primeiras 24 horas, é interessante a monitoração do fluxo sanguíneo cerebral, que geralmente é baixo e traz prejuízo à perfusão cerebral. Nos pacientes com sinais de hipertensão intracraniana, deve ser mantido decúbito elevado de 45°, prevenir situações que causem estímulos adrenérgicos ou que diminua o débito cardíaco, como: dor, hipoxemia, PEEP elevada, pressão platô maior que 30 cmH_2O, manobras torácicas, entre outros.

Um programa adequado de reabilitação deve ser iniciado precocemente, desde que não eleve a pressão intracraniana e a depender das sequelas apresentadas. Idade avançada e internação de mais de 72 horas na UTI podem causar agitação psicomotora, delírio e psicose em 18% da população.

A atuação do fisioterapeuta é muito importante, porém limitada pela não colaboração do paciente. Essa complicação provoca maior restrição ao leito, uso de sedação intermitente, aumentando a propensão a complicações respiratórias, como infecção pulmonar e atelectasias. Nesses casos, devem-se enfatizar a higiene brônquica (aspiração nasotraqueal, sempre que necessário) e o uso de pressão positiva (VNI ou RPPI) para prevenir ou tratar as complicações pulmonares.

Complicações pulmonares

O desenvolvimento de CPP é uma condição que pode modificar de maneira significativa a evolução do paciente, aumentando a morbidade e a mortalidade nesse período. Atelectasia, pneumonia, derrame pleural, edema pulmonar, embolia pulmonar, lesão do nervo frênico, pneumotórax, insuficiência respiratória aguda e ventilação mecânica prolongada estão entre as CPP mais frequentes em cirurgia cardíaca. A prevalência de CPP é difícil de ser determinada, uma vez que existem variações nos critérios utilizados para a definição e há inúmeros fatores relacionados aos períodos pré, intra e PO que podem contribuir para o seu desenvolvimento, conforme descrito a seguir.

O maior determinante para a evolução pulmonar desfavorável após cirurgia cardíaca é a piora da função do coração. Um estado de baixo débito cardíaco associado ao aumento da pressão de capilar pulmonar provoca congestão pulmonar e, dependendo da gravidade, pode ocorrer IC congestiva ou edema agudo de pulmão. Além disso, esses fatores somados à tosse fraca, imobilidade e à respiração superficial podem aumentar a incidência de atelectasia e infecções respiratórias.

Alguns exemplos podem ser observados nas imagens radiográficas de CPP na Figura 3.13.

Atelectasia

A incidência de atelectasia pode chegar a 73% em revascularizações com utilização da artéria mamária interna. Além das causas já citadas relacionadas à CEC, as atelectasias também podem ser em consequência de dor, acúmulo de secreção e repouso no leito, situações que favorecem a hipoventilação e a diminuição da expansibilidade torácica.

O fisioterapeuta pode associar o atendimento com o uso de analgesia para obter melhores resultados e maior colaboração do paciente. O uso de RPPI associado a decúbito lateral e manobras de vibrocompressão promovem resultados satisfatórios.

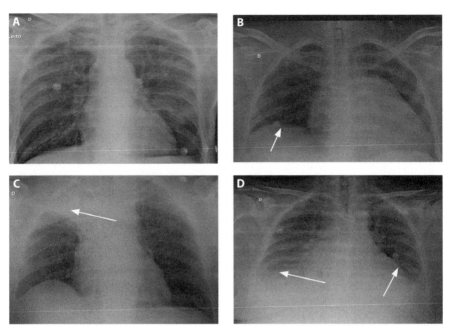

Figura 3.13 — Imagens radiológicas de complicações pulmonares. A: infiltrado alveolar difuso sugestivo de edema pulmonar; B: elevação da cúpula diafragmática direita sugestiva de paresia (ou paralisia) diafragmática por provável lesão do nervo frênico; C: opacidade homogênea em ápice direita, sugestiva de atelectasia; D: opacidade homogênea nas regiões basais, sugestiva de derrame pleural.

A ausculta pulmonar característica é o sopro tubário ou ausculta soprosa, murmúrio vesicular diminuído ou até abolido. A reversão pode ser evidenciadas por radiografia, gasometria, saturação de oxigênio e ausculta pulmonar.

Apesar de amplamente utilizado, o papel da fisioterapia respiratória na prevenção de complicações pulmonares no PO permanece obscuro. Pasquina et al. realizaram revisão sistemática na qual foram identificados 18 estudos randomizados de adultos e crianças no PO de cirurgia cardíaca. Houve variabilidade entre os estudos com relação aos tipos de intervenção realizados e critérios de definição de complicações pulmonares, e considerou-se o tempo de seguimento dos estudos insuficiente (mais de 6 dias) para a identificação de todas as complicações. Os autores concluíram que, apesar da ampla utilização da fisioterapia respiratória para profilaxia de CPP, ainda não há evidências de seu benefício, podendo aumentar o custo de internação e os efeitos adversos decorrentes da intervenção.

Para os pacientes que apresentam retenção de secreções, fraqueza, dispneia ou quadro neurológico associado, a fisioterapia respiratória, entretanto, deverá ser útil na mobilização de secreção, a fim de evitar piora do quadro pulmonar.

A VNI por meio de um ou dois níveis de pressão também tem sido utilizada na tentativa de melhorar a função pulmonar no PO. Tem-se demonstrado que é uma alternativa terapêutica útil para melhorar a troca gasosa e os volumes pulmonares, porém sem evidenciar redução no tempo de internação na UTI e hospitalar.

Pneumonia

As pneumonias após RM têm incidência que varia de 3 a 16% e de 5 a 7% após cirurgias valvulares. Alguns fatores que contribuem para o seu desenvolvimento são as alterações neurológicas e cognitivas do PO. Essas alterações facilitam a aspiração silenciosa secundária à disfunção laríngea. Entubação prolongada pode provocar pneumonia associada à ventilação mecânica, cuja incidência se eleva exponencialmente a cada dia de ventilação e tem mortalidade que pode chegar a 75%, em razão da falência de múltiplos órgãos.

Derrame pleural

O derrame pleural identificado pela radiografia de tórax pode ocorrer em até 50% dos pacientes pós-RM, e sua prevalência é maior nos pacientes que utilizaram a artéria mamária interna para o procedimento. Muitas vezes, ele é pequeno, assintomático e de reversão espontânea. Os grandes derrames que necessitam de toracocentese ou drenagem torácica são pouco frequentes, ocorrendo em menos de 1% dos pacientes.

Insuficiência respiratória

A insuficiência respiratória no PO pode ser causada por edema pulmonar do tipo cardiogênico ou não cardiogênico. O edema cardiogênico ocorre por causa da disfunção ventricular esquerda, fator que pode ser uma condição preexistente ao pré-operatório. Exemplos de pacientes com pior função ventricular no pré-operatório incluem os com cardiomiopatia isquêmica e aqueles com insuficiência mitral decorrente da cardiomiopatia dilatada. A pior função ventricular pré-operatória tem maior correlação com insuficiência respiratória no PO do que a pior função respiratória. Nessa condição, a VNI pode ser utilizada como auxiliar ao tratamento medicamentoso. A ventilação com pressão positiva pode atuar sobre a função cardíaca melhorando a ação do VE por causa de seu efeito na pré e pós-carga do VE. Comparações entre oxigenoterapia e VNI com um ou dois níveis de pressão mostraram benefícios na utilização de VNI em pacientes que desenvolveram edema agudo de pulmão, com melhora da função pulmonar e, principalmente, redução da mortalidade.

O principal exemplo de edema pulmonar não cardiogênico é a síndrome da angústia respiratória aguda (SARA), doença que apresenta aumento de permeabilidade da membrana alveolocapilar, iniciado, possivelmente, pela resposta inflamatória sistêmica disparada pela CEC. Essa resposta inflamatória sistêmica pode ser também iniciada pela translocação de endotoxinas entéricas por causa da hipoperfusão e da isquemia intestinal causada por redução da perfusão tecidual durante o procedimento cirúrgico.

Independentemente da causa, a SARA é uma complicação importante no PO de cirurgia cardíaca em razão do alto índice de mortalidade associado, que varia entre 15 e 91%. Atualmente, estratégias ventilatórias denominadas protetoras reduzem essa mortalidade, minimizando a hiperdistensão alveolar e a lesão pulmonar de cisalhamento, que é causada pelo colapso e pela reabertura cíclica de unidades alveolares e, portanto, a lesão associada à ventilação mecânica.

Considera-se ventilação mecânica prolongada o paciente que não esteja apto a ser retirado da ventilação mecânica nas primeiras 48 a 72 horas após a cirurgia. As causas mais comuns são instabilidade hemodinâmica e doenças pulmonares, seja do parênquima pulmonar seja das vias aéreas.

Lesão do nervo frênico

A lesão do nervo frênico que ocorre principalmente à esquerda é uma complicação relacionada à utilização de solução salina gelada durante a cirurgia ou à lesão direta do nervo durante RM decorrente da dissecção da artéria torácica interna. Movimento paradoxal em respiração espontânea, elevação da cúpula diafragmática à radiografia de tórax e redução da capacidade vital são sinais de disfunção diafragmática. Sua ocorrência pode interferir principalmente no processo de desmame da ventilação mecânica, sendo causa de entubação prolongada. O diagnóstico definitivo é dado pela radioscopia, ultrassom ou eletroneuromiografia. Como forma de tratamento, faz-se a plicatura diafragmática, técnica cirúrgica que melhora o posicionamento do diafragma e permite melhor expansão pulmonar. O fisioterapeuta pode realizar o fortalecimento da musculatura respiratória com carga linear (Threshold®) após a mensuração da pressão inspiratória máxima (PImáx) (Figura 3.14).

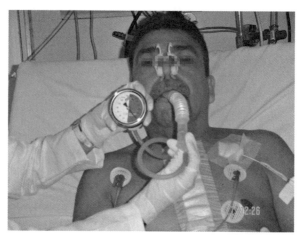

Figura 3.14 — Medida de PImáx.

Tromboembolismo pulmonar

Uma complicação que pode ocorrer no PO de qualquer tipo de cirurgia é a trombose venosa profunda (TVP) e posteriormente tromboembolismo pulmonar (TEP). Em cirurgia cardíaca, a incidência dessa complicação varia de 0,3 a 9,5%, com mortalidade de até 18,7%. Essa incidência é menor em pacientes que realizaram cirurgias valvares em comparação com a RM, talvez pela utilização de anticoagulação precoce no PO. Anticoagulação e compressão com meias elásticas são as recomendações para a prevenção da TVP e consequentemente da TEP.

Mediastinite

Mediastinite e infecções de esterno não são complicações respiratórias, mas têm grande influência na função pulmonar. A instabilidade do esterno associada à dor interfere na efetividade da tosse, aumentando a chance do desenvolvimento de pneumonias. A mediastinite pode causar derrame pleural uni ou bilateral, piorando a função respiratória. Esse quadro impede que manobras fisioterapêuticas como tapotagem e compressão possam ser utilizadas, já que, geralmente, existe instabilidade do esterno. Como alternativa, pode-se utilizar o Flutter® para mobilizar secreções. A aspiração nasotraqueal pode ser mais frequente em razão da ineficiência do mecanismo de tosse. Na tentativa de manter a expansibilidade pulmonar, devem-se incluir RPPI, EPAP, CPAP ou inspirômetro de incentivo. Na Figura 3.15, observa-se imagem de um paciente que evoluiu com mediastinite grave.

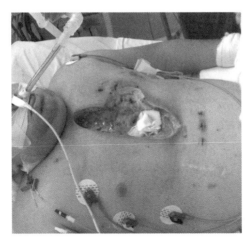

Figura 3.15 — Paciente com mediastinite grave.

Ventilação mecânica prolongada

Pacientes que evoluem com complicações no PO podem necessitar de tempo de ventilação prolongado (acima de 24 horas de ventilação mecânica). Durante esse período, o paciente é ventilado na modalidade assistocontrolada, em casos de sedação profunda, instabilidade hemodinâmica e hipoxemia grave. Caso esta última esteja presente, é preconizado o uso de PEEP otimizada, exceto em casos de hipertensão pulmonar, infarto de ventrículo direito e choque cardiogênico associado àa hipotensão grave.

O modo PSV é utilizado sempre que possível para melhor sincronia e preservação da musculatura respiratória, e para isso deve-se utilizar pressões necessárias para manter o volume-corrente em torno de 6 a 7 mL/kg, e assim o paciente deve ser constantemente monitorizado e reavaliado. E dessa forma, caso o paciente permaneça com valores pressóricos acima de 7 cmH$_2$O, deve-se realizar diariamente o teste de respiração espontânea (TRE): PSV de 7 cmH$_2$O ou tubo T (nebulização simples).

Muitos pacientes apresentam dependência da pressão positiva, porque, com a sua retirada, há o aumento do retorno venoso, e para um sistema cardiovascular comprometido, é suficiente para o colapso cardíaco, já que o ventrículo se torna incapaz de bombear essa sobrecarga volêmica. Então, há aumento do volume diastólico final do ventrículo direito, desvio do septo interventricular diminuindo o volume diastólico final do VE, com consequente congestão pulmonar, aumento do trabalho respiratório e diminuição do débito cardíaco, que se manifesta de modo clínico por dessaturação, dispneia, taquipneia, aumento da pressão venosa central e da extração de oxigênio, taquicardia e oscilações da PA (Figura 3.16). Nesses casos, é preciso realizar desmame ventilatório lento, atentar-se ao balanço hídrico positivo e evitar a retirada ou a redução dos inotrópicos.

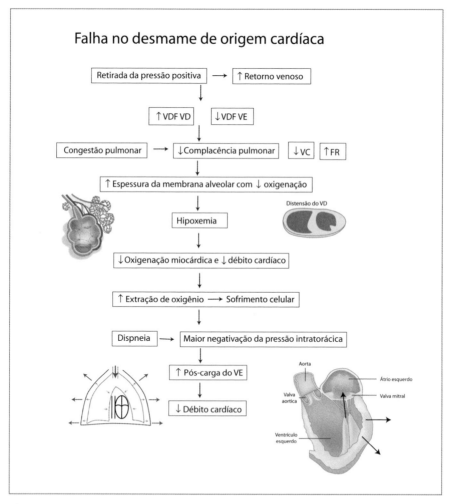

Figura 3.16 — Fisiopatologia do desmame difícil de origem cardíaca.

A medida da PImáx com o manovacuômetro também é realizada rotineiramente durante a entubação prolongada e segue os critérios ATS/ERS Statement on Respiratory Muscle Testing 2002. Essa medida é feita pelo próprio ventilador mecânico, se disponibilizar essa ferramenta, ou pela conexão do aparelho à cânula de entubação e da solicitação de esforço inspiratório máximo a partir da expiração máxima (do volume residual) ou, então, a partir da expiração corrente (da capacidade residual funcional).

A posição ideal para a mensuração é feita com o indivíduo sentado a 90°, porém, em situações de dificuldade técnica/clínica em manter essa posição, é aconselhável que mensurações seriadas sejam feitas sempre na mesma posição. Nos casos do paciente estar em respiração espontânea, o nariz deve ser ocluído com um clipe nasal.

Em casos de paciente neurológico e/ou pouco colaborativo, a mensuração pode ser feita utilizando-se uma válvula unidirecional. Nessa técnica, acopla-se uma válvula que permite a expiração e impede a inspiração do paciente, exigindo a realização de esforços inspiratórios cada vez maiores mesmo sem a orientação do terapeuta e, após 20 segundos, considera-se o valor máximo de pressão negativa como a PImáx (Figura 3.17).

Além da medida da Pimáx, pode-se realizar a ventilometria para cálculo de índices de desmame, como o índice de respiração rápida e superficial e a capacidade vital (Figura 3.18).

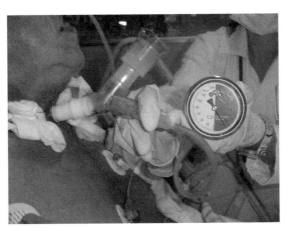

Figura 3.17 — Mensuração da PImáx utilizando a válvula unidirecional.

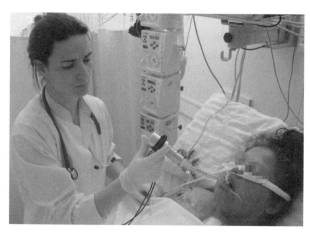

Figura 3.18 — Execução da ventilometria.

O treinamento da musculatura respiratória é indicado sempre que for detectada fraqueza muscular respiratória, mas principalmente no desmame difícil (falha em três tentativas de desmame) e pode ser realizado durante a permanência da IOT, sempre que o quadro clínico permitir. Pode ser feito de várias formas, entre elas:

- Redução da sensibilidade do aparelho (aumento do valor numérico) para 40% do valor da PImáx.
- Com o uso do Threshold®, início entre 30 e 40% do valor da PImáx.
- Redução da pressão de suporte. Inicialmente, pode ser com 50% do valor, no qual o paciente se mantenha confortável e diminuindo até 5 cmH$_2$O.
- Em CPAP, principalmente nos pacientes que demonstrem dependência da pressão positiva.
- Períodos progressivos de nebulização.
- Estimulação elétrica diafragmática transcutânea. Para iniciar a estimulação elétrica, é necessário mapear os pontos motores no tórax do paciente, os quais se encontram na proporção lateral do tórax na linha entre o 7º e o 8º espaço intercostal, outros pontos também utilizados são os da região paraxifoidea a nível do 3º espaço intercostal, lembrando que a colocação dos eletrodos deve ser feita bilateralmente. Os parâmetros preconizados ainda são bem controversos e variam bastante e geralmente são:
  - Frequência: 10 a 40 Hz.
  - Largura de pulso: 0,4 ms.
  - Tempo de subida 0,7 a 1 segundo.
  - Tempo de sustentação: 0,2 a 1,2 segundo.

Fisioterapia na reabilitação de pacientes em pós-operatório de cirurgia cardíaca **121**

- Tempo de descida: 1 a 2 segundos.
- Tempo *off*: o dobro do tempo de sustentação.

A avaliação da intensidade do treinamento é realizada pela escala de Borg modificada para dispneia com valores em torno de 3 e/ou pelo volume--corrente, no mínimo 5 mL/kg de peso. O treinamento é iniciado com 5 minutos, duas vezes ao dia, progredindo até 1 hora, três vezes ao dia. Segue-se assim até que as condições clínicas e respiratórias sejam favoráveis para extubação.

A traqueostomia geralmente é realizada tardiamente, ao redor do 21º dia do PO, para evitar contaminação de continuidade da ferida operatória. Com o paciente traqueostomizado, segue-se o treinamento muscular já descrito até que a pressão de suporte permaneça durante 24 horas < 10 cmH$_2$O com PEEP < 8 cmH$_2$O. Ao atingir esses parâmetros, inicia-se o programa de desmame da ventilação mecânica com uso da peça T e nebulização 5 L/min de modo crescente, conforme Tabela 3.2, até a permanência durante 24 horas sem assistência ventilatória mecânica, período a partir do qual se pode ocluir e, posteriormente, retirar a traqueostomia.

Tabela 3.2 – Protocolo de nebulização para pacientes traqueostomizados.

Observações importantes	Se antes da traqueostomia o paciente estiver com parâmetros ventilatórios baixos (PSV PS < 10; PEEP < 8), na primeira tentativa pode-se programar 24 h contínuas de nebulização, com 1 h de VM por período para reexpansão (p. ex., pacientes neurológicos)
	Se a indicação da traqueostomia foi por desmame difícil, o protocolo se inicia quando os parâmetros ventilatórios estiverem baixos, com programação de 1 h de tubo T. Porém, deve-se avaliar o paciente aos 10 e aos 30 min. Caso o paciente apresente aumento da FC e/ou alteração da PA > 20%, queda da saturação de oxigênio maior que 6% ou alteração do padrão respiratório, interrompe-se naquele momento a nebulização. No próximo período, programa-se a nebulização pelo tempo máximo correspondente àquele em que o paciente anteriormente apresentou alterações dos sinais vitais citados. Nesse caso, a progressão do período de nebulização deverá ser mais lenta (p. ex., 1º dia: 20 min; 2º dia: 30 min; 3º dia: 45 min)
1º dia	1 h de nebulização, 3 vezes ao dia
2º dia	2 h de nebulização, 3 vezes ao dia
3º dia	4 h de nebulização, 3 vezes ao dia
4º dia	2 h de nebulização com 1 hora de VM a cada 6 horas

Quando o paciente realizou a traqueostomia já com parâmetros ventilatórios reduzidos (exemplo por lesão neurológica) já se pode interromper a VM e colocar o paciente sob nebulização. Se na primeira tentativa houver falha, no outro dia (após descanso de 24 horas), realiza-se uma segunda tentativa, porém com a programação de período inferior ao da primeira tentativa no qual o paciente apresentou a falha, e a partir de então, pode-se progredir diariamente até o desmame completo.

Nesse período, realiza-se também a mensuração da PImáx, e assim que o paciente permanecer em respiração espontânea inicia-se o protocolo de treinamento muscular com resistor linear do tipo Threshold® (Figura 3.19). É indicativo para treinamento quando a PImáx for inferior a -70 cmH$_2$O, com a exclusão de pacientes com dificuldade de compreensão ou limitações físicas que impeçam a sua realização.

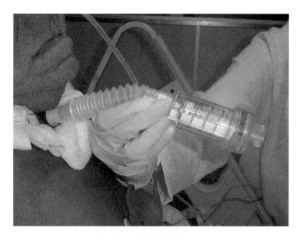

Figura 3.19 — Treino da musculatura respiratória com Threshold®.

Já em pacientes em UTI com maior debilidade e/ou em mau estado geral, pode-se iniciar o protocolo com um tempo menor e apenas duas vezes ao dia, progredindo lentamente. Os dados do treinamento devem ser anotados em ficha padronizada.

Para higiene brônquica, também estão indicadas técnicas como a drenagem postural, a vibrocompressão, o *bag squezzing* e outras. As exceções referem-se a pacientes em uso de assistência circulatória mecânica e àqueles com deiscência da esternotomia. Nestes últimos, estão contraindicadas as manobras executadas na caixa torácica, permanecendo somente a hiperinsuflação com ambu e aspiração traqueal.

A pressão do balonete da cânula orotraqueal deve ser mensurada, a fim de evitar complicações isquêmicas da traqueia, como a traqueomalácia e prevenir a pneumonia associada à ventilação mecânica, que deve ser mantida entre 20 e 30 cmH_2O (Figura 3.20).

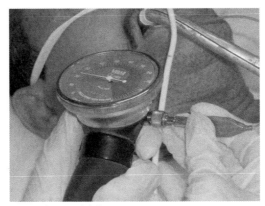

Figura 3.20 — Mensuração da pressão do balonete.

FISIOTERAPIA MOTORA

Com o avançar da tecnologia e da medicina, atualmente houve aumento significativo de sobrevida de pacientes críticos, de forma que permanecem por tempo prolongado expostos a fatores desencadeadores de fraqueza muscular generalizada que resultará em impacto direto na capacidade funcional e na qualidade de vida, durante a internação e após a alta hospitalar. A Figura 3.21 ilustra estes achados.

Sempre acompanhando a terapia respiratória, exercícios motores devem ser realizados em todos os pacientes por causa dos efeitos deletérios da imobilização, principalmente em indivíduos acamados. Única exceção se faz à movimentação em diagonal dos membros superiores, contraindicada até o segundo PO por causa do alongamento do músculo peitoral maior e da tração da esternotomia.

Para iniciar a execução dos exercícios é preciso antes realizar uma avaliação minuciosa para verificar se há contraindicações (Figura 3.22). Ainda deve-se avaliar a presença dos principais fatores que levam à polineuromiopatia do paciente crítico (Figura 3.23).

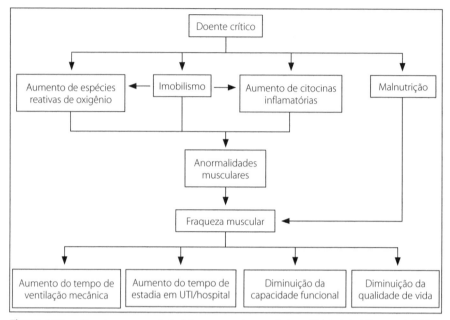

Figura 3.21 — Mecanismos e consequências da fraqueza muscular em pacientes na UTI (adaptado de Truong et al., 2009).

1° – História clínica

- Colher história clínica
- Verificar eventos/sintomas recentes
- Verificar medicações em uso
- Se possível, reconhecer o nível prévio de mobilidade e a capacidade de exercício

---

2° – Avaliação do sistema cardiovascular

- ECG: arritmias ventriculares contraindicam o exercício; para as atriais, se houver estabilidade HDN, os exercícios são liberados
- FC: 60-120 bpm
- PAS: 90-120 mmHg; PAD: 60-110 mmHg; PAM: 55-140 mmHg
- Se houver algum evento isquêmico e/ou angina, é necessário esperar aproximadamente 12 h
- Uso de drogas vasoativas: para doses elevadas ou aumento nas últimas 2 h, é necessário cautela

Figura 3.22 — Critérios para iniciar os exercícios. *(conitnua)*

3° – Avaliação do sistema respiratório
– FR < 45 ipm – SpO_2 > 88% – Relação PaO_2/FiO_2: 200-300 – Padrão respiratório satisfatório – Se houver dessaturação (decréscimo de 4% na SpO_2), aumentar ou suplementar FiO_2 – Para os pacientes que estiverem sob VM, realizar exercícios que permitam sua manutenção

4° – Avaliação de outros fatores
– Hb > 7 g/dL – Plaquetas > 20.000 células/mm^3 – Temperatura corporal < 38°C – Glicemia : 60-360 mg/dL – Afecções neurológicas e ortopédicas que contraindicam os exercícios – TVP

Figura 3.22 — Critérios para iniciar os exercícios (*continuação*).

Fatores de risco para polineuromiopatia	
☐ Sepse	☐ Sedação e/ou analgesia > 72 h
☐ SIRS	☐ Imobilismo
☐ Corticoesteroide	☐ Desmame difícil
☐ Bloqueador neuromuscular	☐ Níveis alterados de glicemia
☐ Idade avançada	☐ Nutrição parenteral
☐ DM	☐ Tempo prolongado de UTI

Figura 3.23 — Fatores de risco para polineuromiopatia.

Após a avaliação inicial, deve-se realizar a avaliação funcional (Figura 3.24), para a partir daí, prescrever adequadamente os exercícios para o doente.

Para os pacientes colaborativos, o escore do *Medical Research Council* (MRC) é utilizado na avaliação da força muscular periférica, que é demonstra bastante reprodutível e com alto valor preditivo em vários estudos sobre disfunção neuromuscular do paciente crítico (Figura 3.25).

Ao estar apto, o paciente deverá iniciar o protocolo de exercícios, de acordo com os critérios da avaliação. Caso o paciente ainda não tenha condições para iniciar o protocolo, é necessário reconsiderar e reavaliá-lo após 24 horas.

O protocolo de exercícios é composto por uma diversidade de exercícios e recursos terapêuticos que possui níveis de progressão dependendo do estado clínico e funcional do doente. Esse protocolo está exposto na Figura 3.26.

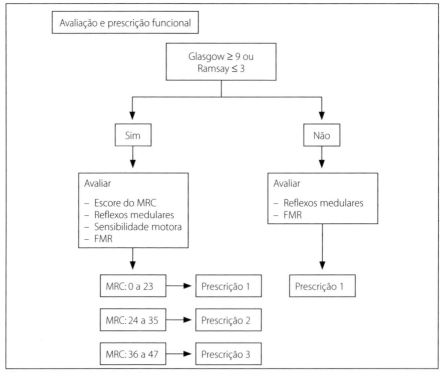

Figura 3.24 — Avaliação funcional do paciente crítico.

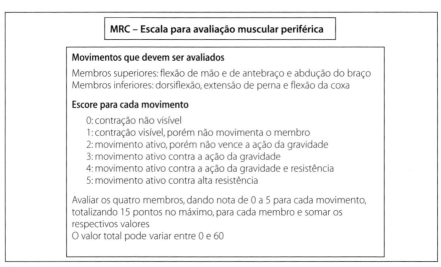

Figura 3.25 — Escore do MRC para avaliação de força muscular periférica.

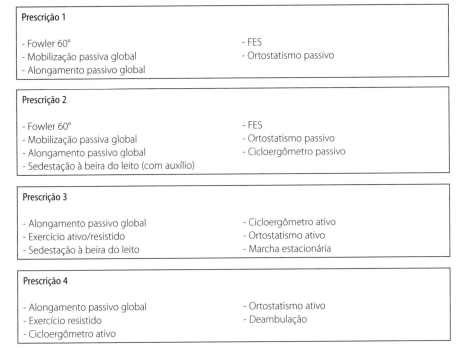

Figura 3.26 — Prescrição funcional de fisioterapia motora em UTI.

Equipamentos e recursos podem complementar a terapêutica, por exemplo, halteres, caneleiras e faixas elásticas para a execução de exercícios resistidos, bolas suíças para o treino de tronco e andadores para o auxílio da marcha.

ENFERMARIA

Após a alta da UTI, o paciente é reavaliado pelo fisioterapeuta da enfermaria, o qual deve atentar às condições clínicas. Deve-se ter em mãos a ficha de fisioterapia utilizada na UTI, a fim de acessar toda a evolução do paciente e as possíveis complicações apresentadas. Em seguida, o paciente deve ser encaminhado a um programa de fisioterapia respiratória e/ou programa de reabilitação cardiovascular. Nesse caso, inicia-se o protocolo constituído de quatro passos (Quadro 3.1), com exercícios globais de progressão diária, utilizando grandes grupos musculares. Os pacientes que se encontram no passo 1 ou 2 são atendidos de forma individualizadas (Figura 3.27), já aqueles que estão nos passos seguintes podem realizar exercícios em grupos (Figura 3.28).

Quadro 3.1 – Protocolo de reabilitação cardiovascular intra-hospitalar no PO de cirurgia cardíaca.

Passo 1
Exercícios ativos e alongamentos globais + deambulação de 60 m
Passo 2
Exercícios ativos e alongamentos globais + deambulação de 150 m
Passo 3
Exercícios ativos, ativos resistidos e alongamentos globais + uso de cicloergômetro (MMSS e MMII) + deambulação de 210 a 300 m
Passo 4
Exercícios ativos, ativos resistidos e alongamentos globais + uso de cicloergômetro (MMSS e MMII) + deambulação de 210 a 300 m + subir e descer um lance de escada

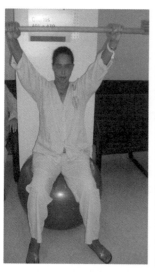
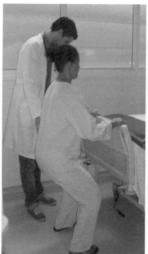
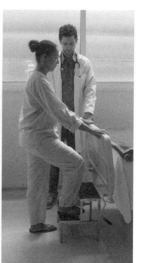

Figura 3.27 — Sessão de reabilitação individualizada.

Esse protocolo é importante para minimizar uma postura antálgica, atrofia muscular e treinar atividades de vida diária (AVD). Além disso, o treino de descer e subir escadas auxilia na recuperação, pois proporciona maior agilidade e segurança ao retorno para casa. Realiza-se também um plano educacional, destacando a importância da atividade física, o controle dos fatores de risco e a busca de hábitos mais saudáveis após a cirurgia cardíaca.

Durante a internação, devem-se também acompanhar os sinais e os sintomas de arritmias (com destaque para a fibrilação atrial) e de ICC, como

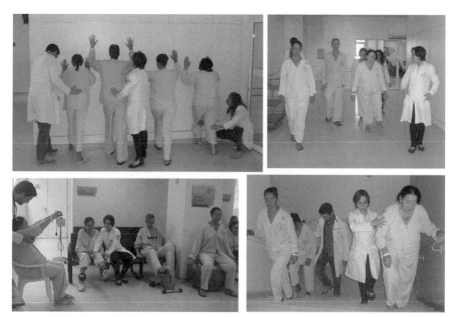

Figura 3.28 — Sessão de reabilitação em grupo.

edema de membros inferiores, dispneia aos pequenos esforços, hepatomegalia e turgência jugular. Por essa razão, FC, PA e oximetria são verificadas antes, durante e após a sessão (Figura 3.29). Aos sinais de sudorese, taquipneia, pulso paradoxal e palidez cutânea, a terapia deve ser interrompida. Nessa situação, o paciente deve retornar ao leito e receber oxigênio, mesmo que profilático.

Na fase intra-hospitalar, o aumento da FC ao exercício é aceita até 30 bpm em relação ao repouso, segundo a ACSM. Apesar de ser um número aleatório, na prática observa-se que, no geral, os protocolos de exercício de pacientes no PO na fase intra-hospitalar envolvem exercícios leves (4 METs no máximo) e que não necessitam de aumento da FC superior a esse limite.

O protocolo tem progressão diária, com acréscimos na distância percorrida de modo que antes da alta o paciente esteja habilitado a caminhar 600 metros e subir/descer um lance de escadas. No último dia, pode-se aplicar o teste da caminhada de 6 minutos para avaliar a resposta do paciente frente ao esforço e, assim, fazer melhor orientação no período pós-alta.

Pacientes que apresentam capacidade física superior a 4 METs são os que possuem melhor prognóstico, embora esse objetivo seja muitas vezes pretensioso.

Ficha de evolução diária – programa de reabilitação hospitalar

Nome: _____

RG: _____ Quarto: _____ Idade: _____ Sexo: _____ Peso: _____ Altura: _____

Antecedentes: _____

Diagnóstico:_____

Cirurgia: (_____/_____/_____)_____

Intercorrências:

      CC: _____

      UTI: _____

Alta UTI: ____/____/_____ ( ) PO

Ausculta pulmonar:_____

Estado geral: _____

Fisioterapia respiratória: ( ) Sim ( ) Não Ft: _____

Data	Etapa	PO	PAi	PAf	FCi	FCpico	FCf	SpO$_2$	IPE Borg	Sintomas/ observações

Plano educacional:
- Importância da reabilitação + folheto   Ft: _____
- Orientação das AVD + folheto   Ft: _____
- Anatomia do coração   Ft: _____
- Fatores de risco para DAC   Ft: _____
- Orientação para exercícios pós-operatórios   Ft: _____

Figura 3.29 — Programa de reabilitação hospitalar.

PLANO EDUCACIONAL

No momento da alta hospitalar, os pacientes e seus familiares participam de uma aula na qual são abordados os principais cuidados no primeiro mês de PO e o controle dos fatores de risco, além de orientação individualizada sobre o exercício físico (Figura 3.30). O paciente é orientado sobre a importância da continuidade das atividades realizadas durante a internação, como exercícios respiratórios, alongamentos e caminhada.

Orientações para casa – pós-operatório

Caminhada

O custo desta atividade física é muito baixo e ela pode ser realizada em praticamente em qualquer lugar, seja na rua, em parques, na praias, campo, ginásios ou na área interna dos grandes centros comerciais. Como todo exercício aeróbico, é importante que a caminhada se prolongue por, pelo menos, 20 min. Isso é necessário para promover a melhora no condicionamento físico

Para quem não tem o hábito de se exercitar, começar aos poucos, porém de três a cinco vezes por semana

- Após o alongamento, começar caminhando, na primeira semana, por 5 min
- Aumentar para 10 min na segunda semana
- Caminhar por 15 min na terceira semana
- Caminhar por 20 min na quarta semana
- Caminhar por 30 min na quinta semana

Observação: durante os alongamentos e a caminhada, observar o ritmo do coração e o cansaço. Usar roupas leves e tênis macio. Ingerir líquidos antes, durante e depois da caminhada

- Sem cansaço: prosseguir
- Pouco cansado(a): prosseguir, mas ficar atento(a)
- Quando cansativo: parar

Figura 3.30 — Orientações sobre caminhada pós-alta hospitalar.

O paciente é convidado a participar de um programa de reabilitação ambulatorial; caso haja interesse, ele deve ser encaminhado ao setor de reabilitação para agendar o teste ergométrico após um mês da cirurgia.

FASES AMBULATORIAIS II E III

De forma geral, todos os pacientes após uma cirurgia cardíaca são encaminhados para a fase II. Entretanto, só iniciará a fase II quando completado

Manual de fisioterapia na reabilitação cardiovascular

1 mês de cirurgia, pois é nesse período que o paciente tem retorno médico e realiza o teste de esforço máximo, além disso, o indivíduo passa por uma avaliação fisioterápica.

Logo que o paciente inicia o programa da fase II, deve-se ter maior atenção com os exercícios resistidos com membros superiores, em função da esternotomia e sua respectiva cicatrização. Portanto, esses exercícios serão realizados respeitando o limite individual de amplitude de movimento e dor.

No primeiro mês de PO, alguns pacientes poderão apresentar certo grau de anemia com sintomas como cansaço, fraqueza e mal-estar geral, que podem ou não impossibilitar o início do programa. Caso o paciente inicie o programa, deve--se treiná-lo numa FC abaixo do valor prescrito até que melhore clinicamente.

É imprescindível atentar para algumas particularidades do paciente no PO; os que apresentam comprometimento importante da função cardíaca merecem avaliação e cuidados especiais que serão descritos no Capítulo 4 – Fisioterapia na reabilitação de pacientes com cardiomiopatia, que também detalhará a fase II, desde a avaliação, a prescrição e o protocolo de treinamento físico.

Após o término da fase III, o paciente deve ser incentivado a dar continuidade aos exercícios em casa ou em algum lugar da comunidade (fase IV), onde será acompanhado ambulatorialmente com consultas periódicas ao fisioterapeuta para reavaliação e novas orientações. A avaliação individualizada e criteriosa é a chave para um programa de reabilitação conduzido de forma correta, responsável e segura.

BIBLIOGRAFIA SUGERIDA

1. Amarante TS, Claro DP, Umeda IIK, Kawauchi TS, Milhomen RS. Aplicabilidade de interrupção da ventilação mecânica em pacientes no pós-operatório de cirurgia cardíaca. Rev Soc Cardiol Estado de São Paulo. 2008;18(3 supl A):26-9.
2. American Thoracic Society/European Respiratory Society. ATS/ERS Statement on respiratory muscle testing. Am J Respir Crit Care Med. 2002;166(4):518-624.
3. Antman EM. Medical management of the patient undergoing cardiac surgery. In: Braunwald E. Heart disease. A textbook of cardiovascular medicine. Phyladelphia: W.B. Saunders; 1997.
4. Anzueto A, Peters JI, Tobin MJ, de los Santos R, Seidenfeld JJ, Moore G, et al. Effects of prolonged controlled mechanical ventilation on diaphragmatic function in healthy adult baboons. Crit Care Med. 1997;25:1187-90.
5. Araújo CGS. Prescrição de exercício para pacientes cardíacos. In: Araújo CGS, editor. Manual do ACSM para teste de esforço e prescrição de exercício. 5.ed. Rio de Janeiro: Revinter; 2000. p.159-72.
6. Auler Júnior JOC, Oliveira SA. Pós-operatório de cirurgia torácica e cardiovascular. Porto Alegre: Artmed; 2004.

7. Azeredo CAC. Padrões musculares respiratórios. In: Azeredo CAC, editor. Fisioterapia respiratória moderna. 4ª ed. Barueri: Manole; 2004.
8. Barbas CSV. Lung recruitment maneuvers in acute respiratory distress syndrome and facilitating resolution. Crit Care Med. 2003;31:S265-71.
9. Barros GF, Santos CS, Granado FB, Costa PT, Límaco RP, Gardenghi G. Treinamento muscular respiratório na revascularização do miocárdio. Rev Bras Cir Cardiovasc. 2010;25(4):483-90.
10. Bednarik J, Vondracek P, Dusek L, Moravcova E, Cundrle I. Risk factors for critical illness polyneuromyopathy. J Neurol. 2005;252:343-51.
11. Berry PD, Thomas SD, Mahon SP, Jackson M, Fox MA, Fabri B, et al. Myocardial ischaemia after coronary artery bypass grafting: early vs. late extubation. BJA. 1998;80:20-5.
12. Bettex DA, Schmidlin D, Chassot PG, Schmid ER. Intrathecal sulfentanil-morphine shortens the duration of intubation and improves analgesia in fast-track cardiac surgery. Can Anesth. 2002;49:711-7.
13. Bianco ACM. Insuficiência respiratória no pós-operatório de cirurgia cardíaca. Rev Soc Cardiol Est São Paulo. 2001;11:927-40.
14. Braunwald E, Colucci WS, Grossman W. Clinical aspects of heart failure: hight-output heart failure; pulmonary edema. In: Braunwald E, editor. Heart disease. A textbook of cardiovascular medicine. Phyladelphia: W.B. Saunders; 1997.
15. Cancelliero KM, Costa D, Silva CA. Estimulação diafragmática elétrica transcutânea melhora as condições metabólicas dos músculos respiratórios de ratos. Rev Bras Fisioter. 2006;10(1).
16. Cancelliero KM, Ike D, Sampaio LMM, dos Santos VLA, Stirbulov R, Costa D. Estimulação diafragmática elétrica transcutânea (EDET) para fortalecimento muscular respiratório: estudo clínico controlado e randomizado. Fisioter Pesq. 2012;19(4):303-8.
17. Caruso P, Friedrich C, Denari SD, Ruiz SA, Deheinzelin D. The unidirectional valve is the best method to determine maximal inspiratory pressure during weaning. Chest. 1999;115:1096-101.
18. Cavenaghi S, Ferreira LL, Marino LHC, Lamari NM. Fisioterapia respiratória no pré e pós-operatório de cirurgia de revascularização do miocárdio. Rev Bras Cir Cardiovasc. 2011;26(3):455-61.
19. Claxton BA, Morgan P, Mckeague H. Alveolar recruitment strategy improves arterial oxygenation after cardiopulmonary bypass. Anesthesia. 2003;58:111-6.
20. Dyhr T, Laursen N. Effects of lung recruitment maneuver and positive end expiratory pressure on lung volume, respiratory mechanicas and alveolar gas mixing in patients ventilated after cardiac surgery. Phisiol Int Care. 2002;46:7117-25.
21. Freire RBP, Gun C. Admissão do paciente na unidade de pós-operatório: procedimentos de rotina. Rev Soc Cardiol Est São Paulo. 2001;11:1000-4.
22. Guizilini S, Galacho GC. Complicações pulmonares no pós-operatório de cirurgia cardíaca. In: Regenga MM (ed.). Fisioterapia em cardiologia. 2.ed. São Paulo: Roca; 2012. p.37-48.
23. Guller U, Anstrom KJ, Holman WL, Allman RM, Sansom M, Peterson ED. Outcomes of early extubation after bypass surgery in the elderly. Ann Thorac Surg. 2003;77:781-8.
24. Haeffener MP, Ferreira GM, Barreto SSM, Arena R, Dall'Ago P. Incentive spirometry with expiratory positive airway pressure reduces pulmonary complications, improves pulmonary function and 6-minute walk distance in patients undergoing coronary artery bypass graft surgery. Am Heart J. 2008;156:900.e1-900.e8.

25. Hautmann H, Hefele S, Schotten K, Huber RM. Maximal inspiratory mouth pressures (PImax) in healthy subjects – What is the lower limit of normal? Respiratory Med. 2000;94:689-3.
26. Hawkes CA, Dhileepan S, Foxcroft D. Early extubation for adult cardiac surgical patients. Cochrane Database. 2003;3587:4.
27. Hess D. Ventilator modes used in weaning: evidence-based guidelines for weaning and discontinuing ventilatory support. Chest. 2001;120:474S-6S.
28. Hulzebos EHJ, Helders PJM, Favié NJ, Bie RA. Preoperative intensive inspiratory muscle training to prevent postoperative pulmonary complications in high risk patients undergoing CABG surgery: a randomized clinical trial. JAMA. 2006;296(15):1851-7.
29. Jardin F, Farcot JC, Boisante L, Curien N, Margairaz A, Bourdarias JP. Influence of positive end-expiratory pressure on left ventricular performance. N Engl J Med. 1981;304:387-92.
30. Kroenke K, Lawrence VA, Theroux JF, Tuley MR, Hilsenbeck S. Postoperative complications after thoracic and major abdominal surgery in patients with and without obstructive lung disease. Chest. 1993;104:1445-51.
31. Leijten FS, Harinck-de-Weerd JE, Poortvliet DC, de Weerd AW. The role of polyneuropathy in motor convalescence after prolonged mechanical ventilation. JAMA. 1995;275:442-3.
32. Moreira DAR. Arritmias no pós-operatório de cirurgia cardíaca. Rev Soc Cardiol Est São Paulo. 2001;11:941-55.
33. Park M, Sangean MC, Volpe Mde S, Feltrim MI, Nozawa E, Leite PF, et al. Randomized, prospective trial of oxygen, continuous positive airway pressure, and bilevel positive airway pressure by face mask in acute cardiogenic pulmonary edema. Crit Care Med. 2004;32:2407-15.
34. Pasquina P, Tramèr MR, Walder B. Prophylatic respiratory physiotherapy after cardiac surgery: systematic review. BMJ. 2003;327(7428):1379.
35. Pinheiro APA, Viana CB, Taniguchi LNT. Particularidades do atendimento ao paciente em pós-operatório de cirurgia cardíaca. In: Regenga MM (ed.). Fisioterapia em cardiologia. 2.ed. São Paulo: Roca; 2012. p.225-70.
36. Pires VA, Costa D, Jamami M, Oishi J, Baldissera V. Efeitos do treinamento muscular respiratório durante o processo de desmame da ventilação mecânica. Rev Bras Terap Intens. 1999;11:99-105.
37. Pollock ML, Welsch MA, Graves JE. Prescrição de exercícios para reabilitação cardíaca. In: Pollock ML, Schmidt DH (eds.). Doença cardíaca e reabilitação. 3.ed. Rio de Janeiro: Revinter; 2003. p.229-60.
38. Pomerantzeff PMA, Auler Jr JOC, César AM. Cuidados pré e pós-cirurgia cardíaca. São Paulo: Roca; 2004.
39. Radell PJ, Remahl S, Nichols DG, Eriksson LI. Effects of prolonged mechanical ventilation and inactivity on piglet diaphragm function. Int Care Med. 2002;28:358-64.
40. Ramos RF, Oliveira GBF. Infarto agudo do miocárdio no pós-operatório imediato. Rev Soc Cardiol Est São Paulo. 2001;11:956-63.
41. Sarmento GJV. Fisioterapia em cirurgia cardíaca. Barueri: Manole; 2013.
42. Senra DF, Iasbech JA, Oliveira SA. Pós-operatório de cirurgia cardíaca em adultos. Rev Soc Cardiol Est São Paulo. 1998;8:446-54.
43. Shenkman Z, Shir Y, Weiss YG, Bleiberg B, Gross D. The effects of cardiac surgery on early and late pulmonary functions. Acta Anaesthesiol Scand. 1997;41:1193-9.
44. Souza RB. Pressões respiratórias estáticas máximas. J Pneumol. 2002;28:S155-65.

45. Stein R, Maia CP, Silveira AD, Chiappra GR, Myers J, Ribeiro JP. Inspiratory muscle strengh as a determinant of functional capacity early after coronary artery bypass graft surgery. Arch Phys Med Rehabil. 2009;90:1685-91.
46. Stock MC, Downs JB, Cooper RB, Lebenson IM, Cleveland J, Weaver DE, et al. Comparison of continuous positive airway pressure, incentive spirometry, and conservative therapy after cardiac operations. Crit Care Med. 1984;12:969-72.
47. Stock MC, Downs JB, Corkran ML. Pulmonary function before and after prolonged continuous positive airway pressure by mask. Crit Care Med. 1984;12:973-8.
48. Tenling A, Hachenberg T, Tydén H, Wegenius G, Hedenstierna G. Atelectasis and gas exchange after cardiac surgery. Anesthesiology. 1998;89:371-8.
49. Truong AD, Fan E, Brower RG, Needham DL. Bench-to-bedside review: mobilizing patients in the intensive care unit-from pathophysiology to clinical trials. Critical Care. 2009;13:216.
50. Umeda IIK. Atendimento ao paciente extubado – Avaliação. In: Umeda IIK, editor. Manual de fisioterapia na cirurgia cardíaca: guia prático. 2.ed. Barueri: Manole; 2010.
51. Valkenet K, van de Port IGL, Dronkeis JJ, de Vries WR, Lindeman E, Backx FJG. The effects of preoperative exercise therapy on post operativa outcome: a systematic review. Clin Rehabil. 2011;25:99.
52. Valta P, Takala J, Eissa NT, Milic-Emili J. Effects of PEEP on respiratory mechanics after open heart surgery. Chest. 1992;102:227-33.
53. Warner MA, Offord KP, Warner ME, Lennon RL, Conover MA, Jansson-Schumacher U. Role of preoperative cessation of smoking and other factors in postoperative pulmonary complications: a blinded prospective study of coronary artery bypass patients. Mayo Clin Proc. 1989;64:609-16.
54. Weissman C. Pulmonary complications after cardiac surgery. Semin Cardiothorac Vasc Anesth. 2004;8:185-211.

4. Fisioterapia na reabilitação de pacientes com cardiomiopatia

Mayron Faria de Oliveira
Priscila Cristina de Abreu Sperandio
Andrea Kaarina Meszaros Bueno Silva
Iracema Ioco Kikuchi Umeda
Tatiana Satie Kawauchi

INTRODUÇÃO

A insuficiência cardíaca (IC) constitui atualmente um importante problema de saúde pública. Estima-se que 23 milhões de pessoas no mundo tenham IC e que anualmente 2 milhões de novos casos sejam diagnosticados, os quais no Brasil podem chegar a 240 mil casos por ano.

FISIOPATOLOGIA DA INSUFICIÊNCIA CARDÍACA

A IC é uma síndrome clínica complexa de caráter sistêmico e a via final comum da maioria das doenças cardiovasculares, caracterizada por exacerbação neuro-humoral, miopatia esquelética e redução da capacidade funcional, por isso a assistência fisioterápica ao paciente com IC é fundamental e deve abordar o paciente como um todo.

Nas últimas décadas, evidências científicas consistentes apontam o exercício físico como estratégia terapêutica não farmacológica eficaz no tratamento da IC, tornando assim imprescindível a reabilitação nessa população. É bem caracterizado atualmente que o treinamento físico está diretamente associado à melhora funcional e das capacidades físicas condicionais, como consumo de oxigênio (VO_2pico), função endotelial, melhora da musculatura periférica, melhora da perfusão tecidual, melhora da qualidade de vida, redução de complicações psicológicas, redução do número de internações e diminuição da mortalidade dos pacientes com IC.

Apesar dos esforços e avanços no tratamento da IC, muitas vezes, a evolução apresenta episódios de descompensação, sendo esta a principal causa de internações hospitalares, o que acarreta um tempo prolongado no leito por causa de sinais e sintomas característicos, como congestão pulmonar, dispneia, aumento do trabalho respiratório, hipoxemia, descondicionamento da musculatura esquelética, aumento da intolerância ao esforço e predisposição a fenômenos tromboembólicos, além do aumento da mortalidade nestes pacientes. Tal fato reforça a importância e a necessidade de realização de exercícios físicos em todas as fases da reabilitação e em todas as classificações da IC (Tabela 4.1).

Tabela 4.1 — Classificação da IC pela New York Heart Association.

Classe	Sintomas
I	Assintomático nas atividades usuais
II	Assintomático em repouso. Sintomas desencadeados por esforços habituais
III	Assintomático em repouso. Sintomas presentes em esforços menores que os usuais
IV	Sintomas (fadiga, palpitações e dispneia) em repouso ou aos mínimos esforços

AVALIAÇÃO HEMODINÂMICA DO PACIENTE COM INSUFICIÊNCIA CARDÍACA

O diagnóstico do perfil clínico-hemodinâmico tem como objetivo definir as condições de volemia e perfusão nos pacientes com IC aguda. A avaliação da condição hemodinâmica se faz por meio de sinais e sintomas de hiper ou hipovolemia e de baixa perfusão periférica à beira do leito. Os pacientes com sintomas e sinais clínicos de congestão ficam denominados congestos; na ausência dos mesmos, como secos; na presença de sinais de baixo débito, como frios; e os com perfusão periférica mantida, como quentes. Dessa forma, há quatro situações possíveis (Figura 4.1). Essa divisão ajuda no entendimento do quadro clínico do paciente e consequentemente em um melhor planejamento da conduta terapêutica.

FISIOTERAPIA NO PACIENTE COM INSUFICIÊNCIA CARDÍACA

Reabilitação fase I

A reabilitação deve ser precoce em pacientes cardiomiopatas, mesmo aqueles que apresentaram agudização da IC e que se encontram nos graus

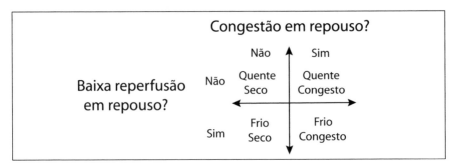

Figura 4.1 — Avaliação hemodinâmica da IC (adaptado de Montera et al., 2009).

III e IV da classificação da New York Heart Association (NYHA). Por diversos anos, o paciente com IC agudizada permaneceu por longos períodos em repouso no leito, mesmo sendo a classe IV da IC considerada como contraindicação relativa à atividade física. Os sinais e sintomas clássicos da descompensação são: dispneia, edema periférico e pulmonar, fadiga, estase jugular, ascite e intolerância ao esforço (consequência da *performance* cardíaca inadequada). Para pacientes com esta sintomatologia, muitas vezes, é necessária a utilização de drogas vasoativas, por exemplo, a dobutamina.

Diante desse quadro, os objetivos terapêuticos são diminuir sinais e sintomas, diminuir peso corporal, adequar a ventilação pulmonar, manter a diurese adequada e melhorar a perfusão tecidual, a fim de reduzir o tempo de internação e a mortalidade. O tratamento consiste nas intervenções medicamentosas e não medicamentosas. As principais classes medicamentosas empregadas estão descritas na Tabela 4.2. Já o tratamento não medicamentoso é composto por medidas de controle da ingesta de sódio e água, controle do peso corporal e tratamento fisioterapêutico com aplicação de exercícios de baixa intensidade.

A intolerância ao esforço, dispneia e fadiga são as principais queixas, resultante da própria fisiopatologia da doença associada com o descondicionamento, inatividade e principalmente a perda de massa muscular (Figura 4.2).

Além disso, o período de inatividade durante a internação pode se tornar mais um fator prejudicial e corroborar com a perpetuação dessa sintomatologia. Portanto, a reabilitação cardiovascular está indicada com a finalidade de auxiliar o controle e/ou tratamento destas anormalidades.

Todos os pacientes internados necessitam de assistência fisioterápica, tanto respiratória quanto motora. A avaliação deve ser minuciosa e específica já que se trata de um doente com diversos comprometimentos. Os dados do paciente, etiologia da IC, antecedentes pessoais e cirúrgicos, medicações

Tabela 4.2 — Principais fármacos utilizados no tratamento da insuficiência cardíaca.

Medicamentos	Exemplos	Ação	Principais efeitos adversos
Inibidores da enzima conversora da angiotensina	Captopril®, Enalapril®, Ramipril® e Lisinopril®	Inibição da ativação do sistema renina-angiotensina-aldosterona	Hipotensão, hipercalemia e tosse seca
Betabloqueadores	Carvedilol®, Bisoprolol® e Metoprolol®	Inibição da ativação do sistema nervoso simpático	Hipotensão, bradicardia e broncoespasmo
Bloqueadores de receptores da angiotensina II	Losartana® e Valsartana®	Inibição da ativação do sistema renina-angiotensina-aldosterona	Hipotensão e hipercalemia
Antagonistas da aldosterona	Espironolactona®	Bloqueio dos receptores da aldosterona	Hipercalemia e ginecomastia
Diuréticos	Furosemida®	Aumento da excreção de água e sódio pelos rins	Hipocalemia e hipomagnesemia
Digitálicos	Digoxina®	Aumento da contratilidade miocárdica	Arritmias, náuseas, vômitos, diarreia, vertigem e alterações visuais

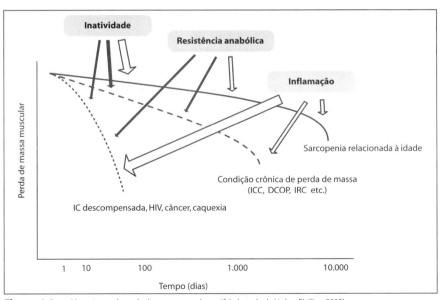

Figura 4.2 — Mecanismos de perda de massa muscular na IC (adaptado de Little e Phillips; 2009).

140 Manual de fisioterapia na reabilitação cardiovascular

em uso e principais exames devem ser observados e anotados. Após esses dados iniciais, o fisioterapeuta realiza o exame físico, composto de avaliação do padrão hemodinâmico, verificação de sinais vitais, peso, altura, queixa principal, ausculta pulmonar, palpação do fígado e avaliação da presença de sinais e sintomas como edema, dor, tosse, dispneia, esforço abdominal, fraqueza e presença de estase jugular, terceira bulha e ascite. A ventilação não invasiva (VNI) deve ser instalada imediatamente, caso o paciente apresente critérios para sua utilização, como padrão expiratório ativo, queda da saturação periférica de oxigênio (SpO_2), uso da musculatura acessória da expiração (abdominais) ou da inspiração, presença de estertores crepitantes em dois terços de ambos os hemitórax.

Ainda no exame físico, o fisioterapeuta avalia o grau de força muscular periférica e para aqueles que apresentam graus 4 e 5 é realizado o teste de 1 repetição máxima (1RM; Figura 1.10) e aplicado um questionário de qualidade de vida (QQV) (Tabela 4.3) específico para IC (questionário de Minnesota).

A descompensação da IC, em razão da congestão pulmonar, pode comprometer a função pulmonar, levando principalmente a alterações espirométricas e de força muscular respiratória. A avaliação deve ser realizada pelas medidas das pressões inspiratórias (PImáx) e expiratórias máximas (PEmáx), segundo ATS/ERS Statement on Respiratory Muscle Testing, de 2002, e a espirometria forçada que segue os critérios do I Consenso Brasileiro de Espirometria, de 1996, e das Diretrizes para Testes de Função Pulmonar, de 2002.

Tabela 4.3 — Questionário de qualidade de vida de Minnesota.

Data	RF	Avaliação	Reavaliação
Nome			RG

Este questionário destina-se a avaliar como sua doença o(a) impediu de viver como gosta no último mês. Ele será útil para que os profissionais envolvidos em seu tratamento possam melhorar os cuidados a pacientes que apresentam problemas semelhantes de saúde. Os itens descritos se referem a diferentes modos como as pessoas podem ser afetadas. Se houver algum item que não o(a) afetou, circule 0 (zero) e passe para o próximo. Se, por outro lado, algum item o prejudicou de algum modo, tente graduar entre 1 a 5 esse prejuízo. Lembre-se de que se trata apenas do último mês

Sua doença causou prejuízo à sua vida no último mês por	Não	Muito pouco	Pouco	Médio	Muito	Muitíssimo
1 Causar inchaço nos pés, nos tornozelos ou nas pernas?	0	1	2	3	4	5

(continua)

Fisioterapia na reabilitação de pacientes com cardiomiopatia **141**

Tabela 4.3 — Questionário de qualidade de vida de Minnesota (*continuação*).

Sua doença causou prejuízo à sua vida no último mês por	Não	Muito pouco	Pouco	Médio	Muito	Muitíssimo
2 Fazê-lo(a) sentar ou deitar para descansar durante o dia?	0	1	2	3	4	5
3 Dificultar caminhadas ou subir escadas?	0	1	2	3	4	5
4 Dificultar atividades domésticas?	0	1	2	3	4	5
5 Dificultar saídas de casa?	0	1	2	3	4	5
6 Provocar dificuldades para dormir à noite?	0	1	2	3	4	5
7 Dificultar tarefas ou atividades com amigos ou familiares?	0	1	2	3	4	5
8 Dificultar o trabalho com o qual você se sustenta?	0	1	2	3	4	5
9 Dificultar atividades recreativas, esportivas e de lazer?	0	1	2	3	4	5
10 Dificultar sua atividade sexual?	0	1	2	3	4	5
11 Comer menos os alimentos que gosta?	0	1	2	3	4	5
12 Provocar falta de ar?	0	1	2	3	4	5
13 Sentir cansaço, fadiga ou com pouca energia?	0	1	2	3	4	5
14 Provocar internações hospitalares?	0	1	2	3	4	5
15 Gerar muito gasto com o tratamento?	0	1	2	3	4	5
16 Gerar muitos efeitos indesejáveis por causa das medicações?	0	1	2	3	4	5

(continua)

Tabela 4.3 — Questionário de qualidade de vida de Minnesota (*continuação*).

Sua doença causou prejuízo à sua vida no último mês por	Não	Muito pouco	Pouco	Médio	Muito	Muitíssimo
17 Fazê-lo(a) sentir que atrapalha familiares e amigos?	0	1	2	3	4	5
18 Fazê-lo(a) perder seu autocontrole ("perder a cabeça")?	0	1	2	3	4	5
19 Deixá-lo(a) preocupado(a)?	0	1	2	3	4	5
20 Dificultar na concentração e na lembrança de coisas ou fatos?	0	1	2	3	4	5
21 Sentir-se deprimido(a)?	0	1	2	3	4	5
Total de pontos:						

O teste de caminhada de 6 minutos (TC6M) (Figura 4.3) pode ser realizado no paciente com IC agudizada, mesmo na presença de drogas vasoativas, como dobutamina e dopamina. Se o paciente estiver em vigência de drogas vasoativas, o fisioterapeuta pode acompanhar o paciente durante o teste, mas é o paciente quem deve sempre "ditar" o ritmo da caminhada (Figura 4.4). Na ausência de drogas vasoativas, o teste deve ser realizado normalmente de acordo com as recomendações da ATS/ERS (*Guideline for Six Minute Walk Test*), de 2002.

Com o término da avaliação o fisioterapeuta deverá traçar os objetivos e a proposta fisioterapêutica. Os principais objetivos fisioterápicos são evitar as consequências do imobilismo, avaliar as respostas frente aos esforços, promover a retomada precoce e segura das atividades de vida diária, evitar e/ou minimizar as perdas de força muscular periférica e respiratória, minimizar os sentimentos de invalidez, reduzir a ansiedade, promover programas de educação sobre a doença e no momento da pré-alta hospitalar encaminhar o paciente para fase II da reabilitação cardiovascular.

A prescrição do exercício aeróbio para a fase I de pacientes com cardiomiopatia ainda é muito controversa e, por isso, estudos com esse tipo de população ainda são necessários. A prescrição, portanto, pode ser baseada no

Teste de caminhada de 6 minutos					
Data		Avaliação	Reavaliação		
Tempo (minutos)	Repouso	2	4	6	Recuperação 2
FC					
SpO_2					
PA					
Borg (dispneia/fadiga pernas)					
Distância percorrida (metros)					
Parou durante o teste?	☐ Não	☐ Sim	Por quanto tempo?		
Sintomas					

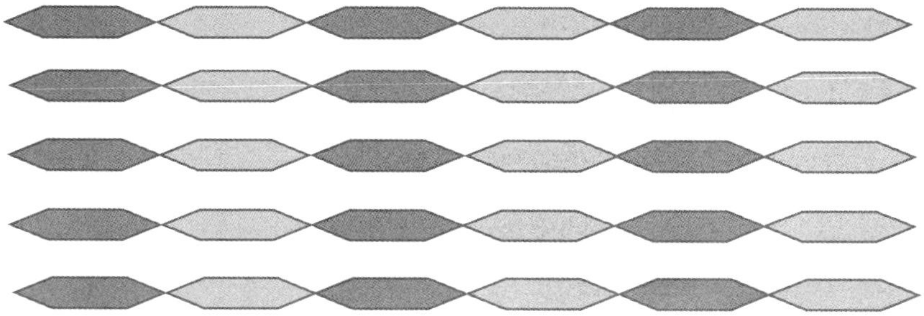

30 metros

Fisioterapeuta responsável (assinatura e carimbo)

Figura 4.3 — Modelo de ficha do TC6M.

incremento da frequência cardíaca (FC) de até 30 bpm em relação ao repouso ou mantendo o incremento da FC livre e sempre preconizando o padrão hemodinâmico e a sintomatologia pela escala de Borg (Tabela 4.4) como critérios de intensidade e interrupção do exercício. Os exercícios podem ser executados utilizando cicloergômetro ou com deambulação, independentemente do uso de drogas vasoativas. Já para o exercício resistido devem ser utilizadas cargas leves, geralmente entre 30 e 40% de 1 RM. Entre os equipamentos empregados, podem-se destacar halteres, caneleiras e faixas elásticas. Os exercícios devem ser globais e a progressão diária, que envolvam a utilização de grandes grupos musculares.

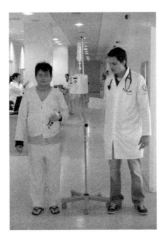

Figura 4.4 — Realização de TC6M com paciente em uso de droga vasoativa com acompanhamento do fisioterapeuta.

Tabela 4.4 — Escala de percepção de esforço de Borg modificada.

Escala de Borg modificada	
0	Nenhum
0,5	Muito, muito leve
1	Muito leve
2	Leve
3	Moderado
4	Pouco intenso
5	Intenso
6	
7	Muito intenso
8	
9	Muito, muito intenso
10	Máximo

Grande parte dos pacientes com IC necessita de fisioterapia respiratória durante a internação e isso se deve à própria fisiopatologia da IC. Relembrando que os pacientes cursam com acúmulo de líquidos no interstício e nos alvéolos pulmonares, contribuindo para o surgimento de edema pulmonar e infecções respiratórias, além disso, esses doentes podem piorar a fraqueza muscular respiratória, resultando em piora do quadro respiratório. Técnicas e recursos para a mobilização e a remoção de secreção brônquica e para a reexpansão pulmonar podem ser empregadas quando necessárias.

O treinamento muscular respiratório é de suma importância para estes pacientes, visto que é frequente o desenvolvimento de fraqueza muscular respiratória nessa população e isso é atribuído a diversos fatores, como edema alveolar e de pequenas vias áreas, inatividade física, miopatia e a ineficiência ventilatória. O protocolo de treinamento muscular respiratório pode ser realizado por meio do Threshold IMT® e pode seguir os mesmos critérios de treinamento de um paciente compensado.

Além disso, a fraqueza muscular respiratória também está vinculada com menor tolerância ao exercício na IC, visto que provavelmente ocorra um fenômeno de roubo de fluxo sanguíneo. Durante o exercício, há maior necessidade de sangue para o músculo periférico que se encontra em maior atividade, na presença de fraqueza muscular respiratória e ineficiência ventilatória causada pela agudização da IC, há maior trabalho ventilatório e, por hierarquia de redistribuição de fluxo sanguíneo, o músculo respiratório necessitará de maior fluxo sanguíneo e, consequentemente, de menos sangue chegará ao músculo periférico em atividade resultando em menor tolerância ao esforço. Assim, é comum a utilização da VNI associada ao exercício aeróbio (Figura 4.5), já que essa terapêutica tem se mostrado eficaz na redução de sintomas de intolerância ao esforço e no aumento da tolerância ao exercício. Consubstanciado a prática, no estudo realizado por Oliveira et al., 2010, no Instituto Dante Pazzanese de Cardiologia, foi avaliada a segurança do exercício aeróbio associado à VNI em pacientes com IC classe funcional IV da NYHA. Foi observado que o exercício aeróbio durante a agudização da IC se mostrou seguro e eficaz na redução de complicações hospitalares e no uso de inotrópico positivo, além de reduzir significativamente o tempo de internação hospitalar. Além disso, o uso da VNI proporcionou menor estresse cardiovascular (menor incremento da FC) e auxiliou na melhor *performance* dos pacientes durante o exercício.

Para maior segurança e controle da atividade física nos pacientes com IC agudizados, controles hemodinâmicos devem ser realizados rigorosamente, como da FC, pressão arterial (PA), SpO_2, escala de percepção de esforço de Borg e ausculta pulmonar. Sempre devem ser observados, questionados e adotados como critérios de interrupção da atividade física: queda da PA, surgimento de arritmias, queda da SpO_2, sinais e sintomas de pré-síncope, entre outros. Alguns podem ser beneficiados com a utilização de oxigênio

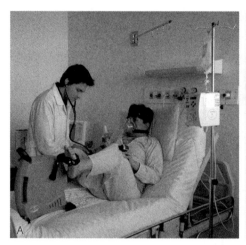 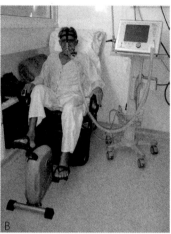

Figura 4.5 — Paciente realizando exercício resistido em cicloergômetro associado à VNI. A: no leito; B: na poltrona.

contínuo, permitindo que mesmo pacientes que apresentem queda da SpO_2, com ou sem pneumopatia associada, possam participar de uma sessão de exercícios físicos. Nesse contexto, ressaltam-se os cuidados adicionais com pacientes com hipertensão pulmonar grave (pressão sistólica pulmonar > 55 mmHg); quando indicada, a atividade física deve ser leve e limitada por sintoma, com extremo rigor no controle dos sinais vitais. Nestes, o uso do óxido nítrico inalatório pode ser um recurso importante para controle da hipertensão, porém ainda é pouco utilizado em nosso meio.

Outro aspecto, também importante, refere-se à identificação precoce dos distúrbios do sono em pacientes com IC. Vários são os tipos de distúrbios do sono, sendo a apneia central e a apneia obstrutiva do sono (AOS) os mais representativos. A AOS caracteriza-se por paradas respiratórias recorrentes (de 10 a 15 ou mais apneias/hipopneias por hora) durante o sono, decorrentes do estreitamento ou colabamento das vias aéreas superiores. Na apneia de origem central, ocorre uma forma de respiração periódica caracterizada por oscilações cíclicas da ventilação, na qual as apneias se alternam regularmente com períodos de hiperpneia, caracterizando a respiração de Cheyne Stokes. Ambos os distúrbios apresentam hipóxia e estimulação do sistema nervoso simpático, o que provoca a diminuição da oferta de O_2 para o miocárdio e a elevação da FC e da PA, deteriorando ainda mais a função cardíaca (Figuras 4.6 e 4.7). A prevalência e a gravidade desses distúrbios são maiores na cardiomiopatia isquêmica, pois os pacientes acometidos já apresentam deficiência no suprimento de O_2 ao miocárdio pelas obstruções das coronárias.

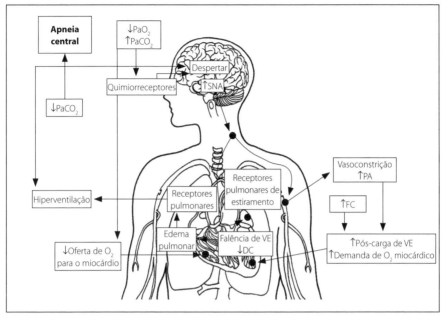

Figura 4.6 — Efeitos cardiovasculares da apneia central (adaptado de Bradley; 2003). SNA: sistema nervoso autônomo.

Os distúrbios do sono são relativamente comuns nos pacientes com IC. No estudo de Sin et al., 2000, verificou-se que de 450 pacientes com IC, 27 a 38% apresentavam AOS (20 e 10 apneias ou hipopneias por hora, respectivamente), e 25 a 33%, apneia de origem central. Em 3 anos, Hanly e Khokhar, 1996, encontraram a taxa de mortalidade de 56% em pacientes com IC e respiração de Cheyne Stokes, contra 11% observados naqueles sem respiração de Cheyne Stokes e com função cardíaca similar, o que ratifica o conceito de que os distúrbios do sono são indicadores de mau prognóstico em pacientes com IC.

A utilização de CPAP (*continuous positive airway pressure*) é o tratamento padrão-ouro para AOS. Promove a redução da pós-carga pela diminuição da pressão intratorácica, o aumento do volume de ejeção e a redução da atividade simpática. Além disso, reduz a pós-carga pelo retardo no retorno venoso, reduzindo o volume diastólico final de ventrículo direito (VD) e ventrículo esquerdo (VE). Em uma metanálise de Sun et al., a CPAP promoveu significante incremento na fração de ejeção do VE em pacientes com e sem IC. O uso desse recurso promove o descanso dos músculos respiratórios com melhora da respiração, da oxigenação arterial e do sono (Figura 4.8), o que faz dele uma conduta que deve ser sempre considerada em pacientes com IC e distúrbios do sono.

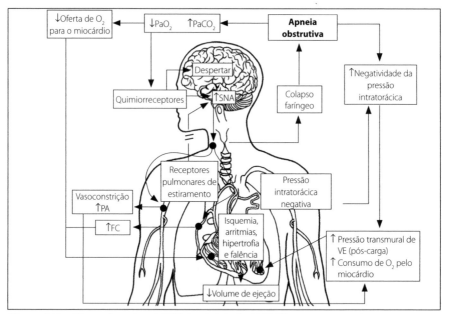

Figura 4.7 — Efeitos cardiovasculares da AOS (adaptado de Bradley; 2003). SNA: sistema nervoso autônomo.

Plano educacional

Antes da alta hospitalar, os pacientes e seus familiares devem participar de um plano educacional que objetiva o aprendizado da fisiopatologia da IC, as principais medicações, além de orientações sobre os benefícios e a forma adequada para a execução do exercício físico.

Especialmente os com caquexia cardíaca devem receber instruções sobre as atividades de vida diária com menor gasto energético (técnicas de conservação de energia) (Figura 4.9), ser conscientizado sobre a importância de aderir ao programa de reabilitação cardiovascular ambulatorial (fase II) e receber encaminhamento para o setor ambulatorial de reabilitação cardiovascular (Figura 2.17).

Reabilitação fase II

Os pacientes com cardiomiopatia candidatos ao programa de reabilitação fase II devem realizar avaliação médica e fisioterápica (Figura 1.9). Além disso, sempre que possível os pacientes candidatos à reabilitação devem realizar teste cardiopulmonar (TCP) ou teste ergométrico (TE). Após realização da parte admissional, uma discussão clínica sobre o paciente deve ser minuciosamente feita com a equipe multiprofissional para liberação, ou não, ao

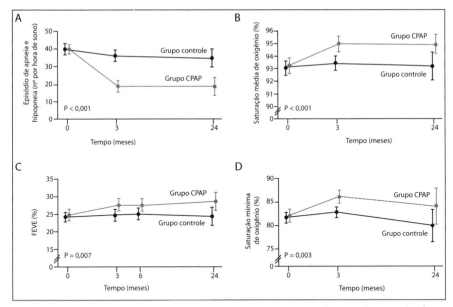

Figura 4.8 — Efeitos da CPAP. A: na frequência de apneia e hipopneia; B: na saturação média noturna de oxigênio; C: na fração de ejeção do VE; D: saturação mínima noturna de oxigênio (Bradley e Floras; 2005).

programa de exercícios, além da prescrição do exercício aeróbio, resistido e/ou respiratório.

Todos os pacientes que ingressam ao programa de reabilitação são reavaliados a cada 3 meses, com objetivo de adequação da prescrição do exercício. Caso o paciente possua evolução satisfatória, pode ser encaminhado para a fase III. Entretanto, se não apresentar condições de alta para fase III, poderá dar continuidade na fase II com nova prescrição de exercícios e nova reavaliação após 3 meses.

AVALIAÇÃO

A avaliação do paciente candidato à reabilitação deve conter anamnese (fatores de risco, antecedentes pessoais, número de internações, medicações e resultados dos principais exames) e testes específicos com objetivo de conhecer a condição física do paciente, prescrever o exercício, além de parâmetro para avaliar o grau de evolução (melhora ou piora): TC6M, teste de sentar-se e levantar-se da cadeira (teste da cadeira), teste do degrau (TD), teste de força muscular respiratória, teste de 1 RM e QQV.

Orientações das AVD e gasto energético

Durante esforço ⟹ soltar o ar

Sentado → em pé
- Sentar na beirada da cadeira, mantendo os pés um ao lado do outro.
- Inclinar o tronco para a frente e, com um impulso, levantar-se.
- Se houver necessidade, apoiar as mãos na cadeira e levantar.

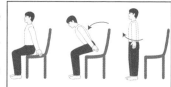

Em pé → sentado
- Posicionar-se de costas, encostar a parte de trás do joelho na cadeira.
- Abaixar-se lentamente.
- Se necessário, apoiar as mãos.

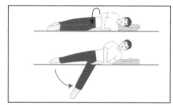

Deitado → em pé
- Na cama, virar-se totalmente para um dos lados (de maior acesso).
- Colocar as pernas para fora da cama e, com o uso do braço como apoio, sentar-se.

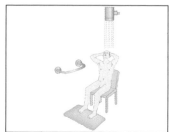

Banho
- Usar uma cadeira ou corrimão fixo na parede.
- Tapete antiderrapante.
- Para secar-se, sentar na cadeira.
- Não trancar a porta do banheiro (orientar sobre o perigo).

Caminhadas curtas (AVD, banhos, mercado etc.)
- Passos lentos e, se sentir cansaço, parar, descansar e retornar à atividade.

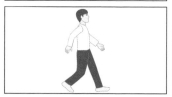

Figura 4.9 — Orientações das AVD para menor gasto energético (*continua*)

Subir e descer escadas
- Subida: usar perna mais forte na frente.
- Descida: usar perna mais forte atrás.
- Apoiar sempre as mãos no corrimão.
- Orientar sobre os pés no degrau.

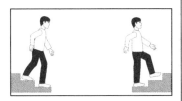

Escovar dentes, lavar rosto, barbear-se, depilar axila, pentear cabelo
- Usar uma cadeira e apoiar os braços (cotovelo) para as atividades.
- Contar com o auxílio do outro braço.
- Se precisar, usar copo para cuspir.

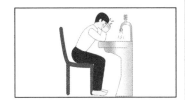

Calçar e descalçar sapatos
- Usar uma cadeira e cruzar uma perna sobre a outra.

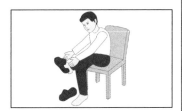

Pegar objetos do chão
- Agachar-se totalmente, dobrando os joelhos e, mantendo a coluna reta, pegar o objeto utilizando os dois braços.
- Se precisar, apoiar um dos braços.
- Guardar os objetos de maior uso na altura da cintura, não em armários muito altos ou baixos.

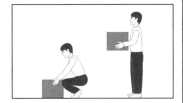

Carregar 5 kg
- Com as duas mãos junto ao corpo.

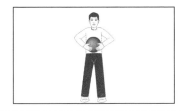

Figura 4.9 — Orientações das AVD para menor gasto energético (*continuação*).

Teste de caminhada de 6 minutos

O TC6M é um método de avaliação submáximo, simples, de fácil aplicabilidade, baixo custo e a distância total percorrida em metros é indicativa da capacidade funcional e clinicamente útil quanto ao prognóstico e à mortalidade. Os TC6M devem ser realizados de acordo com as diretrizes da American Toracic Society, a qual recomenda a utilização de corredor demarcado de 30 metros, com um cone disposto em cada extremidade da reta demarcada. O teste tem o objetivo de avaliar a distância percorrida em metros, no ritmo máximo tolerado pelo indivíduo, em superfície rígida, no período de 6 minutos. O paciente pode parar para descansar ou sentar e retomar a caminhada tão logo sinta-se apto para isso. Na maioria das vezes, pode-se considerar o TC6M como um teste submáximo, e pode ser utilizado para avaliar o prognóstico de pacientes com IC e, na prática clínica, pode ser utilizado para auxiliar na prescrição do exercício aeróbio de pacientes que não possuam o teste máximo (TCP/TE).

Para a realização do TC6M, os pacientes devem ser monitorados com frequencímetro e oxímetro. A FC e SpO_2 devem ser observadas e anotadas no repouso, segundo, quarto, sexto minutos e após 2 minutos do término do teste. É fundamental aferir a PA em repouso, ao término do teste e 2 minutos após o término (recuperação). Ao final do teste, os pacientes devem relatar o cansaço subjetivo pela escala de Borg e anotar-se-á a metragem percorrida durante os 6 minutos e os sintomas de intolerância ao esforço também devem ser anotados. Após a realização pode ser calculada a distância prevista para o paciente, com isso é possível obter a porcentagem da distância percorrida em relação ao previsto.

Cálculo do previsto para a distância percorrida do TC6M para a população brasileira (Iwama, 2009): TC6M distância (metros) = 622,461 − (1,846 × idade em anos) + (61,503 × sexo masculino = 1; sexo feminino = 0).

Teste do degrau

O TD também é muito atrativo por necessitar de pouco espaço físico. Nas últimas décadas, evidências mostraram que o TD é útil na estimativa da tolerância ao exercício. Em algumas populações, o TD pode atingir limites máximos ou próximos do máximo, como na doença pulmonar obstrutiva crônica e na IC moderada à grave, pois o teste é realizado contra a gravidade, tornando as demandas metabólicas e ventilatórias mais intensas.

Trata-se de um teste simples, de baixo custo, fácil realização e reprodutibilidade que é utilizado para avaliação do grau de aptidão e alterações cardiovasculares. A altura do degrau a ser realizado o teste deve seguir uma padronização (20 cm), a duração é de 4 minutos, no qual o indivíduo realiza *step* na velocidade de seu limite e o avaliador pode realizar estímulos verbais padronizados a cada minuto. O número de steps realizados pelo paciente deve ser anotado a cada minuto e, assim como no teste de caminhada, a monitoração é importante. A FC e a SpO_2 devem ser anotadas no repouso, a cada minuto e após 2 minutos do término. É fundamental aferir a PA em repouso, ao término e na recuperação. Ao final do teste, os pacientes devem relatar o cansaço subjetivo pela escala de Borg e os sintomas de intolerância ao esforço também devem ser anotados.

Teste de sentar-se e levantar-se da cadeira em um minuto

O teste de sentar-se e levantar-se da cadeira é barato, de fácil reprodução e caracteriza de forma objetiva a capacidade funcional do paciente e como ele realiza atividades comuns do dia a dia. Também pode ser considerado um teste submáximo, porém trata-se de uma adaptação do teste de levantar-se da cadeira em 30 segundos de Jones et al., 1999, e tem sido recomendado como alternativa prática para medir indiretamente a força dos membros inferiores e deve ser utilizado para comparação entre o período pré e pós--reabilitação, ou seja, como parâmetro de avaliação da evolução do paciente.

Para realização do teste, o paciente deve sentar-se completamente em uma cadeira e levantar-se com extensão total dos joelhos, além de não realizar compensações posturais e manobra de Valsalva, por 1 minuto. O teste inicia-se com o paciente sentado no meio da cadeira, com as costas retas e os pés apoiados no chão. A cadeira deve ter encosto e não ter apoio para os braços. Assim como no TC6M, podem ser dados comandos verbais de incentivo e orientar o paciente para que descanse se sentir necessidade. Na prática, verifica-se que resultados abaixo de 15 repetições sugerem grau de comprometimento físico importante, o que pode significar fraqueza de membros inferiores e/ou não adequação às alterações bruscas de postura por causa de descondicionamento. Da mesma forma, FC e SpO_2 são continuadamente monitoradas durante o teste e a PA aferida antes, após o término do teste e depois de 2 minutos de recuperação.

Teste de uma repetição máxima

Os exercícios aeróbios têm diversas alternativas para a prescrição, como TCP, TE e testes de capacidade funcional citados anteriormente (TC6M e TD), entretanto, a prescrição do exercício resistido é mais restrita.

Já está consagrado na literatura que os exercícios resistidos são tão benéficos quanto os exercícios aeróbios, para pacientes com IC, e assim como a atividade aeróbia, é necessária uma prescrição individualizada para que os exercícios sejam seguros e tragam os benefícios esperados. Portanto, para a prescrição do exercício resistido, pode ser realizado o teste de 1 RM para toda musculatura a ser trabalhada na sessão de reabilitação. Os critérios adotados para realização do teste de 1 RM são os da American College of Sports Medicine (Figura 1.10). Na aplicação desse teste, o posicionamento adequado é muito importante para evitar a manobra de Valsalva e as compensações.

Questionário de qualidade de vida

Além dos testes de capacidade funcional, a aplicação de QQV é extremamente importante. Embora existam diversos questionários que avaliem a qualidade de vida dos pacientes, o mais utilizado é *Minnesota Living with Heart Failure Questionnaire* (Tabela 4.3), específico para pacientes com IC e validado para a língua portuguesa. O questionário é aplicado durante a avaliação do paciente e é composto de 21 questões sobre aspectos físicos, sociais, econômicos e emocionais. Cada questão vale de 0 a 5 pontos, totalizando 105 pontos, e essa pontuação representa o grau máximo de gravidade relacionado à percepção pessoal de qualidade de vida. Recomenda-se que seja respondido de próprio punho, porém pode ser aplicado pelo terapeuta que estiver realizando a avaliação.

O teste é aplicado a cada avaliação e deve ser comparado com o anterior para verificar a melhora do quadro clínico e emocional do paciente.

Avaliação dos músculos respiratórios

A fraqueza muscular periférica acomete os pacientes com IC e, a fraqueza muscular respiratória também pode acometer essa população, com prejuízos ainda maiores. Estudos demonstram que o treinamento muscular respiratório combinado ao exercício aeróbio é eficaz em pacientes com IC. Além disso, o treinamento da musculatura respiratória *per se* é capaz de aumentar o VO_2 nos pacientes com IC (Figura 4.10).

Deve-se realizar a mensuração da PImáx e PEmáx na avaliação para ingresso no programa de reabilitação (Tabela 4.5). A mensuração da PImáx se dá a partir da capacidade pulmonar total (CPT) e a PEmáx a partir do volume residual (VR). Para ambas as mensurações são realizadas três medidas que não devem variar mais do que 10% entre elas, sendo escolhida a medida de maior valor. Caso as medidas variem mais que o preconizado, realizam-se novas mensurações (no máximo de oito) até que os critérios de aceitabilidade sejam alcançados.

A fraqueza muscular respiratória é considerada quando os valores estiverem abaixo de 70% do previsto para a população brasileira, para a qual é utilizada a fórmula de Neder et al., 1999. Caso se detecte fraqueza dos músculos respiratórios, deve-se prontamente iniciar o protocolo de treinamento, independentemente do treinamento dos demais músculos esqueléticos e/ou concomitante a ele.

Existem diversos protocolos de treinamento muscular respiratório, que variam desde tempo de duração ao número de inspirações. Pode-se optar em realizar o treinamento com cinco séries de 1 minuto, com tempo de repouso que pode variar de 1 a 2 minutos, com carga do Threshold® entre 40 a 60% do valor da PImáx/PEmáx. Outra alternativa é a realização das séries de repetição com número de inspirações, por exemplo, o paciente realiza dez inspirações independentemente do tempo gasto e é seguido por período de recuperação que pode variar de 1 a 2 minutos. Esse exercício pode ser realizado em séries de repetições seguindo a mesma porcentagem anterior.

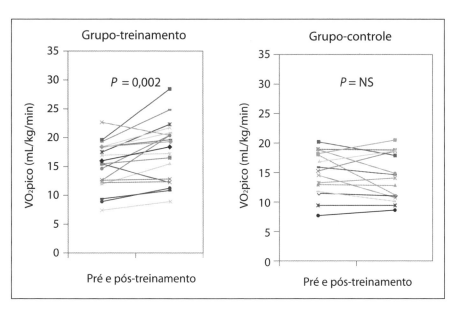

Figura 4.10 — Figura ilustrativa da melhora do VO$_2$pico com o treinamento muscular respiratório (adaptado de Laoutaris et al.; 2004).

Tabela 4.5 — Modelo dos dados obtidos na avaliação dos músculos respiratórios.

Força muscular respiratória						
Data	PI 1	PI 2	PI 3	PI 4	PI 5	PImáx melhor
Data	PE 1	PE 2	PE 3	PE 4	PE 5	PEmáx melhor
Melhor valor de PImáx =						% previsto
Melhor valor de PEmáx =						% previsto
Fisioterapeuta responsável:						

PRESCRIÇÃO DO EXERCÍCIO

Diversos estudos demonstram os benefícios do exercício físico, inclusive na musculatura periférica (Figura 4.11). Entretanto, precauções devem ser tomadas em relação às variáveis que compõem o treinamento, como intensidade, duração e frequência. Para uma prescrição segura da reabilitação, é necessária a realização de testes que possam determinar a capacidade funcional do paciente e os mais utilizados são o TCP e o TE.

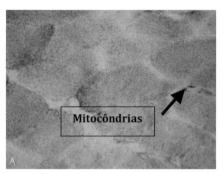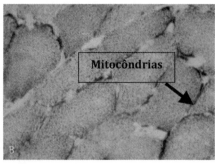

Figura 4.11 – Musculatura periférica. A: antes de treinamento físico, a fibra muscular está pobre em mitocôndrias; B: após o treinamento físico, a fibra muscular está rica em mitocôndrias (Ferraz; 2003).

O TCP é considerado padrão-ouro para a prescrição da intensidade do exercício e para avaliação dos resultados do treinamento físico em pacientes com IC, por fornecer medidas objetivas das respostas metabólicas, ventilatórias e cardiovasculares durante o esforço, além de favorecer a identificação dos pontos de transição metabólica (LA e ponto de compensação respiratória).

A intensidade do exercício deve ser prescrita pela FC e pelos liminares ventilatórios fornecidos pelo TCP (Figura 4.12). Pelo estudo realizado no IDPC, verificou-se que a prescrição do exercício na faixa do LA foi superior à prescrição do exercício em altas intensidades em pacientes com IC. Além disso, pode-se realizar a prescrição do exercício baseada no limite superior, na qual deve-se estabelecer, quando possível, o ponto de compensação respiratória e a partir deste valor retirar 10% da FC do valor registrado, ou seja, prescreve-se a atividade na intensidade entre o LA e 10% abaixo do ponto de compensação respiratória (tamponamento isocápnico). Quando é possível determinar apenas o ponto do LA, ou seja, impossibilidade de determinar o ponto de compensação respiratória, sugere-se a prescrição baseada apenas no LA.

Sabe-se que na prática clínica nem sempre o TCP está disponível em centros de reabilitação cardiovascular, principalmente por depender da pre-

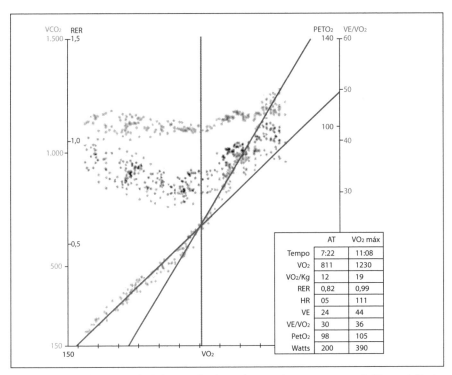

Figura 4.12 – Gráfico de um resultado de teste cardiopulmonar, demonstrando comportamento ventilatório e metabólico de um paciente submetido ao esforço máximo.

sença de um profissional capacitado e de equipamentos de alto custo. Assim, tanto a FCmáx quanto a FC de treinamento são preditas por diversas fórmulas propostas na literatura, que na maioria se referem às populações saudáveis. Além disso, entre todas as fórmulas disponíveis, o avaliador escolhe a que mais se aproxima do indivíduo/população a ser treinada. Para facilitar este processo, há muito tempo tem-se utilizado a fórmula para calcular a FCmáx (220 – idade), proposta por Fox et al., em 1971.

Entretanto, nenhuma das fórmulas propostas é específica para a população com IC e, além disso, foram desenvolvidas de forma arbitrária, portanto, não apresentam critérios científicos que comprovem a sua efetividade. Adicionalmente, as fórmulas propostas por Tanaka, em 2000, e por Fox et al., em 1971, não levam em consideração a medicação utilizada por pacientes com IC, betabloqueadores, por exemplo. Assim, novos métodos para a prescrição do exercício para pacientes com IC devem ser desenvolvidos.

Apesar de o TCP ser considerado padrão-ouro de avaliação, muitas vezes os pacientes não são capazes de realizá-lo, seja por ansiedade, limitação neurológica e/ou ortopédica ou até mesmo pelo uso de O_2 domiciliar. Na ausência do TCP, uma alternativa é a aplicação de testes de capacidade funcional, como o TC6M e o TD. Porém, o método de prescrição por meio destes testes ainda não está bem sedimentado, o que demonstra a importância de pesquisas nessa área.

Independentemente do método de prescrição a ser utilizado, a escala de percepção de esforço de Borg é de extrema importância, sendo utilizada diariamente nas sessões de reabilitação, não ultrapassando a sintomatologia do esforço de "muito intenso" (nota 5 na escala de Borg modificada).

Para alcançar os benefícios proporcionados pela prática regular do exercício físico, a prescrição deve ser individual e seguir alguns princípios básicos: modo, intensidade, frequência e duração, que podem ser seguidos pelo método proposto para prescrição, seja em baixa ou em alta intensidade, as correlações encontradas podem guiar a intensidade do exercício a ser realizado.

Treino intervalado

Muitos pacientes com IC apresentam dificuldade para realizar exercícios aeróbios pela exigência de respostas cardiovasculares e respiratórias, dificultadas pela inatividade e pelo descondicionamento, como já citado. Uma alternativa para esses pacientes são os exercícios intervalados, que permitem "períodos" de relaxamento alternados com cargas maiores durante a sessão de reabilitação. Tais períodos de cargas alta e baixa podem variar desde o tempo utilizado em cada fase até a carga imposta (Watts ou rpm), como pode ser observado na Figura 4.13. A sua prescrição pode ser baseada no TCP como também nos testes de capacidade funcional.

Quando baseada no TCP, a prescrição é mais simples e pode seguir o mesmo critério do exercício contínuo. Opta-se pela FC como variável de escolha, baseado na FC atingida no LA e no pico do teste calcula-se a porcentagem em que se deseja treinar o paciente. A carga alta proposta pode ser aplicada por curtos períodos (30 a 60 segundos) e seguida por um período de carga baixa, na qual o paciente é capaz de se recuperar da atividade realizada de alta/altíssima intensidade e deve ter no mínimo o mesmo tempo de carga alta. Alguns estudos demonstram que a recuperação na carga baixa deva ser ativa e sem carga, para que o paciente tenha condições de realizar mais séries em carga alta, em comparação à recuperação com cargas em torno do LA. Em relação à carga alta, os estudos ainda são divergentes quanto à carga a ser imposta, podendo variar desde 70 até 100% da FCpico atingida no TCP.

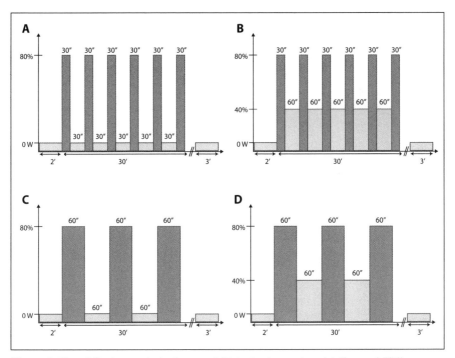

Figura 4.13 — Gráfico demonstrativo das diversas possibilidades do treinamento intervalado (Souza et al., 2013).

Ao optar esse tipo de treinamento, a prescrição de exercício por meio de testes de capacidade funcional também pode ser utilizada. Para a realização da prescrição do exercício baseada nos testes de capacidade funcional, suge-re-se somente que as percentagens da carga alta sejam calculadas a partir da FC obtida no TD e que a FC de treinamento na carga baixa seja a FC do TC6M. As variáveis de PA, SpO_2 e Borg são inseridas no quadrado de prescrição e servem como guia do possível comportamento dessas variáveis durante a sessão de reabilitação cardiovascular. Adicionalmente, a sugestão é seguir os critérios da American Toracic Society para interrupção da atividade física, caso algum sintoma seja relatado ou quando alguma variável estiver acima do desejado para a realização do exercício.

Na prática clínica, observa-se que o treinamento intervalado proporciona maiores benefícios para os pacientes mais graves, ou seja, com piores respostas no TCP e nos testes de capacidade funcional. Por isso, esse tipo de treinamento pode ser aplicado a pacientes que não conseguem realizar o treinamento contínuo ou aqueles que apresentam grandes limitações cardiovasculares e/ou periféricas.

Uso da ventilação não invasiva como ferramenta de treinamento

A VNI é comumente utilizada em pacientes com IC que apresentam insuficiência respiratória, edema agudo de pulmão ou desconforto respiratório por outros motivos. Entretanto, estudos recentes demonstram que a VNI quando utilizada em associação ao exercício é uma excelente ferramenta terapêutica, tanto em pacientes com IC quanto em pacientes com doença pulmonar obstrutiva crônica.

A VNI pode ser utilizada em associação aos exercícios aeróbios (Figura 4.14) e/ou resistidos (Figura 4.15) tanto em pacientes em fase I quanto em fase II da reabilitação cardiovascular. Acredita-se que a VNI proporcione maior fluxo sanguíneo para os membros inferiores e com isso maior oferta de oxigênio, além dos benefícios ventilatórios e cardiovasculares causados pela pressão positiva intratorácica. Todos os pacientes podem se beneficiar da sua utilização e os critérios para não se utilizar a VNI são poucos (desconforto com a máscara, claustrofobia, lesões faciais, cirurgia abdominal alta recente, pneumotórax não drenado).

A prescrição do exercício com a VNI permanece a mesma, muitas vezes as cargas impostas podem ser elevadas até em virtude dos benefícios proporcionados pela VNI.

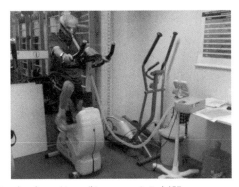

Figura 4.14 — Paciente realizando exercícios aeróbios com associação da VNI.

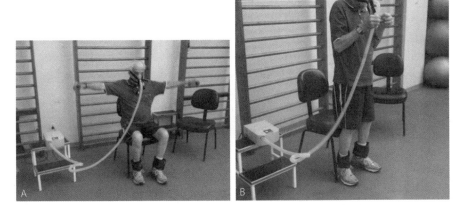

Figura 4.15 — Exercícios resistidos. A: com associação da VNI; B: dinâmicos, com associação da VNI.

Treino resistido

Exercícios resistidos também estão indicados para pacientes com IC. Estudos demonstram que a associação de exercício resistido e aeróbio traz mais benefícios do que quando realizado isoladamente. Assim como nos exercícios aeróbios, os resistidos são capazes de reduzir a mortalidade de pacientes com IC (Figura 4.16). Sabendo-se ainda que há perda de massa muscular com o envelhecimento, o exercício resistido se torna essencial para os pacientes com IC.

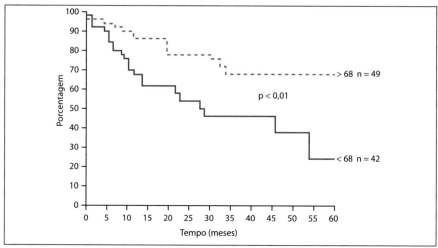

Figura 4.16 — Gráfico de mortalidade de indivíduos com IC submetidos a treinamento resistido (Braith e Beck; 2008).

Normalmente, em cardiomiopatas utiliza-se a carga de treinamento de 40 a 60% do teste de 1 RM. No início do treinamento, muitas vezes, o paciente não consegue realizar exercícios com resistência, então deve fazê-los de forma ativa e livre ou em carga menor que 40% até atingir a carga preconizada. Essa fase de adaptação pode ter duração de aproximadamente 2 semanas. Os exercícios resistidos são aplicados nos principais grupos musculares, os últimos consensos internacionais orientam a realização de apenas uma série de exercícios, com 10 a 15 repetições em pacientes com cardiopatia.

Sessão de exercícios

As sessões de exercícios podem ser realizadas individualmente ou em grupo de no máximo 15 pacientes, porém com prescrições individualizadas. O programa deve ser realizado no mínimo três vezes por semana, com duração de 60 minutos divididos em aquecimento, exercícios resistidos, aeróbios e desaquecimento/relaxamento.

- Aquecimento (5 a 10 minutos): envolve alongamentos e exercícios com cargas livres de grandes grupos musculares. Monitoração da FC, SpO_2 e PA no início da atividade.
- Exercício resistido (15 a 20 minutos): exercícios estáticos ou dinâmicos com halteres ou faixa de resistência elástica para os principais grupos musculares – podem ser realizados em estações de exercícios (Figura 4.17). Monitoração da FC, SpO_2 e Borg no início e ao final da atividade.

- Exercício aérobio (25 a 30 minutos): exercícios realizados em cicloergômetro. Monitoração da FC e SpO$_2$ a cada 5 minutos e da PA e Borg ao final da atividade (Figura 4.18).
- Desaquecimento/relaxamento (5 a 10 minutos): alongamentos dos principais grupos musculares exercitados e relaxamento (com ou sem uso de colchonetes). Monitoração da FC, SpO$_2$, Borg e PA (Figura 4.19).

As variáveis hemodinâmicas (FC, PA e SpO$_2$) devem ser verificadas antes do início da sessão, assim como a pesagem dos pacientes e rápida avaliação da condição atual. Durante a sessão, as variáveis devem ser mensuradas e computadas em folhas de evolução diária, como na Figura 1.11, para melhor controle e observação do paciente. Sugere-se que as FC e SpO$_2$ sejam anotadas a cada 5 minutos e que a PA seja aferida no final da atividade. Ao final do período de recuperação, todos os dados são novamente coletados para verificação da recuperação das variáveis. Os pacientes que apresentam dificuldade de retorno das variáveis cardiovasculares aos parâmetros basais ao exercício dinâmico possuem pior prognóstico e merecem maior vigilância clínica.

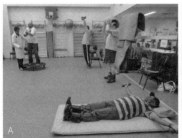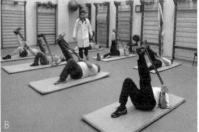

Figura 4.17 — Sessão de exercícios resistidos. A: com halteres subdivididos em estações; B: com faixas de resistência elástica.

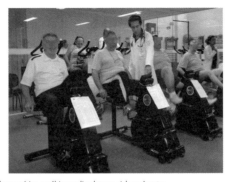

Figura 4.18 — Sessão de exercícios aérobios realizados em cicloergômetro.

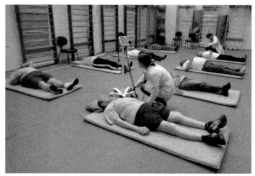

Figura 4.19 — Relaxamento em colchonete com o fisioterapeuta aferindo a PA.

BIBLIOGRAFIA SUGERIDA

1. Ades PA. Cardiac rehabilitation and secondary prevention of coronary heart disease. N Engl J Med. 2001;20;345(12):892-902.
2. American College of Sports Medicine. ACSM Guidelines for exercise testing and prescription. 8th ed. Lippincott Williams & Wilkins; 2010.
3. American Thoracic Society. Guidelines for the Six-Minute Walk Test. Am J Respir Crit Care Med. 2002;166:111-7.
4. American Thoracic Society/European Respiratory Society. ATS/ERS Statement on respiratory muscle testing. Am J Respir Crit Care Med. 2002;166(4):518-624.
5. Bailey SJ, Romer LM, Kelly J, Wilkerson DP, DiMenna FJ, Jones AM. Inspiratory muscle training enhances pulmonary O(2) uptake kinetics and high-intensity exercise tolerance in humans. J Appl Physiol. 2010;109(2):457-68.
6. Barretto AC, Santos AC, Munhoz R, Rondon MU, Franco FG, Trombetta IC, et al. Increased muscle sympathetic nerve activity predicts mortality in heart failure patients. Int J Cardiol. 2009;10;135(3):302-7.
7. Beckers PJ, Possemiers NM, Van Craenenbroeck EM, Van Berendoncks AM, Wuyts K, Vrints CJ, et al. Comparison of three methods to identify the anaerobic threshold during maximal exercise testing in patients with chronic heart failure. Am J Phys Med Rehabil. 2012;91(2):148-55.
8. Belardinelli R, Georgiou D, Cianci G, Purcaro A. 10-year exercise training in chronic heart failure: a randomized controlled trial. J Am Coll Cardiol. 2012;60(16):1521-8.
9. Belardinelli R, Georgiou D, Cianci G, Purcaro A. Randomized, controlled trial of long--term moderate exercise training in chronic heart failure: effects on functional capacity, quality of life, and clinical outcome. Circulation. 1999;99:1173-82.
10. Borg GA. Psychophysical bases of perceived exertion. Med Sci Sports Exerc. 1982;14(5):377-81.
11. Borghi-Silva A, Carrascosa C, Oliveira CC, Barroco AC, Berton DC, Vilaça D, et al. Effects of respiratory muscle unloading on leg muscle oxygenation and blood volume during high-intensity exercise in chronic heart failure. Am J Physiol Heart Circ Physiol. 2008;294(6):H2465-72.
12. Bradley TD, Floras JS. Sleep apnea and heart failure. Part I: Obstructive sleep apnea. Circulation. 2003;107:1671.

13. Bradley TD, Floras JS. Sleep apnea and heart failure. Part II: Central sleep. Circulation. 2003;107:18-22.
14. Bradley TD, Logan AG, Kimoff RJ, Sériès F, Morrison D, Ferguson K, et al. Continuous positive airway pressure for central sleep apnea and heart failure. N Engl J Med. 2005;353:2025-33.
15. Braith RW, Beck DT. Resistance exercise: training adaptations and developing a safe exercise prescription. Heart Fail Rev. 2008;13(1):69-79.
16. Bui AL, Horwich TB, Fonarow GC. Epidemiology and risk profile of heart failure. Nat Rev Cardiol. 2011;8:30-41.
17. Carvalho VO, Guimarães GV, Carrara D, Bacal F, Bocchi EA. Validation of the Portuguese version of the Minnesota Living with Heart Failure Questionnaire. Arq Bras Cardiol. 2009;93(1):39-44.
18. Cataneo DC, Cataneo AJ. Accuracy of the stair climbing test using maximal oxygen uptake as the gold standard. J Bras Pneumol. 2007;33(2):128-33.
19. Coats AJS. Clinical utility of exercise training in chronic systolic heart failure. Nat Rev Cardiol. 2011;8;380-92.
20. Cooper CB. Exercise in chronic pulmonary disease: aerobic exercise prescription. Med Sci Sports Exerc. 2001;33(7):671-9.
21. Dall'Ago P, Chiappa GR, Guths H, Stein R, Ribeiro JP. Inspiratory muscle training in patients with heart failure and inspiratory muscle weakness: a randomized trial. J Am Coll Cardiol. 2006;47(4):757-63.
22. Delahaye N, Cohen-Solal A, Faraggi M, Czitrom D, Foult JM, Daou D, et al. Comparison of left ventricular responses to the six-minute walk test, stair climbing, and maximal upright bicycle exercise in patients with congestive heart failure due to idiopathic dilated cardiomyopathy. Am J Cardiol. 1997;80(1):65-70.
23. Dimopoulos S, Anastasiou-Nana M, Sakellariou D, Drakos S, Kapsimalakou S, Maroulidis G, et al. Effects of exercise rehabilitation program on heart rate recovery in patients with chronic heart failure. Eur J Cardiovasc Prev Rehabil. 2006;13(1):67-73.
24. Dreher M, Walterspacher S, Sonntag F, Prettin S, Kabitz HJ, Windisch W. Exercise in severe COPD: is walking different from stair-climbing? Respir Med. 2008;102(6):912-8.
25. Eston R, Connolly D. The use of ratings of perceived exertion for exercise prescription in patients receiving beta-blocker therapy. Sports Med. 1996;21(3):176-90.
26. Ferraz AS, Bocchi EA, Guimarães GV, Meneghelo RS, Umeda II, Souza JEM. Low intensity is better than high intensity exercise training in chronic heart failure patients concerning pulmonary ventilation, brain natriuretic peptide, and quality of life evaluation: a prospective randomized study. J Am Coll Cardiol. 2003;41(6s1):182-3.
27. Fox SM, Naughton JP, Haskell WL. Physical activity and the prevention of coronary heart disease. Ann Clin Res. 1971;3:404-32.
28. Goldberg L, Elliot DL, Kuehl KS. Assessment of exercise intensity formulas by use of ventilatory threshold. Chest. 1998;94(1):95-8.
29. Guimarães GV, Bellotti G, Bacal F, Mocelin A, Bocchi EA. Can the cardiopulmonary 6-minute walk test reproduce the usual activities of patients with heart failure? Arq Bras Cardiol. 2002;78(6):553-60.
30. Hanly PJ, Khokhar NSZ. Increased mortality associated with Cheyne-Stokes respiration in patients with congestive heart failure. Am J Resp Crit Care Medic. 1996;154:376-81.

31. Iwama AM, Andrade GN, Shima P, Tanni SE, Godoy I, Dourado VZ. The six-minute walk test and body weight-walk distance product in healthy Brazilian subjects. Braz J Med Biol Res. 2009;42(11):1080-5.
32. Jehn M, Halle M, Schuster T, Hanssen H, Weis M, Koehler F, et al. The 6-min walk test in heart failure: is it a max or sub-maximum exercise test? Eur J Appl Physiol. 2009;107(3):317-23.
33. Jones CJ, Rikili RE, Beam WC. A 30-s chair-stand test as a measure of lower body strength in community-seriding older adults. Res Q Exerc Sport. 1999;70(2):113-9.
34. Lamotte M, Niset G, van de Borne P. The effect of different intensity modalities of resistance training on beat-to-beat blood pressure in cardiac patients. Eur J Cardiovasc Prev Rehabil. 2005;12(1):12-7.
35. Laoutaris I, Dritsas A, Brown MD, Manginas A, Alivizatos PA, Cokkinos DV. Inspiratory muscle training using an incremental endurance test alleviates dyspnea and improves functional status in patients with chronic heart failure. Eur J Cardiovasc Prev Rehabil. 2004;11(6):489-96.
36. Lavie CJ, Milani RV. Benefits of cardiac rehabilitation and exercise training. Chest. 2000;117(1):5-7.
37. Little JP, Phillips SM. Resistance exercise and nutrition to counteract muscle wasting. Appl Physiol Nutr Metab. 2009;34:817-28.
38. Meyer T, Görge G, Schwaab B, Hildebrandt K, Walldorf J, Schäfer C, et al. An alternative approach for exercise prescription and efficacy testing in patients with chronic heart failure: a randomized controlled training study. Am Heart J. 2005;149:1-7.
39. Montera MW, Almeida RA, Tinoco EM, Rocha RM, Moura LZ, Réa-Neto A, et al. Sociedade Brasileira de Cardiologia. II Diretriz Brasileira de Insuficiência Cardíaca Aguda. Arq Bras Cardiol. 2009;93(3 Suppl. 3):1-65.
40. Myers J. Principles of exercise prescription for patients with chronic heart failure. Heart Fail Rev. 2008;13:61-8.
41. Neder JA, Andreoni S, Lerario MC, Nery LE. Reference values for lung function tests. II. Maximal respiratory pressures and voluntary ventilation. Braz J Med Biol Res. 1999;32(6):719-27.
42. Neder JA, Stein R. A simplified strategy for the estimation of the exercise ventilator thresholds. Med Sci Sports Exer. 2006;38:1007-13.
43. Negrão CE, Barreto ACP. Cardiologia do exercício. Do atleta ao cardiopata. 3ª ed. Barueri: Manole; 2010.
44. Negrão CE, Middlekauff HR. Exercise training in heart failure: reduction in angiotensin II, sympathetic nerve activity, and baroreflex control. J Appl Physiol. 2008;104:577-8.
45. Neto JMR. A dimensão do problema da insuficiência cardíaca do Brasil e do Mundo. Rev SOCESP. 2004;14;(1):1-7.
46. Nilsson BB, Westheim A, Risberg MA. Effects of group-based high-intensity aerobic interval training in patients with chronic heart failure. Am J Cardiol. 2008;102:1361-5.
47. Oliveira MF, Méndez VM, Sperandio PA, Correia EB, Umeda II. Efeitos da ventilação não-invasiva durante exercício físico na insuficiência cardíaca descompensada. Rev Soc Cardiol Est São Paulo. 2010;1(Supl A):18-23.
48. Piepoli MF, Davos C, Francis DP, Coats AJ. Exercise training meta-analysis of trials in patients with chronic heart failure. BMJ. 2004;328(7433):189.

49. Piña IL, Apstein CS, Balady GJ, Belardinelli R, Chaitman BR, Duscha BD, et al. Exercise and heart failure: a statement from the American Heart Association Committee on exercise, rehabilitation, and prevention. Circulation. 2003;107:1210-25.
50. Pollock ML, Franklin BA, Balady GJ, Chaitman BL, Fleg JL, Fletcher B, et al. AHA Science Advisory. Resistance exercise in individuals with and without cardiovascular disease: benefits, rationale, safety, and prescription: an advisory from the Committee on Exercise, Rehabilitation, and Prevention, Council on Clinical Cardiology, American Heart Association; Position paper endorsed by the American College of Sports Medicine. Circulation. 2000;22;101(7):828-33.
51. Reddy HK, McElroy PA, Janicki JS, Weber KT. Response in oxygen uptake and ventilation during stair climbing in patients with chronic heart failure. Am J Cardiol. 1989;63(3):222-5.
52. Reis MS, Sampaio LM, Lacerda D, De Oliveira LV, Pereira GB, Pantoni CB, et al. Acute effects of different levels of continuous positive airway pressure on cardiac autonomic modulation in chronic heart failure and chronic obstructive pulmonary disease. Arch Med Sci. 2010;6(5):719-27.
53. Ribeiro JP, Chiappa GR, Callegaro CC. The contribution of inspiratory muscles function to exercise limitation in heart failure: pathophysiological mechanisms. Rev Bras Fisioter. 2012;16(4):261-7.
54. Ribeiro JP, Chiappa GR, Neder JA, Frankenstein L. Respiratory muscle function and exercise intolerance in heart failure. Curr Heart Fail Rep. 2009;6(2):95-101.
55. Robergs RA, Landwehr R. The surprising history of the "HRmax=220-age" equation. JEPonline. 2002;5(2):1-10.
56. Rondon MU, Forjaz CL, Nunes N, do Amaral SL, Barretto AC, Negrão CE. Comparison between the prescription of physical training intensity based on the standard ergometric test and on the ergospirometric test. Arq Bras Cardiol. 1998;70(3):159-66.
57. Rostagno C, Olivo G, Comeglio M, Boddi V, Banchelli M, Galanti G, et al. Prognostic value of 6-minute walk corridor test in patients with mild to moderate heart failure: comparison with other methods of functional evaluation. Eur J Heart Fail. 2003;5(3):247-52.
58. Roveda F, Middlekauff HR, Rondon MU, Reis SF, Souza M, Nastari L, et al. The effects of exercise training on sympathetic neural activation in advanced heart failure: a randomized controlled trial. J Am Coll Cardiol. 2003;42(5):854-60.
59. Shapiro A, Shapiro Y, Magazanik A. A simple step test to predict aerobic capacity. J Sports Med Phys Fitness. 1976;16:209-14.
60. Sin DD, Fitzgerald F, Parker JD, Newton G, Floras JS, Bradley TD. Risk factors for central and obstructive sleep apnea in 450 men and women with congestive heart failure. Am J Respir Crit Care Med. 1999;160(5):1101-6.
61. Sin DD, Logan AG, Fitzgerald FS, Liu PP, Bradley TD. Effects of continuous positive airway pressure on cardiovascular outcomes in heart failure patients with and without Cheyne-Stokes respiration. Circulation. 2000;102(1):61-6.
62. Smart NA, Dieberg G, Giallauria F. Intermittent versus continuous exercise training in chronic heart failure: A meta-analysis. Int J Cardiol. 2013;166(2):352-8.
63. Sociedade Brasileira de Cardiologia. II Diretrizes da Sociedade Brasileira de Cardiologia para o diagnóstico e tratamento da insuficiência cardíaca. Arq Bras Cardiol. 1999;72(Supl 1):4-30.

64. Sociedade Brasileira de Cardiologia, Grupo de Estudos de Insuficiência Cardíaca, Departamento de Cardiologia Clínica da SBC. Revisão das II Diretrizes da Sociedade Brasileira de Cardiologia para o diagnóstico e tratamento da insuficiência cardíaca. Arq Bras Cardiol. 2002;79(Suppl 4):1-30.
65. Souza AS, Fernandes EL, Perondini GB, Oliveira MF, Méndez VMF. Protocolos assistenciais da fisioterapia. In: Souza AGMR, editor. Fisioterapia. São Paulo: Atheneu; 2013.
66. Sperandio PA, Borghi-Silva A, Barroco A, Nery LE, Almeida DR, Neder JA. Microvascular oxygen delivery-to-utilization mismatch at the onset of heavy-intensity exercise in optimally treated patients with CHF. Am J Physiol Heart Circ Physiol. 2009;297(5):H1720-8.
67. Sperandio PA, Oliveira MF, Rodrigues MK, Berton DC, Treptow E, Nery LE, et al. Sildenafil improves microvascular O_2 delivery-to-utilization matching and accelerates exercise O_2 uptake kinetics in chronic heart failure. Am J Physiol Heart Circ Physiol. 2012;303(12):H1474-80.
68. Stein R, Chiappa GR, Güths H, Dall'Ago P, Ribeiro JP. Inspiratory muscle training improves oxygen uptake efficiency slope in patients with chronic heart failure. J Cardiopulm Rehabil Prev. 2009;29(6):392-5.
69. Sun H, Shi J, Chen X. Impact of continuous positive airway pressure treatment on left ventricular ejection fraction in patients with obstructive sleep apnea: a meta-analysis of randomized controlled trials. PLoS One. 2013;8(5):e62298.
70. Tanaka H, Monahan KD, Seals DR. Age-predicted maximal heart rate revisited. J Am Coll Cardiol. 2001;37(1):153-6.
71. Tjønna AE, Lee SJ, Rognmo Ø, Stølen TO, Bye A, Haram PM, et al. Aerobic interval training versus continuous moderate exercise as a treatment for the metabolic syndrome: a pilot study. Circulation. 2008;118(4):346-54.
72. Umeda IIK. Manual de fisioterapia na reabilitação cardiovascular. Barueri: Manole; 2006.
73. Vogiatzis I, Zakynthinos S. The physiological basis of rehabilitation in chronic heart and lung disease. J Appl Physiol. 2013;115(1):16-21.
74. Volaklis KA, Tokmakidis SP. Resistance exercise training in patients with heart failure. Sports Med. 2005;35(12):1085-103.
75. Winkelmann ER, Chiappa GR, Lima CO, Viecili PR, Stein R, Ribeiro JP. Addition of inspiratory muscle training to aerobic training improves cardiorespiratory responses to exercise in patients with heart failure and inspiratory muscle weakness. Am Heart J. 2009;158(5):768.e1-7.
76. Wisløff U, Støylen A, Loennechen JP, Bruvold M, Rognmo Ø, Haram PM, et al. Superior cardiovascular effect of aerobic interval training versus moderate continuous training in heart failure patients: a randomized study. Circulation. 2007;115(24):3086-94.

Fisioterapia na reabilitação pós-transplante cardíaco

VANESSA MARQUES FERREIRA MÉNDEZ
TATIANA SATIE KAWAUCHI
ELIANA MARA BRUNHARO MARCHINI
KEILA HARUE KAGOHARA

TRANSPLANTE CARDÍACO

O primeiro transplante cardíaco (TxC) relatado na literatura foi realizado em animais por Carrel e Guthrie, em 1905, e o primeiro TxC em humanos foi realizado por Christian Barnard, em 1967, na Cidade do Cabo, África do Sul.

Pelo registro da International Society for Heart and Lung Transplantation (ISHLT), já houve 96.273 pacientes transplantados do coração no período de janeiro de 1982 a junho de 2010, apesar de se observar subnotificação nos países da Ásia e da América do Sul. A sobrevida observada tem sido de aproximadamente 80% no primeiro ano, 70% em 5 anos e 50% em 10 anos. Além disso, esse documento aponta que 90% dos pacientes não apresentavam nenhuma limitação de atividade física até 5 anos, apenas 20% estavam aposentados e 30% trabalhavam em período integral.

No Brasil, o primeiro TxC da América Latina e o quinto do mundo foi realizado pelo Dr. Euryclides de Jesus Zerbini, em 1968. Atualmente no país já foram realizados 2.753 TxC, com sobrevida em 5 anos estimada em 71%. Entre estes, 227 cirurgias foram realizadas no ano de 2012, 78 foram realizadas no estado de São Paulo. No Instituto Dante Pazzanese de Cardiologia (IDPC), o primeiro TxC foi realizado em 1991, pelo Dr. Luis Carlos Bento de Souza, e atualmente já foram realizados 310 transplantes cardíacos nesta instituição.

O TxC é o tratamento de escolha para os casos de insuficiência cardíaca (IC) avançada, independentemente da etiologia. É indicado para pacientes sintomáticos com IC em classe III ou IV pela New York Heart Association (NYHA), na vigência de tratamento medicamentoso otimizado, com expectativa de vida inferior a 1 ano e sem outra possibilidade de tratamento clínico e/ou cirúrgico. As indicações e as contraindicações se encontram no Quadro 5.1.

Quadro 5.1 – Indicações e contraindicações para transplante cardíaco (adaptado de Macoviak, 1990).

Indicações absolutas
Consumo máximo de oxigênio < 10 mL/Kg/min
Classe funcional IV da NYHA
Hospitalizações recorrentes por insuficiência cardíaca
Arritmias recorrentes e refratárias ao tratamento

Indicações relativas
Consumo máximo de oxigênio < 14 mL/Kg/min
Classe funcional III–IV da NYHA
Edema importante por hipoperfusão renal

Contraindicações
Idade avançada (> 70 anos)
Disfunção hepática, renal ou pulmonar irreversível
Doença vascular periférica ou cerebrovascular grave
Diabete melito insulino-dependente com dano a órgãos terminais
Infecção ativa
Tumores malignos com estadiamento incerto
Hipertensão pulmonar com resistência maior que 6 unidades Wood ou 3 Wood após tratamento com vasodilatadores
Fatores socioeconômicos e psicológicos limitantes

Para quantificar o estadiamento da insuficiência cardíaca e indicar o TxC, realizam-se testes que medem a reserva cardiovascular, como o teste cardiopulmonar, para obter o valor do consumo máximo de oxigênio (VO_2máx) ou VO_2pico, teste de caminhada de seis minutos (TC6M) ou teste ergométrico convencional. A incapacidade de caminhar 300 metros no TC6M ou o VO_2máx com valores menores que 10 mL/kg/minuto são indicadores de mau prognóstico a curto prazo e decisivos para indicação do TxC.

Pela complexidade terapêutica, é importante o acompanhamento multidisciplinar tanto na fase pré quanto no pós-TxC, para avaliar e acompanhar as condições psicossociais, econômicas e familiares do paciente, a fim de melhorar sua evolução, pois fatores como etilismo, tabagismo, má aderência ao tratamento clínico, saneamento básico deficiente e distúrbios psiquiátricos, entre outros, podem determinar a inclusão ou não do paciente no programa de TxC. Nesse processo, o fisioterapeuta poderá realizar intervenções se considerar necessário.

Pacientes nessa fase apresentam comprometimento importante da capacidade funcional e, portanto, limitação para atividades de vida diária (AVD), em razão da incapacidade de desenvolver esforço físico. Por isso, é essencial o acompanhamento desses pacientes por fisioterapeuta em todas as fases do tratamento da IC, sobretudo no pré e pós-TxC, com o intuito de manter ou melhorar as condições cardiovasculares e respiratórias. Esses pacientes podem ainda apresentar caquexia cardíaca, hipertensão pulmonar (HP) e alterações musculoesqueléticas agravadas pelo descondicionamento físico, geralmente presente nesses indivíduos, como foi descrito no capítulo anterior. Após o transplante, cabe a esse profissional restaurar as funções do paciente o mais próximo de sua normalidade.

RETIRADA DO CORAÇÃO DO DOADOR

A escassez de órgãos e a condição clínica dos doadores são fatores limitantes no número de transplantes, assim, é imprescindível a conscientização da população a fim de aumentar a taxa de doação. A avaliação dos doadores potenciais inclui a obtenção adequada da história atual e pregressa, história de tabagismo, exame físico, eletrocardiograma de 12 derivações, ecocardiograma, compatibilidade sanguínea ABO, hemograma completo, eletrólitos, uso de drogas vasoativas (principalmente uso de vasoconstritores); e, por isso, cabe ao cirurgião a decisão final quanto à aceitação do órgão para doação.

O possível doador não pode ter sofrido traumatismo torácico, história de doenças cardiovasculares prévias, evidências de infecção ou ainda ressuscitação cardiopulmonar prolongada (Anexos 5.1, 5.2 e 5.3).

A técnica cirúrgica utilizada na retirada do coração doado é fundamental para o sucesso da cirurgia, assim como a qualidade do enxerto e do estado clínico do receptor. Na retirada do órgão a ser doado, realiza-se a esternotomia, e após a pericardiotomia em T invertida, o coração é avaliado nos quesitos sobre função contrátil, tamanho das cavidades, presença de sopros e lesões ateroscleróticas nas artérias coronárias. Na ausência de alterações morfológicas, o órgão está apto para o TxC.

Depois que os órgãos abdominais são preparados para a retirada, é administrada a heparina, na dosagem de 5 mg/kg; a seguir, a veia cava superior (VCS) é clampeada, a veia cava inferior (VCI) é seccionada, e a aorta torácica ligada, para poder ser administrada a solução de preservação dos órgãos abdominais. O coração se contrai ainda por 3 a 4 ciclos com objetivo de se esvaziar e, então, a aorta ascendente é clampeada e imediatamente inicia-se a administração da solução cardioplégica e simultaneamente a hipotermia tópica com solução salina a 4°C. A VCI é totalmente seccionada e na sequência são seccionadas as veias pulmonares esquerdas e direitas, a VCS, a artéria pulmonar direita e esquerda e, finalmente, após o término da infusão da solução cardioplégica, a aorta ascendente.

Em seguida, o coração é retirado do mediastino, colocado em frasco de vidro hermético, embebido em solução fisiológica a 4°C, e acondicionado em sacos plásticos contendo gelo estéril. É colocado então em uma caixa térmica para o transporte; o receptor aguarda já com a retirada do coração doente em andamento. O uso de soluções cardioplégicas associadas à hipotermia oferece boa preservação miocárdica por período máximo de 4 horas, principalmente após a aparição de soluções cardioplégicas industrializadas que garantem a preservação do coração de forma mais segura eficaz e eficiente.

TÉCNICAS CIRÚRGICAS

O TxC pode ser realizado por meio de duas técnicas:

- A técnica ortotópica que apresenta três variantes:
  - A original, descrita em 1960 por Lower e Schumway, também chamada clássica ou biatrial. O método envolve a conservação da parede posterior dos átrios direito (AD) e esquerdo (AE) no receptor e o implante do coração do doador é realizado anastomosando os AD e AE com suturas diretas, finalizando o implante do coração com a anastomose terminoterminal da artéria pulmonar e aorta ascendente.
  - A técnica bicaval-unipulmonar ou de Wythenshawe, amplamente utilizada no mundo para o TxC, é realizada a anastomose direta da parede posterior do AE e de forma isolada a VCI e VCS, finalizando o implante com a anastomose da artéria pulmonar e aorta ascendente.
  - E a técnica de implante total, também chamada bicaval-bipulmonar. Nesta, o implante é realizado anastomosando de forma isolada e direta os cotos remanescentes do receptor com os correspondentes do doador das veias pulmonares esquerdas, direitas, VCI, VCS, artéria pulmonar e aorta ascendente. Este tipo de implante é o mais empregado no IDPC, pois propicia menor distorção dos átrios, melhor condutibilidade elétrica e menor incidência de insuficiência valvar tricúspide e mitral (Figura 5.1).
- Na técnica heterotópica, o coração do receptor é preservado e recebe o auxílio do coração do doador. Esse tipo de transplante foi descrito pela primeira vez por Demikhov e nos primeiros trabalhos experimentais de McGough et al. e introdu-

zido na prática clínica por Barnard, em 1974. O coração transplantado assume função de suporte ventricular esquerdo ou de suporte biventricular (Figura 5.2).

Existem indicações limitadas para o TxC heterotópico: coração transplantado pequeno ou que sofreu tempo de isquemia muito prolongado e uma função inadequada inicial prevista; sua maior indicação ocorre quando existe

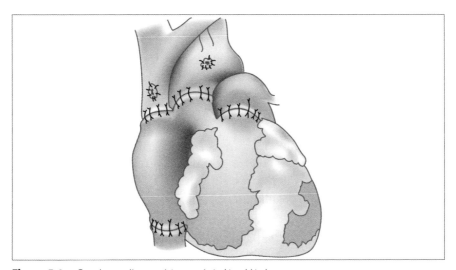

Figura 5.1 — Transplante cardíaco ortotópico com técnica bicaval-bipulmonar.

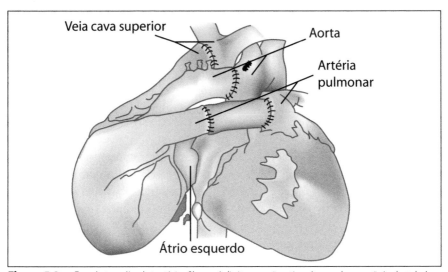

Figura 5.2 — Transplante cardíaco heterotópico. Observar, à direita, o coração nativo e, à esquerda, o coração implantado. A veia cava inferior do coração transplantado é excluída.

HP superior a 8 unidades Wood, a despeito dos testes com vasodilatadores. Atualmente, é realizado número mínimo de transplantes heterotópicos.

CUIDADOS IMEDIATOS

O transporte do paciente do centro cirúrgico para a unidade de terapia intensiva (UTI), a admissão e a monitoração são realizados como em outras cirurgias cardíacas, com exceção do leito, no qual em muitos serviços se adotam cuidados de isolamento.

A ventilação e o processo do desmame seguem a mesma rotina das outras cirurgias cardíacas, no entanto, a extubação deve ser realizada o mais rapidamente possível, pois o paciente está mais suscetível a infecções pela debilidade prévia e pela imunossupressão – que se inicia uma hora antes do paciente entrar no centro cirúrgico e continua no pós-operatório (PO) imediato.

Os pacientes que evoluírem com as complicações próprias do PO de cirurgia cardíaca podem permanecer por tempo prolongado em ventilação mecânica. As causas de complicações, entre as quais estão a fraqueza muscular – principalmente da musculatura respiratória – propiciam também dificuldade no desmame e em manter-se em respiração espontânea. Muitas vezes, há necessidade de acompanhamento intensivo dos sinais de intolerância à retirada da pressão positiva (como mensuração da pressão da artéria pulmonar e/ou da pressão venosa central no momento do desmame) e utilização do suporte ventilatório não invasivo imediatamente após a extubação.

Deve-se ressaltar que o uso crônico de alguns medicamentos pode provocar intoxicação, como a amiodarona, que pode prejudicar a função pulmonar, promovendo distúrbio ventilatório restritivo e necessidade de maior cuidado na ventilação e no desmame do paciente.

A HP é uma complicação grave que acomete muitos pacientes, já que o ventrículo direito (VD) do coração transplantado não tem nenhuma adaptação diante das altas pressões do sistema vascular pulmonar do paciente cardiomiopata. Por isso, no PO, é comum a monitoração hemodinâmica com cateter de artéria pulmonar e, como parte do tratamento, o uso do sildenafil e da milrinona. Se as pressões altas da artéria pulmonar persistem, o uso do óxido nítrico é uma alternativa, pois possui ação direta de vasodilatação pulmonar e provoca impacto positivo na hemodinâmica em consequência da diminuição da pós-carga do VD.

A HP causa piora progressiva da mecânica pulmonar, mais pronunciada em pacientes com grau de hipertensão moderada a grave (pressão média de artéria pulmonar > 40 mmHg), o que reforça a necessidade de maior cuidado no que se refere à ventilação pulmonar no PO. Nesses pacientes, preconiza-se evitar o uso de altos valores de pressão expiratória positiva final (PEEP), porque o aumento da pressão média das vias aéreas eleva a resistência vascular pulmonar e contribui de forma deletéria, elevando a pós-carga do VD, o que agrava a HP. Assim, se necessário, utiliza-se uma FiO_2 elevada, a fim de manter a saturação > 92%, já que a hiperóxia possui efeito vasodilatador pulmonar.

A abordagem fisioterapêutica na UTI do paciente transplantado é semelhante a de outras cirurgias cardíacas, no entanto deve ser prioridade porque as complicações comuns são de maior risco, principalmente a infecção. O enfoque maior deve inicialmente visar à parte respiratória, com a realização de exercícios respiratórios tanto de expansão quanto de higiene brônquica e treinamento muscular respiratório nos casos de fraqueza muscular (Figura 5.3), evoluindo, então, para mobilização ativa dos membros superiores (MMSS) e inferiores (MMII). Assim, o uso da ventilação mecânica não invasiva (VMNI) é um recurso ainda mais utilizado, mesmo de modo profilático, para evitar atelectasias e reduzir os efeitos deletérios da cirurgia cardíaca na função pulmonar. Eventualmente, podem-se realizar exercícios resistidos com a utilização de faixas de resistência elásticas (Figura 5.4) em pacientes que permaneçam na UTI por tempo prolongado. Os exercícios ativos e os resistidos têm por objetivo a melhora da força muscular e ajudam a frear a perda de massa muscular por imobilismo, que é o primeiro enfoque da reabilitação intra-hospitalar. O tempo de permanência na UTI varia de 48 a 72 horas.

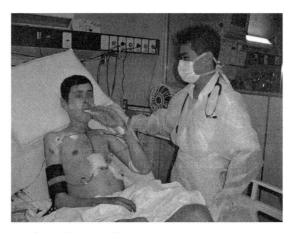

Figura 5.3 — Treinamento de musculatura respiratória.

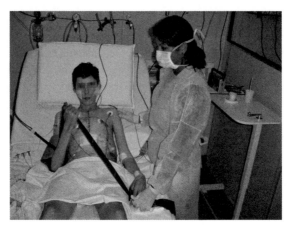

Figura 5.4 — Exercício de fortalecimento muscular com faixa de resistência elástica.

ENFERMARIA

Após a alta da UTI, o paciente permanece na enfermaria ainda em isolamento, em média, por 1 semana, até que a primeira biópsia endomiocárdica seja realizada. Com o resultado da biópsia indicando mínimo grau de rejeição, o paciente é liberado do isolamento, porém alguns serviços preconizam proteção com avental, luvas e máscara, para evitar possíveis riscos de infecção. É importante lembrar que, logo após a biópsia, o paciente deve permanecer em repouso por 2 horas.

A recuperação cardiovascular na enfermaria é realizada seguindo um protocolo em etapas (Tabela 5.1), buscando promover ortostatismo, deambulação precoce e exercícios gerais e é finalizada com atividades que envolvem grandes grupos musculares, exercícios mais vigorosos, como descer e subir escadas e de resistência muscular (Figuras 5.5, 5.6 e 5.7). É fundamental adequar os exercícios às condições individuais de cada paciente, pois a recuperação no pós-TxC depende muito de vários fatores.

Alguns pacientes necessitarão de repetição das etapas por 2 a 3 dias e até de suporte com VMNI. Outros poderão precisar inicialmente de treinamento da musculatura respiratória para depois entrar em protocolo mais dinâmico.

É preciso estar atento à sintomatologia clínica de intolerância ao esforço, valorizando a percepção de cansaço pela escala subjetiva de Borg por causa da ausência do controle autonômico. Apesar disso, os sinais vitais devem ser monitorados antes, durante e após as sessões, como podem ser visualizados na ficha de evolução diária (Figura 3.29).

Fisioterapia na reabilitação pós-transplante cardíaco **177**

Tabela 5.1 – Protocolo de reabilitação intra-hospitalar para TxC.

Reabilitação intra-hospitalar para TxC em enfermaria

1° dia	Treinamento muscular respiratório com Threshold® por 5 min (se PImáx < 70% predito)
	Exercícios ativos assistidos ou livres. Tempo total: 10 min aproximadamente
	No leito: tríplice flexão de MMII, flexão/extensão de cotovelo/ombro
	Sedestação à beira do leito, rotação de tronco
	Ortostatismo assistido ou livre
	Deambulação por aproximadamente 20 m (independência para as AVD no quarto)
2° dia	Treinamento muscular respiratório com Threshold® por 8 min (se PImáx < 70% predito)
	Exercícios ativos assistidos ou livres. Tempo total: 15 min aproximadamente
	Breve alongamento dos grandes grupos musculares (peitoral, trapézio, quadríceps e isquiotibiais)
	Ortostatismo
	Movimentação diagonal de MMSS, circundução de ombro
	Tríplice flexão de MMII, ponta dos pés com apoio
	Caminhada de até 5 min, podendo intercalar com marcha estacionária (aproximadamente 20 vezes) para maior gasto energético
3° dia	Treinamento muscular respiratório com Threshold® por 12 min (se PImáx < 70% predito)
	Exercícios ativos assistidos ou livres. Tempo total: 15 min aproximadamente
	Breve alongamento dos grandes grupos musculares (peitoral, trapézio, quadríceps e isquiotibiais)
	Ortostatismo. Inclinação lateral/rotação de tronco e pescoço
	Movimentação diagonal de MMSS, circundução de ombro (uni ou bilateralmente)
	Tríplice flexão de MMII, ponta dos pés com apoio
	Semiagachamento
	Caminhada de até 8 min podendo intercalar com marcha estacionária/MMSS (aproximadamente 20 vezes) para maior gasto energético

(continua)

Tabela 5.1 – Protocolo de reabilitação intra-hospitalar para TxC (*continuação*).

Reabilitação intra-hospitalar para TxC em enfermaria	
4° dia	Treinamento muscular respiratório com Threshold® por 15 min (se PImáx < 70% predito)
	Repetir as atividades do dia anterior
	Subir e descer um lance de escadas
5° dia	Treinamento muscular respiratório com Threshold® por 20 min (se PImáx < 70% predito)
	Deambulação por 10 min
	Descer e subir um lance de escadas
6° dia	Realizar exercícios até a alta
	Progredir tempo de caminhada, número de degraus e tempo de treinamento muscular respiratório

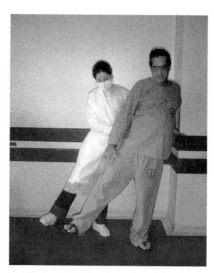

Figura 5.5 — Exercício ativo de MMII no quarto. Observar paramentação da fisioterapeuta.

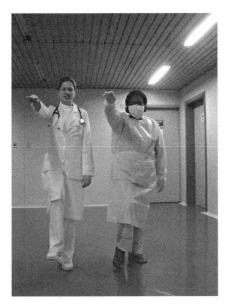 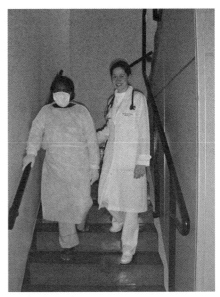

Figura 5.6 — Caminhada associada à elevação de MMII e MMSS.

Figura 5.7 — Descendo escada fora do quarto. Observar paramentação da paciente.

As seguintes situações exigem maior investigação para continuidade do programa: alterações de FC (< 70 bpm e > 130 bpm), PA (sistólica < 80 mmHg ou > 150 mmHg, diastólica < 40 mmHg ou > 100 mmHg), tontura, sudorese fria e palidez cutânea podem ter significado clínico de descompensação cardíaca, rejeição aguda ou quadro infeccioso.

O objetivo principal da fisioterapia na fase de internação consiste em evitar os efeitos maléficos do repouso prolongado, retorno às AVD ainda no ambiente hospitalar, proporcionar rápida recuperação cardiopulmonar e orientar a importância e a prática do exercício físico pós-alta hospitalar. Aqueles que não puderem participar do programa de reabilitação ambulatorial devem receber orientações periódicas de atividades em casa, como caminhada, alongamentos e exercícios localizados.

COMPLICAÇÕES NO PÓS-OPERATÓRIO

Em razão dos problemas relacionados à rejeição, o paciente recebe a terapia imunossupressora por toda a vida. Utiliza-se o esquema tríplice com corticosteroides, ciclosporina, micofenolato de mofetila e azatioprina, e os seus ajustes são feitos de acordo com as biópsias endomiocárdicas, nível sérico de ciclosporina, contagem de leucócitos, plaquetas e função renal.

180 Manual de fisioterapia na reabilitação cardiovascular

Os corticosteroides bloqueiam várias etapas da cascata de rejeição e têm como efeito colateral síndrome de Cushing, osteoporose, intolerância à glicose, hipercolesterolemia, entre outros. A ciclosporina possui ação imunossupressora e apresenta como efeito colateral hipertensão arterial sistêmica, nefrotoxicidade, hepatotoxicidade, entre outros. A azatioprina é um potente supressor da imunidade celular, seus efeitos colaterais são leucopenia, pancreatite, hepatite e outros.

Uma das complicações mais graves no PO de TxC é a rejeição aguda (Tabela 5.2), pois aumenta a morbidade e mortalidade por causa das alterações da função miocárdica, podendo ocorrer mesmo com o uso dos imunossupressores, levando a danos miocárdicos irreversíveis. Os pacientes podem desenvolver rejeição cardíaca de grau variável, na qual a maior incidência encontra-se por volta da quarta à sexta semana, diminuindo progressivamente.

Tabela 5.2 — Classificação de rejeição (adaptado de Bacal, 2009).

Grau	Nomenclatura	Histopatologia
0 R	Ausência de rejeição	Ausência de infiltrado inflamatório e dano miocitário
1 R	Rejeição aguda leve a moderada, focal	Infiltrado inflamatório perivascular ou intersticial geralmente discreto, sem dano miocitário ou com foco único de agressão aos cardiomiócitos
2 R	Rejeição aguda moderada, multifocal	Infiltrado inflamatório multifocal com dois ou mais focos de agressão aos cardiomiócitos
3 R	Rejeição aguda moderada a grave, difusa	Infiltrado inflamatório difuso, geralmente com presença de neutrófilos, associado a múltiplos focos de agressão

A rejeição aguda pode ser de três tipos: hiperaguda, aguda humoral e aguda celular. A forma hiperaguda de rejeição pode ocorrer em período que varia de minutos a horas após o TxC, mas é praticamente eliminada com os cuidados de compatibilidade sanguínea e reação linfocitária. A rejeição aguda humoral ocorre nos 6 primeiros meses do Tx, que consiste na agressão do enxerto por anticorpos circulantes formados após o transplante. Podem ocorrer no miocárdio edema intersticial e hemorragia. A rejeição aguda celular é caracterizada pela formação e pela infiltração no miocárdio por linfócitos que podem ou não agredir os miócitos.

Como regra, na presença de agressão, a rejeição é graduada como moderada ou grave quando há presença ou agressão aos miócitos pelo infiltrado linfocitário, necessitando de biópsia de controle após o período de 10 a 15 dias. Se não ocorrer agressão aos miócitos, a rejeição é leve e realiza-se apenas o acompanhamento clínico. Essa complicação pode ser assintomática ou manifestar-se com febre, enfraquecimento, letargia, sinais de disfunção ventricular esquerda/direita, diminuição do débito cardíaco (DC) com consequente congestão pulmonar, estase jugular, hepatomegalia e frequentes arritmias, podendo evoluir para choque cardiogênico. Na radiografia de tórax, verificam-se aumento da área cardíaca, estase vascular pulmonar, derrame pleural e cardiomegalia, sugerindo derrame pericárdico. Na presença de qualquer manifestação de disfunção renal, oligúria ou aumento de creatinina, a ciclosporina-A deve ser reduzida ou suspensa temporariamente. Nessa situação, associa-se a imunoglobulina antitimocitária (ATG) ou antilinfocitária (ALG). Os anticorpos monoclonais contra linfócitos T3 (OKT3) também podem ser utilizados com benefícios controversos.

O tratamento imunossupressor de longa duração, apesar de indispensável para evitar a rejeição do órgão, apresenta efeitos adversos também associados à atrofia muscular (particularmente das fibras do tipo II, pelo aumento na taxa de catabolismo das proteínas e do fluxo dos aminoácidos, enquanto simultaneamente ocorre o decréscimo da taxa de síntese de proteínas) e a osteoporose (supressão do número, função e recrutamento de osteoblastos, inibindo o crescimento ósseo; aumento de osteoclastos, aumentando a reabsorção óssea; supressão da absorção gastrointestinal do cálcio e do fosfato; excreção renal aumentada de cálcio).

Praticamente todos os receptores de TxC imunossuprimidos experimentam diminuição da densidade mineral óssea (DMO), preenchendo os critérios da Organização Mundial da Saúde (DMO com desvio de 1 a 2,5 abaixo do normal). Estudos mostram que 30 a 50% dos pacientes que recebem longo período de terapia imunossupressora apresentam fraturas osteoporóticas. Para evitar perdas maiores, torna-se necessária a reposição de cálcio, vitamina D, agente bifofato, como o alendronato de cálcio.

A incidência de infecções acompanha a curva de rejeição e é mais frequente nos primeiros meses de Tx por causa da imunossupressão, como infecções hospitalares (urinária, pulmonar e da ferida operatória). As complicações tardias de infecção são diversas e geralmente oportunistas e incluem vírus (citomegalovírus, herpes), *Pneumocystis carinii* e outros fungos.

A presença do derrame pericárdico, em pacientes com sangramento aumentado, pode provocar tamponamento cardíaco que ocasiona instabilidade hemodinâmica acompanhada de sinais e sintomas, como taquicardia, dispneia e hipotensão. À radiografia, verifica-se aumento da área cardíaca pelo alargamento do mediastino, o que representa um importante diagnóstico auxiliar, além do ecocardiograma, que é o principal método utilizado para confirmar o diagnóstico.

A nefrotoxicidade é atribuída geralmente à ciclosporina, o que a torna um efeito colateral do medicamento, mas pode também estar relacionada ao trauma cirúrgico ou distúrbios hemodinâmicos perioperatórios ou má função renal pré-operatória, alterando o *clearance* renal. A insuficiência renal que surge tardiamente é em geral irreversível.

A complicação tardia que mais compromete a vida do paciente submetido ao TxC é a doença vascular do enxerto (aterosclerose acelerada do enxerto). Sua prevalência em geral é de 8% no primeiro ano, 20% no segundo e de 30 a 40% aos 5 anos. Acredita-se que a causa seja um processo crônico de rejeição, também associado à rejeição por citomegalovírus. O comprometimento é geralmente difuso, pois o paciente não apresenta angina por causa da denervação do coração. Com a evolução da doença vascular, podem ocorrer comprometimento cardíaco importante, infarto sem dor e até morte súbita.

O fisioterapeuta deve ter conhecimento das complicações citadas e adequar o tratamento ao estágio de evolução em que o paciente se encontra. Deve-se interromper a reabilitação quando se tratar de pacientes que pertençam ao grupo moderado a grave de rejeição. Nesses casos, a atuação do fisioterapeuta deve se restringir à manutenção do quadro respiratório, muitas vezes com uso de VMNI.

CORAÇÃO TRANSPLANTADO E CAPACIDADE DE EXERCÍCIO

Os pacientes pós-TxC possuem características marcantes que causam menor resposta ao exercício e ao treinamento físico em comparação com indivíduos sadios ou com outras doenças cardíacas; mesmo assim, a resposta ao treinamento é proporcionalmente adequada em todas as atividades. A resposta diferenciada ao exercício físico está relacionada a alguns fatores da doença de base, à capacidade funcional pré-Tx, ao tempo de isquemia, à técnica cirúrgica utilizada, à denervação, ao número de rejeições e ao uso da medicação imunossupressora.

O coração do doador pode apresentar vários graus de disfunção miocárdica em decorrência do período prolongado de isquemia ou por danos de reperfusão. No coração transplantado, observa-se a depressão temporária da função contrátil do miocárdio na fase imediata de adaptação do enxerto. O

VD tem maior dificuldade de adaptação ao aumento da pós-carga do que o VE, por causa de sua anatomia, mas as causas não estão totalmente esclarecidas, porém a HP pode agravar esse quadro.

A técnica cirúrgica pode ter importância clínica, pois foi observada maior probabilidade de reinervação simpática e parassimpática com a técnica bicaval, quando comparada com a clássica. Isso ocorre porque, na bicaval, é feito um corte neural completo, e esse fator parece ser o estímulo necessário para o início do processo de reinervação das fibras nervosas no coração transplantado. Apesar de achados de reinervação tardia serem descritos, ainda é um processo pouco conhecido.

A denervação do coração provoca taquicardia de repouso e incompetência cronotrópica que são observadas por até 10 anos após o Tx. O coração transplantado perde o controle direto do sistema nervoso autônomo no DC, no repouso e no exercício. Explica-se a taquicardia em decorrência da maior sensibilidade do coração denervado às catecolaminas circulantes, por aumento da densidade e/ou por afinidade dos betarreceptores.

A frequência cardíaca (FC) aumenta lentamente durante as primeiras fases do exercício e é acompanhada pelo aumento imediato nas pressões de enchimento em consequência do retorno venoso, que aumenta por causa da atividade dos músculos, obedecendo à lei de Frank Starling. Nos exercícios prolongados, o débito cardíaco é mantido pelo aumento da norepinefrina circulante.

Sabe-se que no paciente transplantado ocorre a elevação mais acentuada da liberação da norepinefrina, nos primeiros minutos de atividade física, quando comparado a indivíduos normais.

Durante o período de recuperação, a FC mantém-se elevada por mais tempo, provavelmente em razão do retardo na resposta por via humoral. O retorno aos níveis basais ocorre paralelamente à redução da concentração das catecolaminas circulantes.

Estudos são controversos sobre a fração de ejeção do VE no repouso pós-TxC, entretanto existe concordância no que se refere ao fato de a fração de ejeção do VE aumentar ao longo do exercício na mesma proporção que no indivíduo saudável. O DC no repouso e no exercício é determinado basicamente pelo aumento ou pela diminuição na pré-carga, via mecanismo de Frank Starling. Porém, o DC é menor e a diferença arteriovenosa é maior tanto no repouso quanto no exercício. Durante o esforço submáximo, o DC menor é compensado por maior diferença arteriovenosa de oxigênio e por aumento do metabolismo anaeróbico.

O VO_2pico também tem valor reduzido e pode estar relacionado com técnica cirúrgica, disfunção sistólica e diastólica, atrofia muscular, anormalidades metabólicas decorrentes de IC, entre outras. Contudo, a atividade física pode melhorar a captação de oxigênio, reduzindo os efeitos deletérios da má perfusão periférica e da baixa capacidade funcional.

O treinamento físico é uma ferramenta não farmacológica de extrema importância no transplantado de coração para melhora da capacidade de realizar exercício físico, da força muscular periférica, da qualidade de vida e da resposta cronotrópica, mesmo apresentando resposta mais atenuada ao exercício.

Pacientes transplantados em programa de reabilitação, com frequência de quatro vezes por semana, com exercícios de intensidade moderada, apresentaram melhora da capacidade aeróbica na porcentagem que varia de 20 a 50%. Esse resultado parece estar relacionado com o aumento do metabolismo periférico e das mudanças hemodinâmicas, como aumento da FC e do DC, aumento da função endotelial e redução da atividade neuro-hormonal, mas principalmente pela melhor extração de oxigênio. Também se observou melhora na eficiência respiratória.

Atualmente, há um crescente consenso clínico de que o treino combinado de força e resistência para pacientes transplantados de coração pode ser uma terapia adjuvante na prevenção dos efeitos adversos decorrentes do uso da terapia imunossupressora e reverter as consequências da insuficiência cardíaca prévia. O exercício resistido possui efeito osteogênico, pois ao realizar o exercício com levantamento de pesos, sinais biomecânicos são transmitidos pelo tecido trabecular ósseo e estimulam a liberação de hormônio de crescimento e consequentemente a formação de osteoblastos e tecido de revestimento ósseo.

Braith et al., em 2003, avaliaram 25 transplantados de coração, que foram randomizados em 3 grupos: alendronato (grupo que recebeu apenas administração de alendronato a 10 mg ao dia, n = 8); alendronato + exercícios resistidos (além de receber alendronato realizaram programa de 6 meses de exercícios resistidos, n = 8) e grupo-controle (sem intervenção, n = 9). O programa de exercício era constituído de fortalecimento de MMSS, MMII a 50% teste de resistência muscular (1 RM), uma série de 15 repetições. Quando o paciente era capaz de realizar 15 repetições, acrescentava-se a carga de trabalho para 5 a 10% de peso. Os resultados mostraram que os exercícios resistidos somados ao alendronato foram mais eficazes que o alendronato separadamente em reestabelecer a DMO em transplantados de coração. A terapia antiosteoporose deve ser introduzida nessa população somada à prática regular de exercícios físicos.

Em um estudo do mesmo grupo da Flórida, realizado em 2006, foram avaliados os efeitos da administração de calcitonina isolada (n = 8) ou em associação a programa de exercícios resistidos (n = 10) na DMO total, do colo do fêmur e da coluna lombar. Após 6 meses de protocolo de treinamento, observou-se que o efeito osteogênico do exercício resistido melhorou a DMO do colo do fêmur a níveis pré-Tx, e melhorou a DMO da lombar no grupo treinamento.

Haykowsky et al., em 2009, avaliaram 43 transplantados cardíacos subdivididos em grupo-treinamento (n = 22) e grupo-controle (n = 21). O grupo-treinamento realizou um programa de 12 semanas de exercícios combinados (aeróbios e resistidos). Os exercícios resistidos realizados no protocolo foram: (a) MMSS: *chest press, lattisimus dorsalis, pulldown* e *arm curls*; (b) membros inferiores: *leg press*. Foram realizados de uma a duas séries de 10 a 15 repetições, duas sessões semanais na intensidade de 50% do teste de 1 RM. O treino aeróbio foi realizado em esteira e/ou bicicleta ergométrica na intensidade de 60 a 80% do VO_2 pico, durante 30 a 45 minutos, nas primeiras 8 semanas, em cinco sessões semanais. Nas últimas 4 semanas, o treino aeróbio foi realizado na frequência de três sessões semanais por 45 minutos, em intensidade a 80% do VO_2 pico e o treino intervalado foi realizado na frequência de duas sessões semanais, com intensidade crescente. Observou-se melhora estatisticamente significativo de 16% no VO_2 pico, aumento de 21% na carga utilizada no *chest press* e de 19% na carga do *leg press*.

Wu et al., em 2008, avaliaram os efeitos de um programa domiciliar de exercícios aeróbios e resistidos de 8 semanas em 37 transplantados cardíacos subdivididos em grupo-treinamento (n = 14) e grupo-controle (n = 23). O protocolo domiciliar consistia em 5 minutos de aquecimento, alongamentos de MMSS e de MMII, 15 a 20 minutos de caminhada a 60 a 70% do VO_2 pico, 10 minutos de exercícios de escada e 5 minutos de desaquecimento, realizados pelo menos 3 vezes por semana. Exercícios de fortalecimento de MMSS e MMII incluíram: *arms curls*, extensão de tríceps, *chest press* e *standing shoulder press*. Apesar da melhora de apenas 9% do VO_2 pico, houve melhora de 24% no teste de sentar e levantar, 11% no índice de fadiga do quadríceps direito, 11% no pico de torque da extensão do joelho direito e de 5% no domínio físico do questionário de qualidade de vida.

Braith et al. avaliaram 15 transplantados de coração subdivididos em grupo-treinamento resistido (oito indivíduos) e grupo-controle (sete indivíduos). Ambos os grupos realizaram programa de caminhada de igual intensidade, porém o grupo-treinamento resistido realizou programa de fortalecimento de MMSS e MMII a 50% de 1 RM, uma série de 15 repetições, duas vezes na semana que teve início no segundo mês após o Tx e término no oitavo mês após o transplante. O grupo-treinamento apresentou melhora da atividade das enzimas oxidativas cintrato sintase (+ 40%), 3-hydroxyacyl--CoA-dehydrogenase (+ 10%) e lactato desidrogenase (+ 48%) de forma mais expressiva que o grupo-controle (+ 10%, − 15% e + 20%, respectivamente). A concentração de fibras musculares tipo I (oxidativas) aumentaram 73% no grupo-treinamento, porém diminuíram no grupo-controle (28%), enquanto as fibras glicolíticas tipo 2x aumentaram 17% no grupo-controle e diminuíram (33%) no grupo-treinamento. Este foi o primeiro estudo a demonstrar que o exercício resistido promove mudança nas fibras musculares tipo II menos oxidativas para fibras do tipo I mais oxidativas e resistentes à fadiga.

Assim, pode-se concluir que os exercícios, principalmente os resistidos, iniciados precocemente no PO de TxC são eficazes em alterar o fenótipo da musculatura esquelética por meio do aumento da reserva enzimática e da mudança na morfologia da fibra muscular.

FASE AMBULATORIAL

A fase ambulatorial tem início, em média, 1 mês depois da alta hospitalar. O paciente faz inicialmente retornos semanais periódicos, que podem progredir para intervalos maiores, dependendo da evolução clínica. Nesses retornos, é importante que toda a equipe acompanhe e oriente de perto as rotinas diárias, as dúvidas e as dificuldades. O fisioterapeuta traça de forma individualizada a terapia, a fim de dar continuidade ao programa intra--hospitalar. Os pacientes recebem novas orientações quanto a caminhadas, alongamentos e exercícios ativos e participam de forma tímida das sessões em grupo. Nos casos em que o paciente tenha necessidade de terapia respiratória e fortalecimento muscular por quadro debilitado, recomenda-se tratamento intensivo até que possua condições para inclusão em programa em grupo da fase II, que se inicia após a realização do teste cardiopulmonar (TCP), aproximadamente após 1 mês de cirurgia (Figuras 5.8 e 5.9).

Além do TCP, no ambulatório de reabilitação cardiovascular realiza-se nova avaliação fisioterápica, que consiste em reavaliar, por meio dos testes utilizados no período pré-operatório, como TC6M, força muscular respiratória, 1 RM e QQV de Minnesota. Deve-se comparar o teste pré-operatório com o do PO e programar o exercício ambulatorial ou orientações para casa.

O protocolo de exercícios nas fases II e III inclui a frequência de três sessões semanais com duração de 45 a 60 minutos (Figura 5.10). A intensi-

Fisioterapia na reabilitação pós-transplante cardíaco **187**

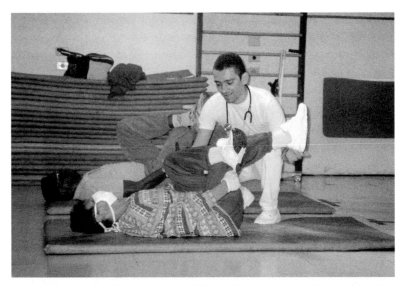

Figura 5.8 — Fisioterapeuta auxiliando alongamento de MMII no colchonete. Apesar de atendimento ambulatorial, a paciente ainda faz uso de máscara.

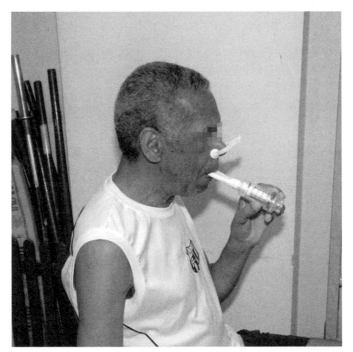

Figuras 5.9 — Paciente em pós-transplante cardíaco dando continuidade ao treinamento muscular respiratório no ambulatório.

dade do exercício deve ser ajustada de acordo com o limiar anaeróbico obtido pelo TCP. A utilização da escala subjetiva de esforço de Borg é válida para mensurar o cansaço durante a sessão, devendo esse parâmetro aproximar-se de 13 (escala original) ou 4 (escala modificada de Borg).

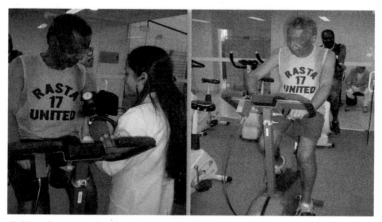

Figura 5.10 — Paciente transplantado sendo monitorado durante a fase aeróbia da reabilitação ambulatorial.

As sessões são compostas de três fases: (1) aquecimento, que tem duração de 15 minutos, no qual são realizados exercícios para os grandes grupos musculares com o objetivo de preparar a musculatura para uma atividade mais vigorosa realizada na fase seguinte; (2) condicionamento, que consiste em 25 minutos de atividade aeróbica realizada em bicicleta ergométrica e treino de resistência muscular em dias intercalados; (3) fase de relaxamento, com duração de 5 minutos, cujo objetivo é permitir que o organismo retorne aos parâmetros hemodinâmicos basais. Os exercícios de resistência podem ser feitos em forma de circuito, intercalando diferentes grupos musculares (Figura 5.11) ou no solo para fortalecimento do abdome, dos glúteos e dos demais músculos do tórax para benefício do equilíbrio e da postura (Figura 5.12).

Os pacientes são monitorados como os demais pacientes (Figura 2.19). A FC deixa de ser um parâmetro relevante, porém, quando apresenta grande variação, principalmente queda brusca, pode sugerir falência ventricular, e deve-se suspender imediatamente o exercício, fato comum nos pacientes cardiomiopatas. Em contrapartida, a verificação da PA e SpO_2 com maior frequência pode ajudar a controlar melhor o exercício nesses pacientes. Como já citado, geralmente a hipertensão não é impeditiva para a sessão de reabilitação, mas a PA no pico do esforço não deve ultrapassar 30 mmHg da PA basal.

Fisioterapia na reabilitação pós-transplante cardíaco **189**

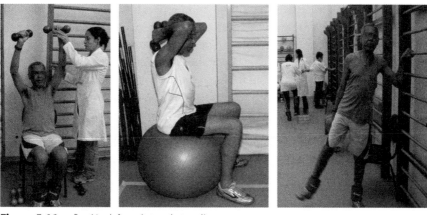

Figura 5.11 — Exercícios de força pós-transplante cardíaco.

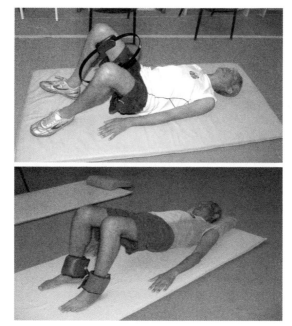

Figura 5.12 — Paciente transplantado realizando exercícios de força no solo.

Depois de 6 a 12 meses da alta hospitalar, pode-se dar continuidade à reabilitação cardiovascular, fase denominada IV. Nessa etapa, o objetivo principal é promover a manutenção dos benefícios obtidos.

A reabilitação cardiovascular tem papel fundamental na readaptação do paciente à sociedade, recondicionando seu estado físico debilitado pela doença limitante que o acometia antes do Tx e melhorando a sua qualidade de vida.

BIBLIOGRAFIA SUGERIDA

1. Al-Rawas OA, Carter R, Stevenson RD, Naik SK, Wheatley DJ. Exercise intolerance following heart transplantation. Chest. 2000;118:1661-70.
2. Bacal F, Souza-Neto JD, Fiorelli AI, Mejia J, Marcondes-Braga FG, Mangini S, et al. II Diretriz Brasileira de Transplante Cardíaco. Arq Bras Cardiol. 2009;94(1 Supl 1):e16-73.
3. Banner NR, Lloyd MH, Hamilton RD, Innes JA, Guz A, Yacoub MH. Cardiopulmonary response to dynamic exercise after heart and combined heart-lung transplantation. Br Heart J. 1989;61(3):215-23.
4. Barnard CN. The operation. A human cardiac transplant: an interim report of a successful operation performed at Groote Schuur Hospital, Cape Town. S African Med J. 1967;41(48):1271-4.
5. Bernardi L, Radaelli A, Passino C, Falcone C, Auguadro C, Martinelli L, et al. Effects of physical training on cardiovascular control after heart transplantation. Int J Cardiol. 2007;118:356-62.
6. Bernardi L, Valenti C, Wdowczyck-Szulc J, Frey AW, Rinaldi M, Spadacini G, et al. Influence of type on surgery on the occurrence of parasympathetic reinnervation after cardiac transplantation. Circulation. 1998;97:1368-74.
7. Braith RW, Magyari PM. Treinamento resistido para os receptores de transplante de órgãos. In: Graves JA, Franklin BA, editors. Treinamento resistido na saúde e reabilitação. Rio de Janeiro: Revinter; 2006.
8. Braith RW, Magyari PM, Fulton MN, Aranda J, Walker T, Hill JA. J Resistance exercise training and alendronate reverse glucocorticoid-induced osteoporosis in heart transplant recipients. Heart Lung Transplant. 2003;22(10):1082-90.
9. Braith RW, Magyari PM, Fulton MN, Lisor CF, Vogel SE, Hill JA, Aranda JM Jr. Comparison of calcitonin versus calcitonin + resistance exercise as prophylaxis for osteoporosis in heart transplant recipients. Transplantation. 2006;81(8):1191-5.
10. Bussières LM, Pflugfelder PW, Ahmad D, Taylor AW, Kotuk WJ. Evolution of resting function in the first year after cardiac transplantation. Eur Respir J. 1995;8:959-62.
11. Carrel A, Guthrie CC. The transplantation of veins and organs. Am J Med. 1905;11:1101.
12. Demikhov VP. Experimental transplantation of vital organs. New York: Consultants Bureau; 1962.
13. Dreyfus G, Jebara V, Mihaileanu S, Carpentier AF. Total orthotopic heart transplantation: an alternative to the standart technique. Ann Thorac Surg. 1991;52(5):1181-4.
14. Ferraz AS, Arakaki H. Atividade física e qualidade de vida após transplante cardíaco. Rev Soc Cardiol Est São Paulo. 1995;6:670-8.
15. Filho AP, Martins MP, Andrade VA. Transplante cardíaco. In: Séries Monografias Dante Pazzanese. 2003;I(3):1-85.

16. Guimarães GV, et al. Reabilitação física no transplante cardíaco. Rev Bras Med Esporte. 2004;5.
17. Haykowsky M, Taylor D, Kim D, Tymchak W. Exercise training improves aerobic capacity and skeletal muscle function in heart transplant recipients. Am J Transplant. 2009;9:734-9.
18. Hertz MI, Taylor DO, Trulock EP, Boucek MM, Mohacsi PJ, Edwards LB, Keck BM. The registry of ISHLT. Ninetheenth Report. J Heart Lung Transpl. 2002;21:950-70.
19. Kamler M, Herold U, Aleksic I, Jakob H. Sports after heart transplantation. Herz. 2004;29(4)435-41.
20. Kirklin JK. Is biopsy-proven cellular rejection an important clinical consideration in heart transplantation? Curr Opin Cardiol. 2005;20:127-31.
21. Kirklin JK, Naftel DC, Bourge RC, White-Williams C, Caulfield JB, Tarkka MR, et al. Rejection after cardiac transplantation. A time-related risk factor analysis. Circulation. 1992;86(Suppl 5):II236-41.
22. Lower RR, Shumway NE. Studies on the orthotopic homotransplantation of the canine heart. Surg Forum. 1960;11:18.
23. Macoviak JA. Aspectos perioperatórios e cirúrgicos do transplante cardíaco. In: Clínicas cardiológicas. Interlivros. 1990;1:73-82.
24. Marconi C, Marzorati M. Exercise after heart transplantation. Eur J Appl Physiol. 2003;90(3-4):250-9.
25. McGough EC, Brener PL, Reemstma K. The parallel heart studies of intrathoracic auxiliary cardiac transplants. Surgery. 1966;60:153.
26. McGregor CGA, Jamieson SW, Oyer PE. Heart transplantation at Stanford University. Heart Transplant. 1984;4:30.
27. Nesralla I, Sant'Anna JRM. Transplante cardíaco. In: Nesralla I, editor. Cardiologia cirúrgica: perspectiva para o ano 2000. São Paulo: BYK; 1994.
28. Pina IL, Apstein CS, Balady GJ, Belardinelli R, Chaitman BR, Duscha BD, et al.; American Heart Association Committee on exercise, rehabilitation, and prevention. Exercise and heart failure: a statement from the American Heart Association. Committee on exercise, rehabilitation, and prevention. Circulation. 2003;107(8):1210-25.
29. Ravenscraft SA, Gross CR, Kubo SH, Olivari MT, Shumway SJ, Bolman RM 3rd, Hertz MI. Pulmonary fuction after successful heart transplantation. Chest. 1993;103:54-8.
30. Registro Brasileiro de Transplantes. Dimensionamento dos transplantes no Brasil e em cada estado. Ano XVIII, n. 4;2013.
31. Stolf NAG, Moreira LFP. Tratamento cirúrgico da insuficiência cardíaca. In: Nobre F, Serrano CV (eds.). Tratado de cardiologia SOCESP. Barueri: Manole; 2005.
32. Tegtbur U, Busse MW, Jung K, Markofsky A, Machold H, Brinkmeier U, et al. Phase III rehabilitation after heart transplantation. Z Kardiol. 2003;92(11):908-15.
33. Uberfuhr P, Frey AW, Fuchs A, Paniara C, Roskamm H, Schwaiger M, Reichart B. Signs of vagal reinnervation 4 years after transplantation in spectra of heart rate variability. Eur J Cardiothorac Surg. 1997;12:907-12.
34. Ventura HO, Mehra MR, Smart FW, Stapleton DD. Cardiac. Allograft Vasculopathy: current concepts. Am Heart J. 1995;129:791-9.
35. Von Sheidt W, Neudert J, Erdmann E, Kemkes BM, Gokel JM, Autenrieth G. Contractility of the transplanted, denervated human heart. Am Heart J. 1991;121:1480-8.
36. Wilson RF, Christensen BV, Olivari MT, Simon A, White CW, Laxson DD. Evidence for structural sympathetic reinnervation after orthotopic cardiac transplantation in humans. Circulation. 1991;83:1210-20.

37. Wu YT, Chien CL, Chou NK, Wang SS, Lai JS, Wu YW. Efficacy of a home-based exercise program for orthotopic heart transplant recipients. Cardiology. 2008;111:87-93.

ANEXOS

Anexo 5.1 — Orientações para o diagnóstico de morte encefálica.

ORIENTAÇÕES PARA O DIAGNÓSTICO DE MORTE ENCEFÁLICA
Sequência de procedimentos na avaliação do paciente com diagnóstico de morte encefálica
1 Checar o uso de drogas com efeito depressor do SNC. Se prescrito, suspender e aguardar 12 horas no caso de benzodiazepínicos e 24 horas para neurolépticos
2 Realizar dois exames clínicos neurológicos com intervalo de 6 horas. Estes exames são realizados por dois intensivistas ou por um intensivista e um neurologista
3 O exame clínico deve demonstrar: a) Ausência do reflexo fotomotor (pupilas midriáticas bilateralmente)   b) Ausência do reflexo corneopalpebral   c) Ausência do reflexo oculocefálico   d) Ausência do reflexo da tosse   e) Ausência de respostas às provas calóricas: injetar 50 mL de água ou SF 0,9% a 0°C em cada conduto auditivo, verificando a presença de movimentos oculares   f) Teste de apneia: o paciente deve ser ventilado com oxigênio a 100% por 10 minutos, em seguida desconectar do ventilador por 10 minutos. Neste período, um cateter com fluxo de 6 L/min deve ser mantido na cânula endotraqueal. Observar a presença de movimentos respiratórios ou até quando o PCO_2 atingir 33 mmHg
4 Informar aos familiares que o paciente encontra-se em morte encefálica e que, atendendo à Lei n. 9.434/97, o hospital deverá notificar a Central de Captação de Órgãos
5 Telefonar para o serviço de procura de órgãos e tecidos, notificando o potencial doador.

Fisioterapia na reabilitação pós-transplante cardíaco **193**

Anexo 5.2 — Termo de declaração de morte encefálica.

TERMO DE DECLARAÇÃO DE MORTE ENCEFÁLICA
(RES. CFM N. 1.480, DE 08/08/97)

Nome: _____ RG hospitalar: _____

Idade: _____ anos _____ meses _____ dias   Data de nascimento: _____/_____/_____

Sexo: ☐ Feminino   ☐ Masculino   Cor: ☐ Negra   ☐ Branca   ☐ Amarela

Pai: _____

Mãe: _____

A. Causa do coma

A.1. Causa do coma: _____

A.2. Causas do coma que devem ser excluídas do exame:

    a. Hipotermia .... ☐ Sim   ☐ Não

    b. Uso de drogas depressoras do sistema nervoso central .... ☐ Sim   ☐ Não

        (Se a resposta for SIM a qualquer dos itens acima, interromper o protocolo)

B. Exame neurológico

ATENÇÃO: verificar o intervalo mínimo exigível entre as avaliações clínicas, constantes da tabela abaixo:

Idade	Intervalo entre as avaliações
7 dias a 2 meses incompletos	48 horas
2 meses a 1 ano incompleto	24 horas
1 ano a 2 anos incompletos	12 horas
Acima de 2 anos	6 horas

Elementos do exame neurológico:

(ATENÇÃO: ao efetuar o exame neurológico, assinalar OBRIGATORIAMENTE para cada elemento uma das duas opções: SIM ou NÃO)

Elementos do exame neurológico	Resultados			
	1º exame		2º exame	
Coma aperceptivo	☐ Sim	☐ Não	☐ Sim	☐ Não
Pupilas fixas e arreativas	☐ Sim	☐ Não	☐ Sim	☐ Não
Ausência de reflexo corneopalpebral	☐ Sim	☐ Não	☐ Sim	☐ Não
Ausência de reflexos oculocefálicos	☐ Sim	☐ Não	☐ Sim	☐ Não
Ausência de respostas às provas calóricas	☐ Sim	☐ Não	☐ Sim	☐ Não
Ausência de reflexo de tosse	☐ Sim	☐ Não	☐ Sim	☐ Não
Apneia	☐ Sim	☐ Não	☐ Sim	☐ Não

C. Assinaturas dos exames clínicos

(Os exames devem ser realizados por profissionais diferentes, os quais não poderão ser integrantes da equipe de remoção e transplante)

1º exame	**2º exame**
Data: ___/___/_____ Hora: ___:___	Data: ___/___/_____ Hora: ___:___
Nome do médico: _____	Nome do médico: _____
CRM: _____	CRM: _____
Endereço: _____	Endereço: _____
_____ Telefone: _____	_____ Telefone: _____
Assinatura: _____	Assinatura: _____

(continua)

194 Manual de fisioterapia na reabilitação cardiovascular

Anexo 5.2 — Termo de declaração de morte encefálica (*continuação*).

D. Exame complementar (indicar o exame realizado)				
1. Angiografia cerebral	2. Cintilografia radioisotópica	3. Doppler transcraniano	4. Monitorização da pressão intracraniana	5. Tomografia computadorizada com xenônio
6. Tomografia por emissão de fóton	7. EEG	8. Tomografia por emissão de pósitrons	9. Extração cerebral de oxigênio	10. Outros (citar)

Anexo 5.3 — Cuidados básicos na manutenção do doador

CUIDADOS BÁSICOS NA MANUTENÇÃO DO DOADOR
1   Hidratação: manter balanço positivo de ± 1.000 mL
2   Reposição de potássio: manter potássio sérico entre 3,4 e 4,5
3   Após reposição volumétrica, se a hipotensão persistir, a droga de escolha é dopamina na dose de até 10 mg/kg/min para manter PAS > 100 mmHg
4   Manter vias aéreas livres de mucosidade, aspirando secreções traqueobrônquicas quando necessário

5   Manter ventilação mecânica
Ventilador a pressão: FR = 16 ou 20 mvpm
  • Pico de pressão: 20 cmH$_2$O
  • FiO$_2$ = 60 a 100%
Ventilador a volume:
  • Modo de ventilação: assistido/controlado
  • Volume corrente = 8 a 10 mL/kg
  • FR = 10 a 14 incursões/min
  • PEEP = 4 a 5 cmH$_2$O/min
  • Pressão = 40 cmH$_2$O
  • FiO$_2$ = 60 a 100%

6   Usar proteção ocular com gaze umedecida com SF 0,9% gelado, garantindo a proteção das córneas
7   Cobertores, compressas úmidas e quentes e lâmpadas elétricas próximas ao corpo ajudam a manter a temperatura a 36°C

Fisioterapia na reabilitação de crianças com cardiopatia congênita

ANDYARA CRISTIANNE ALVES
KEILA HARUE KAGOHARA
PRISCILA CRISTINA DE ABREU SPERANDIO
TATIANA SATIE KAWAUCHI

INTRODUÇÃO

As cardiopatias congênitas podem ser definidas como a malformação cardíaca na fase precoce do período embrionário ou fetal, que resulta em alterações cardiocirculatórias presentes ao nascimento, causadas por fatores ambientais e/ou anormalidades cromossômicas.

Estima-se que aproximadamente entre 3,4 e 10,2% por mil nascidos vivos apresentem malformação cardiovascular com variados graus de comprometimento clínico e hemodinâmico, sendo as manifestadas no período neonatal as mais graves. Atualmente, o número de crianças que já nascem com o diagnóstico realizado pela ecocardiografia fetal vem aumentando, bem como suas chances de sobrevivência até a idade adulta, em razão da melhora do manuseio clinicocirúrgico.

A criança com cardiopatia congênita geralmente tem diminuição da capacidade funcional e, habitualmente, é mais hipoativa do que a criança sadia em razão da própria doença, a restrição das atividades físicas e da vida diária pelos familiares e, em muitos casos, pela necessidade de hospitalização precoce e prolongada que pode ocorrer desde o seu nascimento. A inatividade repercute na condição física, emocional e social, e acarreta baixa autoestima, sedentarismo e piora da qualidade de vida. Por isso, na medida do possível, a criança deve ser estimulada a assumir um modo ativo de vida e, quando liberada pelo cardiopediatra, ser estimulada à prática de atividades físicas sob orientação de profissionais que reconhecem os benefícios físicos e psicossociais que essas atividades proporcionam, bem como os riscos relacionados.

Os indivíduos com cardiopatia congênita exigem cada vez mais a instituição de um programa de atividade física adequado e individualizado, que tenha influência direta na melhora da capacidade funcional, psicológica e social. Para a prescrição de exercícios programados e para a prática de atividades físicas recreativas, é imprescindível ter conhecimento pleno da história do paciente, da patologia, das manifestações clínicas e hemodinâmicas e do tratamento cirúrgico ao qual foi submetido. A presença de hipertensão arterial pulmonar (HAP), síncope, arritmias e disfunção miocárdica, pode sugerir maior comprometimento cardíaco e maior risco, exigindo grande atenção na avaliação e no atendimento destes pacientes.

CLASSIFICAÇÃO DAS CARDIOPATIAS CONGÊNITAS

De modo simplificado, quanto à presença ou à ausência de cianose, as cardiopatias congênitas podem ser divididas em dois grupos: acianogênicas e cianogênicas; e, de acordo com o fluxo sanguíneo pulmonar em cardiopatias de hipofluxo, normofluxo e hiperfluxo pulmonar (Tabela 6.1).

O diagnóstico das cardiopatias congênitas é feito por meio de exame físico, oximetria de pulso, eletrocardiograma (ECG), radiografia de tórax e de forma definitiva por outros exames como ecocardiograma (ECO), cateterismo cardíaco, ressonância magnética e tomografia computadorizada. Estes exames identificam as alterações anatomofuncionais e a presença ou a ausência de *shunt* intracardíaco.

As cardiopatias congênitas acianogênicas são constituídas por *shunts* esquerdo-direito (E-D) a níveis atrial, ventricular ou grandes vasos. Já as cardiopatias congênitas cianogênicas são mais complexas e possuem, na maioria dos casos, mais de um defeito associado. A cianose pode ser ocasionada por mecanismos como o *shunt* direito-esquerdo (D-E), por hipofluxo pulmonar ou por inadequação da drenagem do sangue arterializado para a circulação sistêmica.

COMPLICAÇÕES DAS CARDIOPATIAS CONGÊNITAS

Nas cardiopatias congênitas acianogênicas com hiperfluxo pulmonar, as principais complicações são a congestão pulmonar e as infecções do trato respiratório, sendo que a instalação de hipertensão pulmonar é ocasionada pela persistência de hiperfluxo pulmonar. Já nas cardiopatias acianogênicas obstrutivas, as principais consequências são a insuficiência cardíaca e o baixo débito cardíaco. Acidose metabólica, baixo débito cardíaco e poliglo-

Tabela 6.1 — Classificação das cardiopatias congênitas (adaptada de Bojar, 1999).

I. Lesões obstrutivas

  A. Estenose pulmonar (EP)

  B. Estenose mitral (EM)

  C. Estenose aórtica (EAo)

  D. Coarctação da aorta (CoAo)

  E. Interrupção do arco aórtico (IAo)

II. Cardiopatias acianogênicas (*shunt* E-D)

  A. Persistência do canal arterial (PCA)

  B. Comunicação interatrial (CIA)

  C. Comunicação interventricular (CIV)

  D. Defeito do septo atrioventricular (DSAV)

  E. Janela aortopulmonar

III. Cardiopatias cianogênicas (*shunt* D-E)

  A. Tetralogia de Fallot (T4F)

  B. Atresia pulmonar com septo interventricular íntegro

  C. Atresia pulmonar com comunicação interventricular

  D. Atresia tricúspide (AT)

  E. Anomalia de Ebstein

IV. Cardiopatias cianogênias complexas (múltiplas alterações)

  A. Dupla via de saída do ventrículo direito (DVSVD)

  B. Corações univentriculares (ventrículo único – VU)

  C. Transposição das grandes artérias (TGA)

  D. Drenagem anômala total das veias pulmonares (DATVP)

  E. *Truncus arteriosus* (TA)

  F. Síndrome da hipoplasia do coração esquerdo (SHCE)

bulia aparecem em consequência da hipóxia ocasionada pela insaturação arterial presente nas cardiopatias congênitas cianogênicas.

A maioria dos defeitos congênitos provoca repercussões negativas em outros órgãos vitais além do coração, comprometendo o desenvolvimento da criança e até mesmo a sua sobrevida.

Insuficiência cardíaca congestiva

Na criança, a insuficiência cardíaca congestiva (ICC) decorre da incapacidade do coração suprir as necessidades metabólicas do organismo. No período neonatal, a causa mais frequente é o defeito estrutural, enquanto em crianças maiores a ICC ocorre tanto pelo defeito estrutural quanto pela doença miocárdica.

As principais causas da ICC na infância são:

- Sobrecarga de volume (PCA, CIV, CIA, TGA, VU, AT e TA).
- Sobrecarga de pressão (Eao, CoAo, SHCE) secundária à cardiopatia congênita ou por inadaptação cirúrgica.
- Miocárdio comprometido por processos inflamatórios ou de outra etiologia (miocardite viral ou bacteriana, febre reumática).

Esse desequilíbrio pode ser observado pelos seguintes sinais e sintomas que variam conforme a gravidade: sudorese excessiva, palidez, cianose, taquipneia e/ou dispneia com a presença de batimento das aletas nasais; utilização de musculatura acessória, retração dos músculos intercostais, tiragem de fúrcula esternal, intercostal e diafragmática, com consequente aumento do trabalho respiratório. Taquicardia (FC > 160 bpm em recém-nascidos e 100 bpm em crianças maiores), hipotensão, redução do débito urinário, edema generalizado e hepatomegalia pelo aumento da pressão venosa sistêmica, também podem ser observados nas crianças com ICC.

Outras alterações consistentes com a ICC são: ausculta pulmonar com estertores crepitantes e/ou sibilos, tosse crônica secundária à congestão pulmonar. Na radiografia de tórax, verifica-se uma imagem sugestiva de congestão pulmonar e notadamente evidencia-se a presença de cardiomegalia (Figura 6.1). A diminuição do fluxo sistêmico que compromete a perfusão tecidual, as dificuldades respiratórias que contribuem para o déficit de ingestão calórica e o cansaço às mamadas levam ao quadro de perda de peso com consequente hipodesenvolvimento pondoestatural.

Alterações pulmonares

As repercussões pulmonares estão diretamente relacionadas às alterações no fluxo sanguíneo pulmonar, que ocorrem em razão de defeitos anatômicos presentes nas cardiopatias de hipofluxo ou hiperfluxo pulmonar e nas doenças obstrutivas do ventrículo esquerdo.

Nas cardiopatias de hipofluxo pulmonar, há malformação das estruturas anatômicas do lado direito do coração, reduzindo o fluxo sanguíneo para a

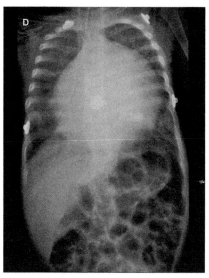

Figura 6.1 — Imagem radiológica de cardiomegalia.

circulação pulmonar. O *shunt* D-E ocorre por meio da comunicação intercavitária ou pelo canal arterial. São consideradas patologias de hipofluxo pulmonar: EP, T4F, AP e AT.

A hipóxia e, por consequência, a cianose observadas nessas crianças são de grau variado e dependem de fatores como a magnitude da obstrução da via de saída de ventrículo direito (VD) e/ou a presença de comunicação intercavitária que poderá ser ou não restritiva. A baixa saturação de oxigênio pode se agravar em situações de choro, dor, na execução das atividades de vida diária, no esforço físico, na febre e ser acompanhada de acidose metabólica. A hipóxia também estimula o centro respiratório, causando taquipneia e aumento do trabalho respiratório.

Por outro lado, nas cardiopatias de hiperfluxo pulmonar (CIA, CIV, PSAVT e PCA), as crianças podem evoluir assintomáticas quando o defeito for mínimo, ou apresentar sintomas de congestão pulmonar, elevação da resistência vascular pulmonar (RVP) e infecções recorrentes do trato respiratório. Se o defeito não for corrigido em tempo hábil e o fluxo aumentado para os pulmões persistir por tempo prolongado, ocorrerão alterações na estrutura vascular pulmonar com hipertrofia da camada íntima das arteríolas, provocando um quadro de HAP que complicará a evolução clínica e o pós-operatório da criança. O desvio constante do sangue da esquerda para a direita, por meio das comunicações atrial, ventricular ou dos vasos da base, gera também aumento das cavidades direitas pela acomodação volumétrica.

Nas doenças obstrutivas do ventrículo esquerdo, ocorre aumento de pressão no nível da obstrução, que dificulta a drenagem da circulação pulmonar, tendo assim aumento da pressão retrógrada e consequente aumento da pressão venosa pulmonar. Dependendo da gravidade da obstrução, podem ocorrer sinais de ICC e baixo débito cardíaco também.

Complicações respiratórias

Lactentes e crianças até o oitavo ano de vida apresentam o sistema respiratório em maturação, predispondo-os ao desenvolvimento de desconforto respiratório e até falência respiratória na presença de complicações pulmonares. As diferenças anatômicas e fisiológicas presentes na criança em relação ao adulto são mais evidentes quanto menor for a criança; entre elas destacam-se: menor complacência pulmonar e alta resistência das vias aéreas superiores e periféricas, em consequência do menor número e tamanho de alvéolos e do diâmetro reduzido das vias aéreas; menor capacidade residual funcional em razão da alta complacência das costelas e da cartilagem intercostal; escassez de poros de Khon e canais de Lambert que garantem a ventilação colateral; alta complacência das vias aéreas ocasionada por imaturidade de suporte cartilaginoso, tornando-a suscetível ao colapso dinâmico; diafragma com predomínio de fibras do tipo II que são pouco resistentes à fadiga. Além disso, a criança normalmente apresenta tônus abdominal diminuído que, associado à distensão abdominal comum no pós-operatório de cirurgia cardíaca, piora ainda mais a mecânica respiratória. Como resultado, as complicações mais comumente encontradas na criança cardiopata na unidade de terapia intensiva ou mesmo na enfermaria tanto no pré quanto no pós-operatório são:

- Insuficiência respiratória: resulta de anormalidades na relação ventilação/perfusão (V/Q) e *shunt* intrapulmonar.
- Pneumotórax: geralmente em decorrência de barotrauma.
- Atelectasia: comumente causada por obstrução das vias aéreas por muco e, em algumas situações, por compressão extrínseca da traqueia e dos brônquios.
- Paralisia diafragmática: causada por lesão no nervo frênico.
- Quilotórax: causado por lesão do ducto torácico, entre outros fatores.
- Infecções pulmonares.

Os sinais de desconforto respiratório geralmente incluem taquipneia, taquicardia, retração intercostal, batimento de aletas nasais, gemido expiratório, balanço de cabeça, estridor laríngeo e expiração prolongada, além de alterações gasométricas e radiológicas.

Alterações do desenvolvimento físico

O hipodesenvolvimento físico geralmente está associado às cardiopatias congênitas, principalmente as cianogênicas, e a gravidade dependerá das alterações anatômicas e funcionais. Crianças com defeitos discretos, na maioria das vezes, apresentam desenvolvimento normal, e raramente o mental está afetado. Alguns fatores associados podem explicar as alterações do desenvolvimento físico, como desnutrição, hipóxia tecidual, ICC crônica, infecções respiratórias recorrentes, estado hipermetabólico e fatores genéticos ou endócrinos.

A desnutrição, resultado da inapetência e/ou ingestão inadequada de alimentos, associada à inatividade física, causa atrofia muscular, deformidade musculoesquelética por diminuição da síntese proteica da massa muscular esquelética e atrasa a maturidade óssea.

As crianças com cardiopatia congênita hospitalizadas por distúrbios respiratórios (p. ex., pneumonias, broncopneumonias, bronquiolite e broncoespasmo) sofrem atraso no desenvolvimento neuropsicomotor e alterações posturais (Figuras 6.2 e 6.3), e ambos podem ser ocasionados pelo

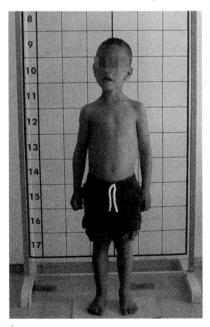

Figura 6.2 — Retração esternal.

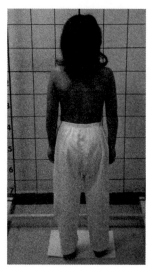

Figura 6.3 — Escápula alada e escoliose.

tempo prolongado de internação hospitalar, imobilidade no leito e pela falta de estímulos sensoriais e motores adequados para a idade.

As alterações posturais e as alterações da biomecânica toracoabdominal também se devem ao aumento do trabalho respiratório e à hiperinsuflação pulmonar (Figura 6.4) que ocasiona a retificação do diafragma e o encurtamento dos músculos inspiratórios acessórios, deslocando os ossos da caixa torácica em sentido inspiratório. Observa-se protrusão esternal ou *pectus carinatum* (Figura 6.2) nos casos de cardiomegalia, em razão do efeito das contrações cardíacas contra a caixa torácica, e de crianças com síndrome de Marfan. Portanto, nessas situações, não será incomum observar que a criança adote uma postura de anteriorização da cabeça, hipercifose torácica, elevação das costelas e do esterno, elevação e protrusão dos ombros, assimetria de tórax, retrações costais anterolaterais e hiperlordose lombar (Figura 6.5).

Após a cirurgia, por causa da incisão, dor e presença de drenos, ocorre a diminuição da mobilidade da caixa torácica e, em razão do aumento da contratilidade dos músculos respiratórios acessórios, ocorrem as retrações do arcabouço torácico, que provocam a retração esternal.

Alterações no sistema nervoso central

As complicações neurológicas das crianças com cardiopatia congênita e o atraso de seu desenvolvimento sensoriomotor estão associados a diversos fatores,

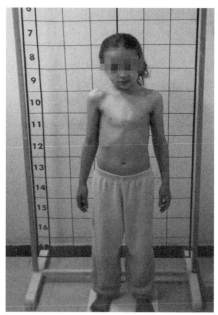

Figura 6.4 — Peito de pombo e protusão esternal.

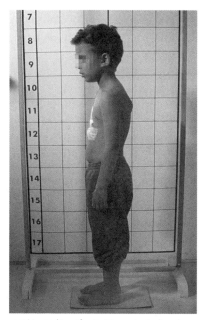

Figura 6.5 — Criança no pós-operatório com hipercifose torácica, protrusão de ombros e anteriorização da cabeça.

podendo ser inatos ou adquiridos. Entre os inatos, estão as síndromes genéticas que acompanham as cardiopatias congênitas, como a trissomia do cromossomo 21 ou anomalias cerebrais congênitas. Já entre os adquiridos estão hipoxemia crônica, ICC, episódios de arritmias, tromboembolismo cerebral, estado nutricional inadequado ou infecções do sistema nervoso central (SNC). A instabilidade hemodinâmica no período pré-operatório ou no pós-operatório sujeitam o SNC a alterações do fluxo sanguíneo e os eventos a que a criança é submetida no momento intraoperatório, como hipotermia profunda, circulação extracorpórea, hemodiluição e parada circulatória total, entre outros, deixam o SNC, que ainda pode estar em maturação, mais vulnerável a lesões cerebrais.

Atualmente, com os grandes avanços cirúrgicos, a sobrevida da criança com cardiopatia congênita aumentou. Foi relatada na 32ª Conferência de Bethesda uma estimativa de que no ano 2000 havia 2.800 adultos com cardiopatia congênita por milhão de habitantes, 50% destes com cardiopatias de gravidade moderada ou alta complexidade; associado a isso, a comunidade científica também reconhece o aumento das sequelas neurológicas em decorrência das cardiopatias congênitas.

Estudos prospectivos em crianças que foram submetidas à correção total ou parcial de cardiopatia congênita já identificam que elas podem apresentar algum grau de alteração na área cognitiva, motora, sensorial ou comportamental.

O acidente vascular encefálico tem como causa os eventos tromboembólicos devido à inadequada função ventricular esquerda, hipertensão arterial, policitemia e anemia.

As convulsões no pós-operatório são causadas por lesão hipóxica–isquêmica ocorrendo principalmente nas primeiras 48 horas do pós-operatório e em crianças submetidas a tempo prolongado de parada circulatória total.

A paraplegia é uma complicação rara nas cirurgias de correção da CoAo.

TRATAMENTO CIRÚRGICO

O tratamento cirúrgico das cardiopatias congênitas modifica a anatomia e a hemodinâmica desses pacientes, podendo ser definitivo ou paliativo e deve ser traçado no momento adequado para cada caso em particular, dependendo do grau de repercussão clínica e da magnitude do defeito. O objetivo do tratamento cirúrgico está em oferecer à criança adequada qualidade de vida com redução ou abolição dos sintomas, auxiliar no aumento da tolerância à atividade física quando indicada e em promover maior perspectiva de sobrevida a longo prazo.

Cardiopatias acianogênicas

- A CIA (Figura 6.6A) é considerada a cardiopatia congênita de evolução mais benigna, permitindo a programação eletiva do tratamento cirúrgico. A correção cirúrgica dessa patologia consiste em sua rafia (Figura 6.6B), aproximando as bordas com sutura contínua, ou na plastia com placa de pericárdio bovino ou autólogo (Figura 6.6C), fixando a placa às bordas da CIA. A incisão cirúrgica utilizada, na maioria dos casos, é a minitoracotomia, com esternotomia parcial ou por janela transxifóidea.
- A CIV (Figura 6.7A) isolada é o defeito cardíaco congênito mais comum, correspondendo a 20% de todas as cardiopatias congênitas, mas frequentemente está associada a outros defeitos congênitos, e a sintomatologia está diretamente relacionada ao tamanho do defeito e à magnitude do *shunt* E-D. Nos casos de CIV peque-

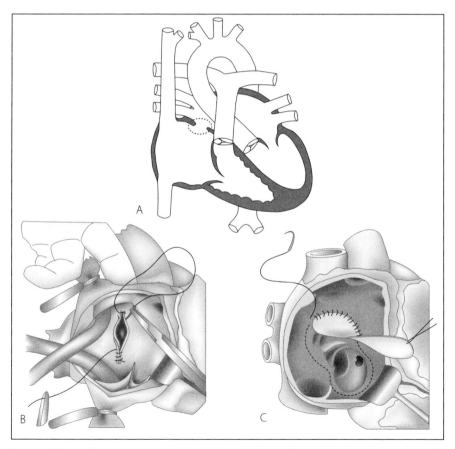

Figura 6.6 — A: CIA *ostium secundum* (círculo tracejado); B: atriosseptorrafia; C: atriosseptoplastia com utilização de *patch* de pericárdio bovino, suíno ou autólogo.

nas (< 4 mm), existe a probabilidade de fechamento espontâneo, situação mais comum no primeiro ano de vida. Caso a CIV pequena não feche espontaneamente até os 10 anos de idade, deve-se indicar a correção cirúrgica, principalmente pelo risco de endocardite bacteriana.
- Nas CIVs amplas, a indicação cirúrgica deve ser precoce, preferencialmente até o sexto mês de vida, não devendo ultrapassar o primeiro ano pelos riscos do desenvolvimento da hipertensão pulmonar. O tratamento cirúrgico (Figura 6.7B) consiste na colocação de uma placa de pericárdio bovino ou autólogo ou mesmo a rafia nos casos de CIV mínimas (1 a 2 mm).
- O DSAV consiste na ausência de estruturas atrioventriculares normais, como resultado da malformação dos coxins endocárdicos. Apresenta-se nas formas parcial e total e está fortemente associado com a síndrome de Down. No DSAV forma parcial, caracterizado pela presença de uma CIA tipo *ostium primum* associado a uma fenda competente da valva mitral, o tratamento cirúrgico consiste no fechamento da CIA pela atriosseptoplastia e o fechamento da fenda valvar. Na forma total, caracterizada pela valva atrioventricular comum e pela ausência dos septos interatrial e interventricular (Figura 6.8A), o tratamento consiste na atriosseptoplastia, ventriculosseptoplastia e na separação da valva atrioventricular única em duas, direita e esquerda, realizada com os mesmos remendos utilizados no fechamento das comunicações (Figura 6.8B).
- A persistência do canal arterial (Figura 6.9A), estrutura fundamental na vida intrauterina, quando não se fecha espontaneamente nos primeiros dias de vida,

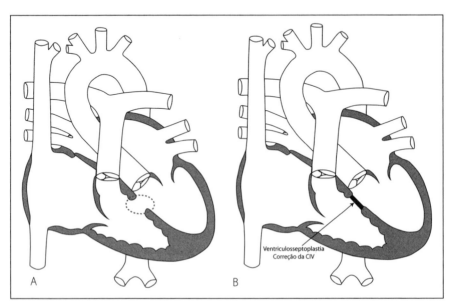

Figura 6.7 — A: comunicação interventricular (círculo tracejado); B: ventriculosseptoplastia (correção da comunicação interventricular).

mantém pérvia a comunicação entre a circulação sistêmica e a pulmonar, devendo ser fechado por meio de procedimento hemodinâmico ou pela cirurgia de secção e sutura do canal arterial (Figura 6.9B).

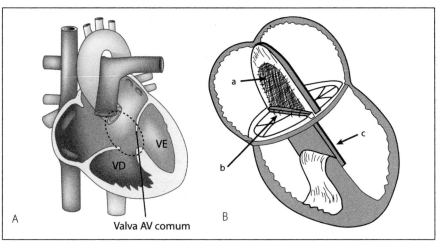

Figura 6.8 — A: defeito do septo atrioventricular total (círculo tracejado); B: correção do defeito do septo atrioventricular total – fechamento do *ostium primum* com retalho de pericárdio (a) e retalho do Dacron® suturado no lado direito do septo ventricular e no anel da valva atrioventricular comum (b), com sutura entre os enxertos nos folhetos seccionados da valva comum (c).

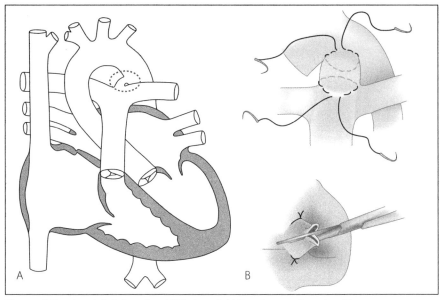

Figura 6.9 — A: persistência do canal arterial (círculo tracejado); B: secção e sutura do canal arterial.

- A CoAo (Figura 6.10A) consiste no estreitamento da artéria aorta, frequentemente localizado no istmo aórtico, e representa de 3,4 a 9,8% das cardiopatias congênitas. O tratamento pode ser feito por angioplastia com balão (procedimento hemodinâmico) ou cirurgicamente (Figura 6.10B).

Cardiopatias cianogênicas

O tratamento cirúrgico de algumas cardiopatias cianogênicas deve ser feito no período neonatal, como é o caso da TGA e das cardiopatias depen-

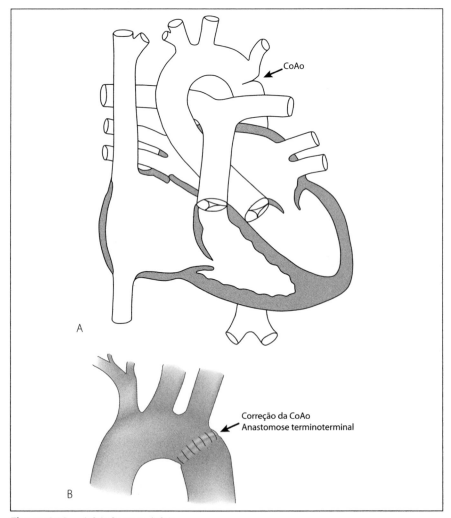

Figura 6.10 — A: CoAo; B: correção da CoAo.

dentes do canal arterial. Entretanto, a correção cirúrgica de muitas cardiopatias cianogênicas complexas necessita de certa maturidade da árvore pulmonar para ser realizada, sendo então viável a realização de cirurgias paliativas que objetivam o aumento gradativo do fluxo sanguíneo pulmonar. O principal benefício desses *shunts* sistêmico-pulmonares é o aumento do fluxo sanguíneo pulmonar com consequente redução da cianose, policitemia e melhora da capacidade funcional dos pacientes, além do desenvolvimento da árvore arterial pulmonar, do anel e tronco pulmonares. A seguir, serão abordadas as cardiopatias congênitas cianogênicas mais comuns.

- A T4F corresponde aproximadamente a 10% de todas as cardiopatias e é caracterizada pela presença de quatro defeitos anatômicos: CIV, dextroposição da aorta, estenose pulmonar e hipertrofia do VD (Figura 6.11A). Ela pode estar associada a um quinto defeito anatômico que é a CIA, quando passa a denominar-se pentalogia de Fallot. O grau de cianose apresentado pela criança dependerá sobretudo da obstrução na via de saída do VD. Quanto mais intensa a obstrução mais intensa será a hipoxemia e a cianose. Há fatores que desencadeiam a obstrução do VD de forma dinâmica (reação infundibular), como hipovolemia, anemia, agitação, choro e acidose metabólica. Sendo assim a pressão aumentada de câmaras direitas leva à cianose pelo desvio do fluxo sanguíneo da direita para a esquerda pela CIV. A correção cirúrgica dependerá da anatomia, se for favorável pode-se indicar a correção total por ventriculosseptoplastia, ampliação da via de saída do VD, valvoplastia pulmonar (Figura 6.11B) no primeiro semestre de vida, caso a criança apresente graus consideráveis de cianose. A T4F é considerada de má anatomia quando houver hipoplasia dos ramos das artérias pulmonares. Nesse caso, recomenda-se a técnica cirúrgica de Blalock-Taussig (descrita mais adiante) que amenizará a hipoxemia e consequentemente a cianose,ou a técnica de Rastelli (Figura 6.11C).
- A TGA (Figura 6.12A) é uma patologia caracterizada pela discordância ventrículo arterial e pela presença de circulações sistêmica e pulmonar em paralelo, uma vez que a aorta origina-se do VD e a pulmonar do VE, sendo necessária a presença do canal arterial, CIA ou CIV para garantir a sobrevida da criança até a intervenção cirúrgica. A cirurgia mais comumente realizada é a de Jatene (Figura 6.12B), que consiste na secção dos grandes vasos próximos às valvas e posterior sutura na posição anatomicamente correta, com reimplante das coronárias. A avaliação ecocardiográfica torna-se necessária para melhor indicação cirúrgica, pois, se a pressão de VE for menor que a do VD com o septo interventricular abaulado para o VE, recomenda-se não realizar de imediato a cirurgia em razão do risco de falência do VE por não suportar a pós-carga imposta pela artéria aorta. Nesses casos, indica-se a bandagem pulmonar, técnica que prepara o VE para posterior cirurgia de Jatene. A bandagem da pulmonar também é realizada em cardiopatias de hiperfluxo pulmonar para prevenir a hipertensão arterial pulmonar.

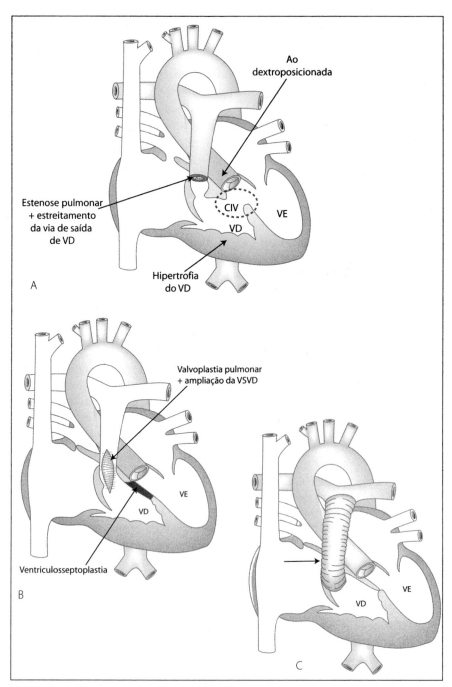

Figura 6.11 — A: T4F; B: T4F correção total; C: cirurgia de Rastelli ou tubo VD-TP.

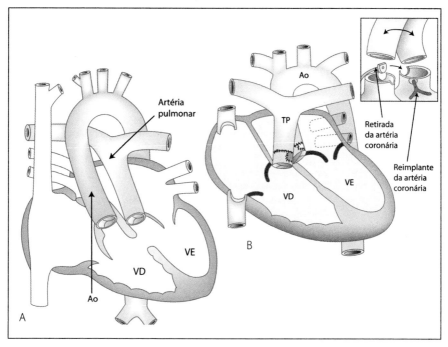

Figura 6.12 — A: transposição das grandes artérias (observam-se a Ao saindo do VD e a artéria pulmonar do VE); B: correção da TGA (técnica de Jatene – em destaque, retirada e reimplante das coronárias).

- A atresia tricúspide caracteriza-se pela ausência de comunicação atrioventricular direita, com a valva tricúspide ausente ou imperfurada. Invariavelmente, a hipoplasia do VD acompanha a atresia tricúspide (Figura 6.13A). A sobrevida depende dos defeitos anatômicos associados obrigatórios, que permitem a mistura de sangue entre as duas circulações, como a CIA, CIV ou PCA, até a intervenção cirúrgica. A correção cirúrgica é primordialmente paliativa, iniciando-se com a técnica denominada Blalock-Taussig, que consiste na anastomose da artéria subclávia direita com o ramo da artéria pulmonar direita para promover o aumento do fluxo sanguíneo para a circulação pulmonar e melhora da $satO_2$ (Figura 6.13B). Posteriormente, com o desenvolvimento físico e o ganho de peso, a criança será submetida a outra cirurgia paliativa denominada técnica Glenn bidirecional, que consiste na anastomose da veia cava superior (VCS) na artéria pulmonar (Figura 6.13C). Em uma fase tardia, a criança será submetida à cirurgia de Fontan (Figura 6.13D) para suprir a circulação pulmonar com fluxo sanguíneo adequado.

O transplante cardíaco é o tratamento final para as crianças que realizaram as cirurgias paliativas e que desenvolveram graus graves de insuficiência cardíaca refratária ao tratamento medicamentoso.

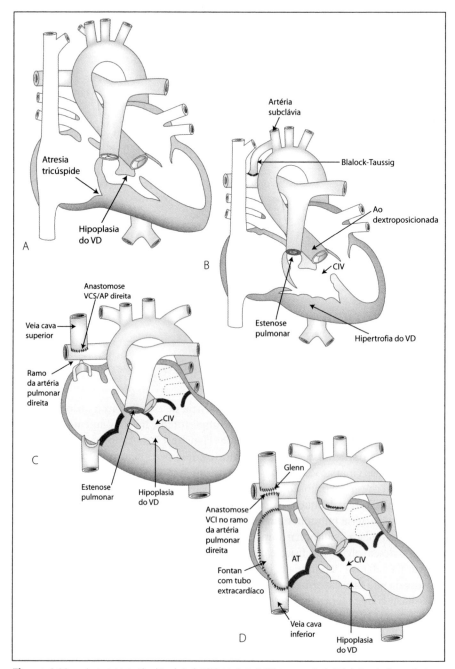

Figura 6.13 — A: atresia tricúspide e hipoplasia do VD; B: tetralogia de Fallot e operação de Blalock-Taussig; C: correção de Glenn; D: cirurgia de Fontan/cavopulmonar total.

FISIOTERAPIA NO PÓS-OPERATÓRIO DE CARDIOPATIA CONGÊNITA

A fisioterapia realizada no período pós-operatório imediato visa a atender às necessidades do paciente e está sobretudo ligada às complicações respiratórias decorrentes do procedimento cirúrgico. O paciente é recebido na unidade de terapia intensiva ainda entubado, sob efeito anestésico e, por isso, necessita de suporte ventilatório mecânico.

O trabalho de fisioterapia respiratória representa uma peça-chave na evolução pós-operatória, a fim de minimizar as seguintes complicações: infecções pulmonares, atelectasias, edema de glote após extubação e broncoespasmo. Essas complicações podem provocar quadro de insuficiência respiratória e requerem atenção por parte do fisioterapeuta. A utilização de ventilação não invasiva, juntamente com medidas que amenizem o desconforto respiratório, tem por objetivo a mobilização de secreções pulmonares, manter a perviabilidade das vias aéreas, melhorar o fluxo expiratório e por fim melhorar as trocas gasosas. A VNI pode ocasionar distensão abdominal e prejudicar a mecânica respiratória, que poderá ser evitada com a utilização de sonda nasogástrica aberta em lactentes. A umidificação das secreções pulmonares associada às técnicas de desobstrução brônquica e técnicas de reexpansão pulmonar também são recursos muito utilizados para auxiliar a recuperação da criança no pós-operatório de cardiopatia congênita que evolui com as complicações citadas.

As mudanças de decúbito, de forma periódica e criteriosa, otimizam a relação V/Q, melhoram a oxigenação e evitam complicações pulmonares já abordadas anteriormente, além de evitar úlcera de pressão e a prevenir as alterações posturais. O posicionamento adequado com o uso de coxins garante maior efetividade da mecânica respiratória, podendo-se posicionar a criança em decúbito dorsal, posicionamento de ninho (crianças até 1 ano) (Figura 6.14) e decúbito lateral (Figura 6.15).

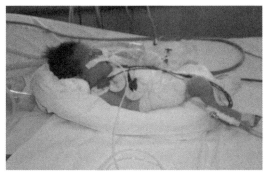

Figura 6.14 — Criança em posição de ninho.

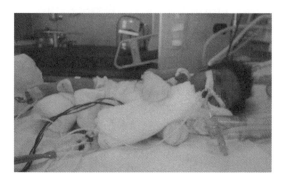

Figura 6.15 — Decúbito lateral com uso de coxins.

Mesmo com esses cuidados, a criança pode evoluir com piora das alterações posturais decorrentes do processo álgico, diminuição da mobilidade e medo da própria incisão. A esternotomia pode provocar hipercifose (Figura 6.5) e a toracotomia lateral a inclinação lateral do tronco para o mesmo lado da incisão (Figura 6.16). Segundo Bal, a toracotomia lateral é responsável por 94% das alterações posturais e musculoesqueléticas, pois essas crianças tendem a adquirir postura antálgica; 77% apresentam escápula alada (Figura 6.16), 63% assimetria de mamilos (Figura 6.17), 61% elevação e protusão dos ombros (Figura 6.18), 31% escoliose (Figura 6.16), 18% deformidade do tórax e 14% assimetria de tórax (em razão da atrofia muscular do lado da incisão).

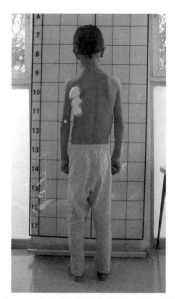

Figura 6.16 — Toracotomia lateral com escoliose, elevação do ombro contralateral à cirurgia e inclinação lateral do tronco homolateral à incisão.

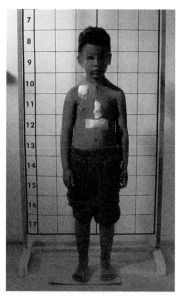

Figura 6.17 — Assimetria de mamilos.

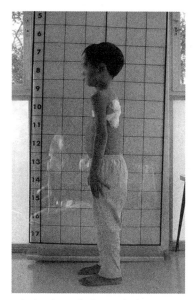

Figura 6.18 — Criança com protusão de ombros e afundamento de tórax.

A estimulação sensório-motora global da criança com cardiopatia congênita inicia-se mediante estabilidade hemodinâmica e respiratória, e visa ao reestabelecimento e à adequação da motricidade por meio de recursos lúdicos (Figura 6.19), exercícios passivos, ativoassistidos e/ou ativolivres, independência nas AVD, estimulação para caminhada, bem como orientações aos pais. Nesse contexto, desde a internação até a alta hospitalar, o trabalho da fisioterapia na reabilitação dessas crianças é de extrema importância para que se mantenham fisicamente ativas.

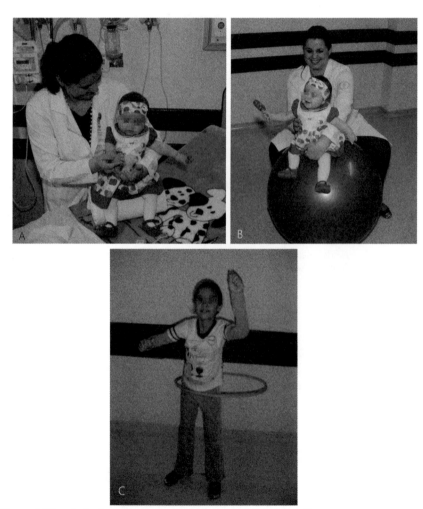

Figura 6.19 — A e B: estimulação sensório-motora lúdica; C: terapia lúdica com bambolê.

O protocolo proposto para recuperação cardiovascular de crianças em pós-operatório de correção de cardiopatias congênitas consiste na realização de sessões diárias de alongamentos, exercícios que utilizam grandes grupos musculares e caminhadas, como descrito na Figura 6.20. Esse protocolo de exercícios segue os mesmos critérios de progressão dos passos que o de adulto, diferindo quanto à duração das atividades e ao número de repetições (menor). Participam desse protocolo crianças com idade acima de 4 anos, com capacidade de compreensão e cooperação e estabilidade hemodinâmica. Os critérios de exclusão são sinais de desconforto respiratório, ICC descompensada e arritmias.

PROTOCOLO DE FISIOTERAPIA PEDIÁTRICA INTRA-HOSPITALAR

ETAPA 1

1) Respiração profunda (1 tempo) associada à elevação de MMSS; 1 série x 5 repetições.
2) Dissociação de cintura escapular com bola (Foto 1); 1 série x 5 repetições.
3) Inclinação lateral de tronco com bastão ou bambolê (Foto 2); 1 série x 5 repetições.
4) Flexão plantar com mãos apoiadas (Foto 3); 1 série x 5 repetições.
5) Deambulação no quarto; 1 minuto.

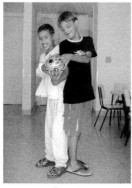
Foto 1

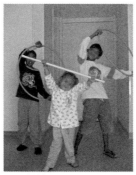
Foto 2

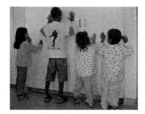
Foto 3

ETAPA 2

1) Idem ao item 1 da etapa 1.
2) Flexão e extensão de ombro com bola ou bastão (Fotos 4.1 e 4.2); 1 série x 10 repetições.
3) Circundução de ombro com bambolê (Foto 5); 1 série x 10 repetições.
4) Idem ao item 2 da etapa 1 (Foto 1); 1 série x 10 repetições.
5) Idem ao item 3 da etapa 1 (Foto 2); 1 série x 10 repetições.

Figura 6.20 — Protocolo de fisioterapia pediátrica intra-hospitalar. *(continua)*

6) Flexão de tronco (Foto 6); 1 série x 10 repetições.
7) Idem ao item 4 da etapa 1 (Foto 3); 1 série x 10 repetições.
8) Deambulação no corredor (Foto 7); 2 minutos.
9) Marcha estática (Foto 8); 30 segundos.

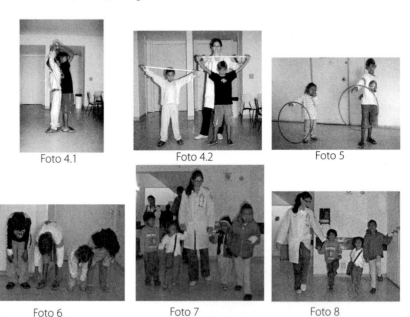

ETAPA 3

1) Alongamento de peitorais e bíceps (Foto 9), tríceps braquial e deltoide (Foto 10), flexores de punho e dedos (Foto 11); 15 segundos.
2) Alongamento de tríceps sural e iliopsoas (Fotos 12.1 e 12.2), quadríceps (Foto 13) e adutores da coxa (Foto 14); 15 segundos.
3) Alongamento de musculatura cervical (Fotos 15 e 16); 15 segundos.
4) Flexão e extensão de ombro com bola ou bastão (Fotos 4.1 e 4.2); 1 série x 10 repetições.
5) Circundução de ombro com bambolê (Foto 5); 1 série x 10 repetições.
6) Dissociação de cintura escapular com bastão ou bola (Foto 1); 1 série x 10 repetições.
7) Inclinação lateral de tronco com bastão ou bambolê (Foto 2); 1 série x 10 repetições.
8) Flexão de tronco (Foto 6); 1 série x 10 repetições.
9) Deambulação no corredor (Foto 7); 5 minutos.
10) Marcha estática associada a MMSS (Foto 17); 30 segundos.

Figura 6.20 — Protocolo de fisioterapia pediátrica intra-hospitalar (*continuação*). *(continua)*

Fisioterapia na reabilitação de crianças com cardiopatia congênita **219**

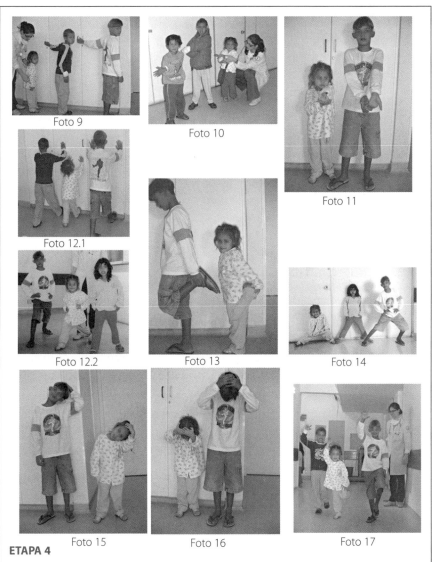

ETAPA 4

Idem à etapa 3 (Fotos 9 a 17).

1) Agachamento (brincadeira vivo/morto) (Fotos 18.1 e 18.2); 2 séries x 5 repetições.
2) Marcha associada a MMSS; 30 segundos.
3) Deambulação em rampa. Descida/subida; 1 série (Fotos 19.1 e 19.2).
4) Subir e descer um lance de escada.

Figura 6.20 — Protocolo de fisioterapia pediátrica intra-hospitalar (*continuação*). (*continua*)

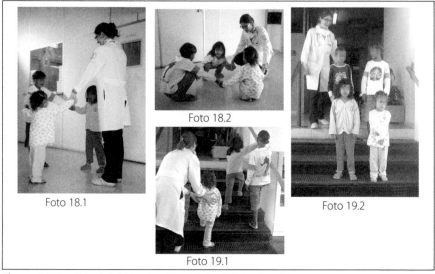

Figura 6.20 — Protocolo de fisioterapia pediátrica intra-hospitalar (*continuação*).

Crianças que ainda não realizaram a correção cirúrgica poderão participar desse protocolo com indicação, avaliação e acompanhamento criterioso da equipe, pois muitas vezes elas podem apresentar descompensação cardíaca, acompanhada de cianose e desconforto respiratório e chegar à morte.

Durante as sessões, deve-se monitorar a pressão arterial (PA), FC, FR e SpO_2, além de observar presença ou não de ICC e arritmias, sinais e sintomas que devem ser anotados na ficha de evolução diária (Figura 6.21). As crianças menores têm dificuldades de expressar verbalmente a percepção de cansaço (Borg), por esta razão, devem ser valorizados os sinais e sintomas observados.

A escala de dor adaptada (Figura 6.22) pode ser útil no acompanhamento da evolução clínica diária e também na monitoração dos exercícios aplicados. As informações colhidas pela equipe que assiste a criança e relatos da mãe e/ou acompanhante, também auxiliam na avaliação da progressão, interrupção ou exclusão do programa em qualquer estágio do período pós--operatório. Nesse período, a criança não está isenta de complicações que podem impedir temporariamente a sua participação no programa. É preciso atenção às manifestações que inicialmente podem se apresentar inespecíficas, tais como: prostração, gemência, agitação, taquicardia, taquipneia, sudorese intensa, diminuição da diurese e hipotermia.

Os critérios de interrupção do programa são sintomas como fadiga excessiva, tontura, dispneia importante (2+/4+), aumento de 20 mmHg da PA inicial e/ou piora da cianose/queda da SpO_2 durante a sessão.

REABILITAÇÃO INTRA-HOSPITALAR PEDIÁTRICA
FICHA DE EVOLUÇÃO DIÁRIA

Nome: _____ RG:_____

Quarto: _____ Leito: _____ Idade: _____ Sexo: _____ Peso: _____ Altura: _____
Antecedentes: _____
Diagnóstico: _____
Cirurgia: (_____/_____/_____) _____
Intercorrências: _____

     C.C: _____
     UTI: _____

Alta da UTI: _____/_____/_____ ( ) PO

Ausculta pulmonar: _____

Estado geral: _____
Fisioterapia respiratória: ( ) Sim ( ) Não

     Ft: _____

Data	Etapa	PO	PAi	PAf	FCi	FCf	SpO_2i	SpO_2f	Sintomas/observações

Figura 6.21 — Modelo de ficha de evolução diária intra-hospitalar.

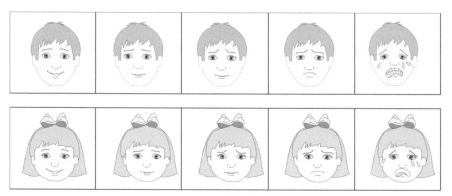

Figura 6.22 — Escala adaptada de dor.

As sessões podem ser adequadas às faixas etárias com atividades lúdicas (Figura 6.19) e, se necessário, com utilização de bolas, bambolês e bastões. O brinquedo terapêutico tem se mostrado efetivo no tratamento de crianças, e é alternativa importante a ser utilizada também pela fisioterapia.

FISIOLOGIA DO EXERCÍCIO NA CRIANÇA COM CARDIOPATIA

Para prescrever uma atividade física, é necessário o conhecimento da patologia com ou sem intervenção cirúrgica, as condições clínicas, anatômicas e funcionais do paciente, assim como a repercussão do exercício sobre o sistema cardiovascular para cada tipo de cardiopatia.

A criança cardiopata vai ser liberada para as atividades físicas dependendo da presença e da intensidade dos sintomas, que é de difícil avaliação, pois pode relatar dispneia ao exercício por causa do descondicionamento físico e/ou descompensação cardíaca. Por isso, torna-se necessária a realização de teste cardiopulmonar para avaliar a tolerância ao exercício. Esse teste informa o estado funcional do paciente, e o resultado permitirá que a criança realize o exercício de forma segura.

O desempenho no exercício depende da interação complexa do sistema cardiovascular, pulmonar e esquelético. Qualitativamente, as adaptações hemodinâmicas e respiratórias são semelhantes em crianças e adultos (Tabela 6.2) e as diferenças são quantitativas.

A capacidade aeróbica máxima é menor nas crianças em razão do menor peso corporal. Por exemplo: um menino de 8 anos de idade deve ter um VO_2 máximo de 1,3 a 1,5 L/minuto, e um rapaz de 18 anos, de 3 a 3,5 L/minuto. A capacidade anaeróbica também é mais baixa.

Tabela 6.2 — Fisiologia do exercício na criança (Socesp; 1996).

Alterações hemodinâmicas	Comportamento da criança
FC submáxima	↑
FC máxima	↑
Volume sistólico submáximo e máximo	↓
DC a um dado VO_2	Pouco ↓
D(a-v) a um dado VO_2	Pouco ↑
Fluxo sanguíneo para músculos ativos	↑
PA sistólica e PA diastólica submáxima e máxima	↓
Ventilação-minuto a um dado VO_2	↑
Índice respiratório	↑

As concentrações de fosfocreatina, trifosfato de adenosina e glicogênio no músculo em repouso são semelhantes, tanto para adultos jovens quanto para crianças, e a utilização de glicogênio é menor na criança, o que reflete menor produção de lactato.

A criança apresenta baixo volume sistólico tanto no repouso quanto nos exercícios submáximo e máximo. Entretanto, a FC é maior, mantendo um DC (VS *versus* FC) pouco menor, em torno de um a três litros menor que nos adultos.

A diferença arteriovenosa não é aparentemente mais alta no exercício máximo, porém é maior no submáximo. Durante a atividade física, a PA, principalmente a sistólica, é menor nas crianças e o fluxo sanguíneo para os músculos é maior. Além disso, elas apresentam recuperação rápida pós-exercício exaustivo, como uma corrida de longa distância, tendo menor acúmulo de lactato e menor déficit de oxigênio.

A ventilação-minuto aumenta com o trabalho. Nas crianças, o sistema respiratório apresenta a ventilação-minuto maior, em razão do período mais curto de cada ciclo respiratório, o que torna a respiração "menos" eficiente, ou seja, uma respiração mais superficial, com menores volumes-correntes, levando ao aumento da frequência respiratória.

Durante o exercício, o sistema termorregulador dissipa calor proporcionalmente à intensidade e à duração da atividade por meio da sudorese, que é menor nas crianças.

As respostas ao exercício físico nas crianças com cardiopatia congênita dependem da fisiopatologia. A prescrição correta do programa de reabilitação implica individualização de todas as manifestações da cardiopatia congênita, como cianose, hipertensão pulmonar, obstruções ao fluxo e comunicações intercavitárias.

Nos casos submetidos a tratamento cirúrgico e/ou percutâneo, a atenção deve estar voltada para as anormalidades remanescentes. Essas crianças apresentam diversas respostas clínicas e hemodinâmicas na prática de atividade física. Dependendo da natureza da patologia, como no caso das cardiopatias congênitas cianogênicas, a realização de esforço físico piora a hipoxemia, e o desconforto torna-se progressivo, o que torna muitas vezes inviável a realização.

FISIOTERAPIA AMBULATORIAL

A reabilitação cardíaca pediátrica pode ser definida como um treinamento progressivo e supervisionado para melhorar a capacidade aeróbica de crianças e adolescentes com respostas cardiovasculares enfraquecidas para exercício ou para o teste de esforço, envolvendo educação, nutrição, atividade física e atendimento psicológico.

As crianças que foram submetidas à cirurgia paliativa e que ainda apresentam defeitos hemodinâmicos residuais, bem como as que realizaram cirurgias corretivas, como Jatene, correção total da T4F, Fontan, entre outras, podem se beneficiar com um programa de reabilitação cardíaca. Os pacientes não cirúrgicos, como nas cardiomiopatias ou arritmias, que não podem realizar exercício sem supervisão, também poderão beneficiados por um programa de atividade física.

A reabilitação cardíaca não é destinada a todas as crianças com cardiopatia congênita, como aquelas que apresentam lesões hemodinamicamente insignificantes, mínimos defeitos do septo ventricular, estenose pulmonar mínima e valva aórtica bicúspide sem obstrução.

Há, basicamente, cinco objetivos da reabilitação cardíaca pediátrica: (1) melhorar a aptidão física de pacientes que não serão submetidos à cirurgia; (2) melhorar a eficiência física de pacientes pré-cirúrgicos; (3) reabilitar pacientes pós-cirúrgicos bem-sucedidos; (4) melhorar a capacidade aeróbica; (5) melhorar a qualidade de vida.

Classificação dos tipos de exercícios físicos e esportes

Sob os aspectos fisiológicos, os exercícios são classificados com predomínio dinâmico, que se caracterizam por ampla movimentação articular e aplicação de pouca força e aqueles com predomínio estático, quando apresentam pouca movimentação articular e aplicação de grande força muscular (Tabela 6.3).

Tabela 6.3 — Classificação de esportes baseada na força-tarefa da 36ª Conferência de Bethesda, 2005 (adaptado de Hossri; 2007).

Aumento do componente estático	Aumento do componente dinâmico		
	a - baixa ($< 40\%$ VO_2máx)	b- moderada (40 a 70%)	c- alta ($> 70\%$)
III – Alta	Artes marciais	Luta livre*#	Boxe*#
($> 50\%$ CVM)	Ginástica olímpica	Musculação*#	Canoagem/caiaque
	Esqui aquático	Esqui na montanha	Ciclismo*#
	Vela, alpinismo	Corrida	Tiatlo*#
	Levantamento de peso	Surfe*#	Patinação
	Windsurfing	Nado sincronizado	Declato
II – Moderada	Tiro com arco	Esgrima	Basquete*
(20 a 50% CVM)	Automobilismo*#	Saltos de campo	Hóquei no gelo*
	Natação*#	Esqueite	Handebol
	Hipismo	Montaria (rodeio)*	Natação
	Motociclismo	Futebol americano*	Corrida (média distância)
I – Leve	Golfe	Tênis em dupla	Marcha atlética
($< 20\%$ CVM)	Tiro esportivo	Vôlei	Corrida (maratona)
	Boliche	Beisebol/*softbol*	Tênis simples
	Bilhar		Futebol*
	Críquete		*Squash*

* Risco de colisão; # maior risco em caso de síncope.

Na prática, os exercícios dinâmicos promovem hipertrofia excêntrica do VE e aumento do consumo máximo de oxigênio (VO_2máx); já os estáticos também promovem o aumento da massa do VE, porém ao contrário do exercício dinâmico não ocorre o aumento da cavidade do VE, caracterizando a hipertrofia concêntrica, e nem incrementos do VO_2máx.

De acordo com o metabolismo, eles serão classificados em aeróbicos, ou seja, os que utilizam oxigênio para a produção de energia e em anaeróbicos que são aqueles cujo metabolismo não utiliza oxigênio na produção de energia.

Portanto, as recomendações de exercícios para crianças com cardiopatia congênita são feitas considerando-se, principalmente, a fisiopatologia de cada uma, bem como as correções cirúrgicas e sua evolução pós-operatória.

226 Manual de fisioterapia na reabilitação cardiovascular

Exercício físico nas crianças com cardiopatias acianogênicas

Comunicação interatrial

Na maioria das vezes, a criança é assintomática e participa normalmente de atividades físicas, sem limitação funcional. Os testes máximos em esteira revelam capacidade física normal. As pressões da artéria pulmonar e VD são normais ou discretamente elevadas, sendo raras a falência cardíaca e a HAP. Se houver presença de HAP e a pressão média da artéria pulmonar ultrapassar 30 mmHg, deverá ser realizado exercício de baixa intensidade. As crianças com CIA de condição moderada a grave não devem participar de atividades físicas.

Em caso de correção intervencionista ou cirúrgica, o paciente deve aguardar 6 meses para realizar os exercícios. Com avaliação clínica e laboratorial sem evidências de HAP, arritmias sintomáticas ou disfunção miocárdica, a prática de atividade física é liberada. Caso ocorram anormalidades residuais, são necessárias avaliação e conduta individualizadas, como nos casos com hipertensão pulmonar significativo e *shunt* D-E. Nesses casos, o paciente realizará apenas atividade física de baixa intensidade; o mesmo procedimento deverá ser adotado para pacientes com arritmia supraventricular ou ventricular sintomática ou de refluxo mitral.

Comunicação interventricular

As crianças com CIV pequena, com coração de tamanho normal e pressão normal na artéria pulmonar, estão liberadas para realizar qualquer atividade física. Na CIV moderada ou grande com PA pulmonar normal, os dados decisivos referem-se à intensidade do shunt e à resistência vascular pulmonar. Se a PA pulmonar sistólica for < 40 mmHg, pode-se liberar o paciente para qualquer atividade; se maior, é imprescindível a prescrição individualizada.

Após a correção cirúrgica da CIV, a criança deverá aguardar 6 meses para o início de atividade física não supervisionada, e o tipo e a intensidade do exercício dependem do grau de hipertensão pulmonar residual, da presença de disfunção ventricular e lesões anatômicas.

Aos pacientes sintomáticos em classe funcional II da NYHA, com lesões residuais de discreta a moderada repercussão hemodinâmica (HP leve, insuficiência aórtica moderada, CIV moderada), função e dimensão ventriculares alteradas em grau moderado, presença de arritmias, menor tolerância ao esforço (capacidade funcional entre 60 e 70%) e VO_2máx entre 20 e 25 mL/kg/minuto, recomenda-se atividade física de baixa intensidade (classe Ia, Tabela 6.3).

Crianças muito sintomáticas em classe funcional III-IV pela NYHA, com lesões residuais graves com disfunção ventricular de grau importante, capacidade funcional inferior a 60% e VO$_2$máx inferior a 20 mL/kg/minuto e arritmias mais frequentes, não apresentam capacidade para a realização de atividades físicas.

Estenose pulmonar valvar

Na presença de gradiente sistólico de pico < 50 mmHg e sem sintomas, a condição pré e pós-cirurgia não representa restrição ao exercício, ao passo que gradientes > 50 mmHg têm somente possibilidade para realização de atividades específicas (classe Ia, Tabela 6.3), segundo a conferência de Bethesda. Após o tratamento com sucesso, decorrido 1 mês da valvoplastia com balão e 3 a 6 meses da correção cirúrgica, pacientes sem sintomas e com função ventricular normal podem realizar exercício e até esportes competitivos. São contraindicadas para a realização de exercícios crianças com insuficiência pulmonar e/ou tricúspide graves, com dimensão ventricular direita aumentada e função ventricular direita ruim.

Estenose aórtica valvar

Nas patologias de obstrução de VE, deve-se ter cuidado quanto ao esforço nas atividades físicas em razão do aumento da PA. Se houver grave hipertrofia do VE, os exercícios podem comprometer a circulação cerebral e coronariana, e resultar em sintomas como angina, síncope, ICC, arritmias e morte súbita. A Eao está assim dividida: grau leve, quando o gradiente VE-Ao < 20 mmHg; grau moderado, entre 21 e 40 mmHg; e grave, > 50 mmHg. Nos casos leves, desde que não haja cardiomegalia, ausência de arritmias, comportamento normal da PA durante o esforço, ECG e TE normal e função de VE normal ao ECO, os pacientes podem participar de todo tipo de exercício, até mesmo competitivo. Quando o grau de estenose for moderado, os pacientes poderão praticar atividades esportivas (classes Ia, Ib e IIa, Tabela 6.3). Nos casos graves, é contraindicada a realização de exercícios. Como a Eao é progressiva, são fundamentais reavaliações periódicas a fim de realizar a reabilitação de maneira segura.

Coarctação da aorta

Na CoAo, deve-se ter cuidado com a PA. De acordo com o comitê de Bethesda, crianças com coarctação discreta (gradiente < 20 mmHg), sem circulação colateral e/ou dilatação da aorta e TE normal, podem ser liberadas para a realização de atividades físicas e até esportes competitivos. Já aquelas com gradiente maior que 20 mmHg e hipertensão arterial em repouso, ou ultrapassando 230 mmHg ao esforço, podem realizar apenas exercícios de intensidade leve (classe a), até a correção cirúrgica. Após 6 meses da cirurgia corretiva, a criança pode ser liberada para a realização de exercícios, exceto levantamento de peso, desde que a PA apresente-se normal em repouso e ao esforço. Crianças com classe funcional III-IV pela NYHA, dilatação da aorta maior que 50 mm, FEVE < 30%, hipertrofia importante de VE e sequelas neurológicas são contraindicadas para a realização de exercícios. Após a correção cirúrgica, durante o primeiro ano, os pacientes deverão evitar os exercícios das classes IIIa, IIIb e IIIc, Tabela 6.3).

Exercício físico nas crianças com cardiopatias cianogênicas

Nas crianças com cardiopatias cianogênicas, especialmente a T4F, a cianose é determinada pelo grau de resistência encontrada pelo fluxo sanguíneo na saída do VD, causando *shunt* D-E. Com a realização do exercício, ocorrem dilatação dos vasos sanguíneos musculares, taquicardia e liberação de catecolaminas, que aumentam o estreitamento de VD, elevam o *shunt* D-E, desviam o fluxo dos pulmões para a aorta e aumentam a cianose. Como proteção, as crianças adotam a postura de cócoras quando estão fatigadas, pois há o aumento da resistência sistêmica com diminuição do fluxo para os MMII, o que provoca a redução do *shunt* D-E. Muitas crianças com cardiopatia cianogênica têm VO_2máx menor que 15 mL/kg/minuto, por isso a carga de exercício deve ser baixa.

Crianças com cardiopatia congênita não corrigida e com pressão da artéria pulmonar > 30 mmHg e/ou FEVE < 40% não estão liberadas para participar de atividade competitiva.

Tetralogia de Fallot

Para liberar os pacientes com T4F para reabilitação, é fundamental a correção cirúrgica prévia, porém, os casos de doença com leve repercussão podem ser liberados para exercícios de baixa intensidade, mas com monitoração. Após a correção cirúrgica e na presença de anormalidades residuais, como na presença de *shunt* D-E, regurgitação pulmonar moderada a grave ou disfunção do VD e história de síncope ou arritmia ventricular; o exercício está proscrito pelo alto risco de morte súbita. A atividade física pode ser permitida nos casos com bom resultado cirúrgico e pressões normais em câmaras direitas, leve sobrecarga volumétrica do VD, TE normal e ausência de arritmias ao Holter. Recomenda-se atividade física de baixa intensidade na presença de regurgitação pulmonar importante, hipertensão sistólica de pico > 50% da pressão sistêmica no VD e arritmias complexas.

Origem anômala das artérias coronárias

A origem anômala da artéria coronária esquerda, que sai do tronco da artéria pulmonar e da artéria coronária direita, que se inicia no seio coronariano esquerdo, e as artérias que se apresentam hipoplásicas constituem contraindicação à prática de qualquer atividade física. Após a correção cirúrgica, a atividade física dependerá da ausência de isquemia no TE.

Pós-operatório de cirurgias paliativas

As cirurgias paliativas são realizadas no intuito de aumentar ou diminuir o fluxo sanguíneo pulmonar, a fim de promover significativo alívio dos sintomas em repouso, porém com persistência da dessaturação arterial durante a realização de exercícios. Nesses casos, podem-se realizar exercícios de baixa intensidade, porém é necessário observar alguns critérios: manutenção da saturação arterial de oxigênio acima de 80%, ausência de arritmias sintomáticas e sinais e sintomas de disfunção ventricular, e avaliação de capacidade física pelo TE e/ou ergoespirométrico próxima do normal.

Pós-operatório de transposição dos grandes vasos

Avaliações periódicas são fundamentais para o acompanhamento da função ventricular direita (ventrículo sistêmico), eventual presença de regurgitação tricúspide (válvula AV sistêmica) ou arritmia. Após 6 meses da correção cirúrgica, sem alterações residuais, com área cardíaca normal, função ventricular normal em repouso e durante o esforço e na ausência de arritmias sintomáticas, é possível liberar a atividade física, desde que se evitem exercícios que envolvam grande componente estático. Quando alterações hemodinâmicas ou disfunção ventricular leve estiverem presentes, devem-se realizar exercícios de baixa intensidade (classes Ia, Ib, Ic e IIa, Tabela 6.3).

Pós-operatório de cirurgia de Fontan

As crianças em pós-operatório de Fontan podem apresentar débito cardíaco diminuído e, consequentemente, menor capacidade física, além de necessitar de uma avaliação individual cuidadosa. Na ausência de disfunção ventricular, dessaturação arterial em repouso e tolerância normal ao exercício em avaliação ergométrica, elas podem realizar exercícios de baixa intensidade e até mesmo esporte de baixa intensidade.

Avaliação global da criança

Na prática, para a prescrição e a realização de exercícios físicos para crianças com cardiopatia congênita, é fundamental que a equipe responsável tenha conhecimento pleno da doença e do doente. O cardiologista pediátrico deve estar familiarizado com a história clínica da criança e, necessariamente, ciente dos riscos de exercício associados com cada tipo de cardiopatia congênita.

História prévia de hipertensão pulmonar, síncopes, arritmias e disfunção miocárdica merecem atenção especial, pois esses sintomas sugerem maior comprometimento cardíaco e, por isso, devem ser mais bem avaliados. Em consequência de modificações estruturais e funcionais ocasionadas pelo tratamento cirúrgico ou pela evolução da doença, é necessário o emprego de métodos diagnósticos auxiliares, como ecodoplercardiografia, ressonância nuclear magnética, Holter, cateterismo e estudo eletrofisiológico, que são importantes na obtenção de dados que permitam a avaliação mais fidedigna das reais condições de cada paciente.

Avaliação da capacidade física

O conhecimento da história, particularmente das informações sobre a cirurgia (se houver), do exame físico e de alguns testes diagnósticos permite a avaliação do estado geral e funcional do paciente. Entre os testes diagnósticos, citam-se o ergométrico, o ergoespirométrico e o da caminhada. Alguns autores concluíram que, quando comparados testes de consumo de oxigênio diretos (ergométrico e ergoespirométrico) e testes que estimam o consumo por meio da intensidade de exercício (caminhada), as crianças cardiopatas têm a menor correlação entre esses dois tipos. Dessa forma, o teste que oferece mais informações para avaliar a potência cardiovascular de crianças com cardiopatias congênitas ou em pós-operatório de cirurgia cardíaca é o ergoespirométrico.

Teste cardiopulmonar pediátrico

Os componentes do teste devem incluir monitoração eletrocardiográfica, FC e PA. É necessária a mensuração de consumo de oxigênio, ventilação-minuto, limiar ventilatório anaeróbico, produto cardíaco, capacidade de difusão dos pulmões para o monóxido de carbono e saturação de oxigênio. Estudos têm relatado que, se a extensão do teste cardiopulmonar revelar anormalidades na função cardíaca, há relação direta com o número de parâmetros avaliados durante a realização deste teste.

Avaliação fisioterápica

Essa avaliação inclui avaliação postural, medidas de amplitude de movimento de grandes articulações, flexibilidade (flexão de tronco com joelhos estendidos), coordenação (pegar e quicar a bola), avaliação respiratória (ausculta pulmonar, frequência respiratória, expansibilidade pulmonar, padrão respiratório e saturação de oxigênio) (Figura 6.23).

Como já foi amplamente discutido ao longo dos capítulos anteriores, o programa de reabilitação cardíaca tem enfoque multidisciplinar e deve incluir uma avaliação nutricional, cujo profissional pode trabalhar individualmente com a criança e os familiares, avaliando o estado nutricional e orientando os hábitos alimentares, além da avaliação psicológica, que analisa estado psicológico, autoimagem e visão pessoal da doença. Essa avaliação deve ser repetida a cada 3 meses para a reprogramação dos exercícios.

Ficha de avaliação fisioterápica – pediatria
Reabilitação cardiovascular Data: ___/___/____

Nome: _____ RG: _____

Idade:_____ Sexo: _____ Peso: _____ Altura:_____

Endereço:_____ Telefone: _____

Escolaridade: ( ) Sim   ( ) Não _____

Nome do pai: _____

Nome da mãe: _____

Antecedentes pessoais:

( ) Hipertensão pulmonar grau: ___ ( ) BCP _____ vezes ( ) ICC grau _____ ( ) Síncopes

( ) Arritmias _____ ( ) Outros _____

( ) Cirurgia cardíaca prévia: • 1ª cirurgia (___/____/___)
  • 2ª cirurgia (___/____/___)
  • Outras (___/____/___)

Atividade física: ( ) Não   ( ) Sim   Qual? _____

Diagnóstico:_____

Figura 6.23 — Modelo de ficha de avaliação fisioterápica – pediatria. *(continua)*

232 Manual de fisioterapia na reabilitação cardiovascular

Cirurgia: _____

Complicações: _____

Alta hospitalar no _____ PO (____/____/____)

Exame físico:

Cianose: ( ) Sim _____ ( ) Não _____ Baqueteamento digital: ( ) Sim ( ) Não

Edema: _____ PA: ____/____ mmHg   FC:_____ bpm

Deformidade torácica: ( ) Sim ( ) Não _____

Incisão cirúrgica: ( ) Esternotomia   ( ) Toracotomia lateral E   ( ) Toracotomia lateral D

Avaliação respiratória:

SpO_2:_____% FR: _____ rpm   Tosse: ( ) Sim ( ) Não   ( ) Produtiva ( ) Improdutiva

AP: _____

Expansibilidade torácica: _____Tipo respiratório: _____

Avaliação postural:

Anterior   **Posterior**
Inclinação de cabeça E ( )   D ( )   Inclinação de cabeça   E ( )   D ( )
Elevação de ombro   E ( )   D ( )   Elevação de ombro   E ( )   D ( )
Ângulo de Tales   > E ( )   > D ( )   Ângulo de Tales   > E ( ) > D ( )
Elevação pélvica   E ( )   D ( )   Escápula alada   E ( )   D ( )
                                                    Elevação pélvica   E ( )   D ( )
                                                    Escoliose convexidade E ( )   D ( )

                    Lateral
                    Anteriorização de cabeça ( ) Sim   ( ) Não
                    Protusão de ombros   ( ) Sim   ( ) Não
                    Hiperlordose cervical   ( ) Sim   ( ) Não
                    Hipercifose torácica   ( ) Sim   ( ) Não
                    Hiperlordose lombar   ( ) Sim   ( ) Não
                    Rotação de tronco   ( ) Sim   ( ) Não ( ) à E ( ) à D

Exames

Exame	Data	Resultados
ECO		
CATE		
RX		

Figura 6.23 — Modelo de ficha de avaliação fisioterápica – pediatria (*continuação*).   (*continua*)

Medicações		
Data	Medicação	Dosagem

Teste de flexibilidade: flexão de tronco (dedo-chão) (Foto 1): _____ cm

Teste de coordenação:

Quicar bola (Foto 2): _____ vezes

Pegar bola ( ) Sim   ( ) Não

Teste ergoespirométrico:

Data: ____/____/____

VO_2pico: _____

VO_2 LA: _____

FC LA (treinamento): _____

FCmáx: _____

PAmáx: _____

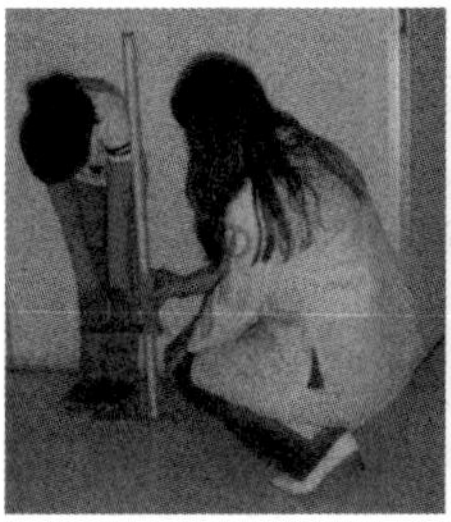

Foto 1 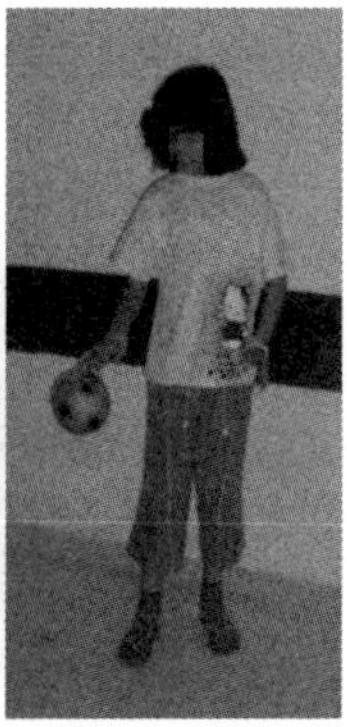   Foto 2

Figura 6.23 — Modelo de ficha de avaliação fisioterápica – pediatria (*continuação*).

Programa de exercícios

Cada sessão consiste de 1 hora de treinamento, pelo menos duas vezes por semana, por período de 8 a 12 semanas, no entanto, a realização dessas sessões dependerá da condição e da evolução da criança. O treinamento envolve quatro componentes: alongamento, flexibilidade, coordenação e resistência cardiovascular. As sessões devem ter a proporção de um terapeuta para cada três ou quatro crianças, diferentemente da reabilitação adulta que, em geral, é de um terapeuta para cada cinco ou seis pacientes. Equipamentos que deverão ser utilizados: bicicleta e/ou esteira ergométrica, oxímetro de pulso, frequencímetro, estetoscópio, esfigmomanômetro, bolas de tamanhos variados, bambolês, aparelho de som, colchonetes, espaldar, faixa elástica.

Cada sessão deve ter:

- Aquecimento de 15 minutos, que deve incluir alongamentos de grandes grupos musculares (quadríceps, tríceps sural, isquiotibiais, bíceps braquial, tríceps braquial) e da musculatura cervical, com objetivo de prevenir lesões musculares e arritmias decorrentes do esforço intenso abrupto.
- De 15 a 30 minutos de exercícios aeróbicos, como andar, pular, correr, brincadeiras com bola ou atividades aeróbicas com música. A realização desses exercícios depende da condição da criança e deve ser adaptada à idade e ao interesse da criança.
- Desaquecimento ou relaxamento com duração de 10 minutos, com atividades mais lentas (com música ou sem), alongamentos, entre outras. Essa atividade depende da criatividade de cada terapeuta.

Em cada sessão, deve-se monitorar a PA, a FC e a SpO_2, sempre observando sinais e sintomas de descompensação cardíaca (Figura 6.24). Caso ocorra alteração em algum desses parâmetros, a sessão deve ser interrompida imediatamente e o médico responsável ser devidamente comunicado.

Para os grupos de HAP de grau moderado, deve-se incluir a oxigenoterapia associada aos exercícios, o que possibilita a participação dessas crianças em um programa de reabilitação.

As sessões devem ter a seguinte progressão, que pode variar de acordo com cada patologia e condição física:

- Nas primeiras 2 semanas do programa, a criança realiza 15 minutos de exercício aeróbico mantendo a FC do limiar de anaerobiose (LA) obtido no teste ergoespirométrico.
- Na 3ª e 4ª semanas, a criança realiza 20 minutos de exercício aeróbico, sempre mantendo o LA.
- Na 5ª e nas demais semanas, realizam-se atividades aeróbicas por 30 minutos na FC do LA.

É importante frisar o papel exercido pelos pais no processo da reabilitação, os quais devem ser informados quanto à necessidade dessa atividade, do formato e dos serviços oferecidos, para que possam ajudar e oferecer mais suporte aos filhos. Quando a família participa do programa, a criança sente-se mais segura e mais incluída em seu meio, o que melhora a autoestima; os pais também sentem mais segurança no momento de liberar seus filhos para as atividades físicas.

Fisioterapia na reabilitação de crianças com cardiopatia congênita   **235**

Ficha de evolução diária de fisioterapia – programa de reabilitação pediátrica

Nome: _____

Diagnóstico: _____ / _____ / _____

TCP (_____ / _____ / _____) FC LA _____

ID: _____ RG: _____

Data																				
FC repouso																				
PA repouso																				
FC 15 min																				
SpO_2 15 min																				
Carga																				
FC 20 min																				
FC 25 min																				
FC 30 min																				
FC 35 min																				
PA 35 min																				
SpO_2 35 min																				
FC 36 min																				
FC 37 min																				
FC 38 min																				
FC 40 min																				
PA 40 min																				
FC 45 min																				
PA 45 min																				
SpO_2 45 min																				

OBS: (_____ / _____ / _____)
(_____ / _____ / _____)
(_____ / _____ / _____)
(_____ / _____ / _____)

Figura 6.24 — Modelo de ficha de evolução diária pediátrica.

BIBLIOGRAFIA SUGERIDA

1. Abujamra P, et al. Hipertensão pulmonar nas cardiopatias congênitas. Rev Soc Cardiol Est de São Paulo. 2000;5:571-5.
2. Ambar RD. Repercussões pulmonares das cardiopatias congênitas interferindo na ventilação mecânica. In: Regenga MM, editor. Fisioterapia em cardiologia. São Paulo: Roca; 2000.
3. Araki T, Toda Y, Matsushita K, Tsujino A. Age differences in sweating during muscular exercise. J Phys Fitness Sports Med. 1979;28:239.
4. Arós F, Boraita A, Alegría E, Alonso AM, Bardají A, Lamiel R, et al. Guidelines of the Spanish Society of Cardiology for clinical practice in exercise testing. Rev Esp Cardiol. 2000;53(8):1063-94.
5. Bal S, Elshershari H, Celiker R, Celiker A. Thoracic sequels after thoracotomies in children with congenital cardiac disease. Cardiol Young. 2003;13(3):64-7.
6. Bar-or O, Shephard RJ, Allen CL. Cardiac output of 10 to 13 years old boys and girls during submaximal exercise. J Appl Physiol. 1971;30:219.
7. Bar-or O. Pediatric sports medicine for the practitioner: from physiologic principles to clinical application. New York: Springer; 1983.
8. Baumgartner H, Bonhoeffer P, De Groot NM, de Haan F, Deanfield JE, Galie N, et al.; The task Force on the Manegment of Grown-up Congenital Heart Disease of the European Society of Cardiology (ESC); Association for European Paediatric Cardiology (AEPC); ESC Committee for Practice Guidelines (CPG). ESC Guidelines for the management of grown-up congenital heart disease (new version 2010). Eur Heart J. 2010;31:2915-57.
9. Bojar MR. Manual of perioperative care in cardiac surgery. 3.ed. Boston: Blackwell Science; 1999.
10. Boraita Pérez A, Baño Rodrigo A, Berrazueta Fernández JR, Lamiel Alcaine R, Luengo Fernández E, Manonelles Marqueta P, et al. Guías de práctica clínica de la Sociedad Española de Cardiología sobre la actividad física en el cardiópata. Rev Esp de Cardiol. 2000;53:684-726.
11. Webb GD, Smallhorn, Therrien J, Redington AN. Doenças do coração, do pericárdio e do leito vascular. In: Brawnwald E. Tratado de doenças cardiovasculares. 8.ed. São Paulo: Roca; 2010. p.1561-921.
12. Claro MT. Escala de faces para avaliação da dor em crianças: etapa preliminar. Dissertação (Mestrado) – Escola de Enfermagem de Ribeirão Preto: Universidade de São Paulo; 1993. p.1-50.
13. Dent JM. Congenital heart disease and exercise. Clin Sports Med. 2003;22(1)81-99.
14. Durstine JL, Painter P, Franklin BA, Morgan D, Pitetti KH, Roberts SO. Physical activity for the chronically ill and disabled. Sports Med. 2000;30(3):207-19.
15. Emmanouilides G, et al. Anormalidades cardiovasculares específicas. In: Emmanouilides G, editor. Doenças do coração na criança e no adolescente. 5.ed. Rio de Janeiro: Medsi; 2000.
16. Eriksson BO, Saltin B. Muscle metabolism during exercise in boys aged 11 to 16 years compared to adults. Acta Paediatr Belg. 1974;28(Suppl.):257-65.
17. Eriksson BO. Muscle metabolism in children: a review. Acta Paediatr Scand. 1980;283:20-8.
18. Fan L, Murphy S. Pectus excavatum from chronic upper airway obstruction. Am J Dis Children. 1981;135(6):550-2.
19. Fratellone PM, Steinfeld L, Coplan NL. Exercise and congenital heart disease. Am Heart J. 1994;127(6):1676-80.

20. Galioto F, Tomassoni TL. Cardiac rehabilitation for children with heart disease. Med Exerc Nutr Health. 1992;1:272-80.
21. Galzolari A, Pastore E. Exercise testing as a rehabilitative/training tool. Pediatr Cardiol. 1999;20(1):85-7.
22. Graham Jr TP, Bricker JT, James FW, Strong WB. Task force 1: congenital heart disease. J Am Coll Cardiol. 1994;24:867-73.
23. Greeley WJ, Ungerleider RM, Smith LR, Reves JG. The effect of hypotermic cardiopulmonary bypass and total circulatory arrest on cerebral blood flow in infants and children. J Thorac Cardiovasc Surg. 1989;97:737-45.
24. Hossri CAC. Atividade esportiva nas cardiopatias. RSCESP. 2007;2(17):151-2.
25. I Consenso Nacional de Reabilitação Cardiovascular. Arq Bras Cardiol. 1997;69(4):270.
26. Jatene MB. Tratamento cirúrgico das cardiopatias congênitas acianogênicas e cianogênicas. Rev Soc Cardiol Est São Paulo. 2002;5:763-75.
27. Karila C, de Blic J, Waernessyckle S, Benoist MR, Scheinmann P. Cardiopulmonary exercise testing in children: an individualized protocol for workload increase. Chest. 2001;119(1):259-70.
28. Keane JF, Lock JE, Fyler DC. Nadas' pediatric cardiology. 2.ed. Saunders; 2006.
29. Limperopoulos C, Majnemer A, Shevell MI, Rosenblatt B, Rohlicek C, Tchervenkov C, et al. Functional limitations in young children with congenital heart defects after cardiac surgery. Pediatrics. 2001;108(6):1325-31.
30. Longmuir PE, Turner JA, Rowe RD, Olley PM. Postoperative exercise rehabilitation benefits children with congenital heart disease. Clin Invest Med. 1985;8(3)232-8.
31. Lunt D, Briffa T, Ramsay J. Physical activity levels of adolescents with congenital heart disease. Aust J Physiother. 2003;49(1):43-50.
32. Macek M, Vavra J. The adjustment of oxygen uptake at the onset of exercise: a comparison between prepubertal boys and young adults. Int J Sports Med. 1980;1:70.
33. Macruz R, editor. Cardiologia pediátrica. São Paulo: Sarvier.
34. Mahle WT, Tavani F, Zimmerman RA, Nicolson SC, Galli KK, Gaynor JW, et al. An MRI study of neurological injury before an after with congenital heart surgery. Circulation. 2002;106(12 Suppl 1):I109-14.
35. Markowitz RI. The radiographic recognition of sternal retration in infants. Clin Radiol. 1982;33(3):307-11.
36. Maron B, Zipes DP. 36th Bethesda Conference: Eligibility recommendations for competitive athletes with cardiovascular abnormalities. J Am Coll of Cardiol. 2005;45(8).
37. Mcmanus A, Leung M. Maximising the clinical use of exercise gaseous exchange testing in children with repaired cyanotic congenital heart defects; the development of an appropriate test strategy. Sports Med. 2000;29(4):229-44.
38. Newacheck PW, Mcmanus MA, Fox HB. Prevalence and impact of chronic illness among adolescents. Am J Dis Child. 1991;145(12):1367-73.
39. Nobre F, Serrano CV. Tratado de cardiologia. SOCESP. Barueri; Manole: 2005.
40. Ohuchi H, Arakaki Y, Hiraumi Y, Tasato H, Kamiya T. Cardiorespiratory response during exercise in patients with cyanotic congenital heart disease with and without a Fontan operation and in patients with congestive heart failure. Int J Cardiol. 1998;66(3):241-51.
41. Picchio FM. Criteri divalutazione della capacità lavorativa, idoneità al lavoro specifico, attitudine ad attività física e sportiva ed assicurabilità nel cardiopatico congenito. Ital Heart J. Suppl. 2001;2(1):46-77.

42. Piva JP, Garcia PCR, Santana JCB, Menna Barreto SS. Insuficiência respiratória na criança. J Pediatria. 1998;(Supl. 1):S99-112.
43. Santana MV, Fucks ARCN, Ghorayeb N. Avaliação funcional da criança normal e com cardiopatia congênita. Rev Soc Cardiol Est São Paulo. 1996;1:87-96.
44. Scanlan CL, Wilkins RL, Stoller JK. Fundamentos da terapia respiratória de Egan. Barueri: Manole; 2000.
45. Shephard RJ, Bar-or O. Alveolar ventilation in near maximum exercise. Data on preadolescent children and young adults. Med Sci Sports. 1970;2(2):83-92.
46. Silva CMC, Gomes LFG. Reconhecimento clínico das cardiopatias congênitas. Rev Soc Cardiol Est São Paulo. 2002;5:717-23.
47. Spurkland I, Bjørnstad PG, Lindberg H, Seem E. Mental health and psychosocial functioning in adolescents born with severe heart defect and atrial septal defect. Acta Pediatr. 1993;82(1):71-6.
48. Tebexreni AS, Silva MAP, Carvalho ACC. Cardiopatias congênitas: atividades físicas e esporte. Rev Soc Cardiol Est São Paulo. 2005;15(12):169-83.
49. Tomassoni TL. Role of exercise in the management of cardiovascular disease in children and youth. Med Sci Sports Exerc. 1996;28(4):406-13.
50. Utens EM, Verhulst FC, Meijboom FJ, Duivenvoorden HJ, Erdman RA, Bos E,. Behavioural and emoyional problems in children and adolecents with congenital heart disease. Psycol Med. 1993;23:415.
51. Washington RL. Cardiorespiratory testing: anaerobic threshold/respiratory threshold. Pediatr Cardiol. 1999;20(1):12-5.
52. Whol MEB, Stark AR, Stokes DCT. Thoracic disorders in childhood. In: Roussos C, Mackey PT, editors. The torax. 2.ed. 1995.

Índice remissivo

A

Abstinência 14, 15
Acidente vascular encefálico 204
Ácidos graxos 13
Agudização da IC 145
Alongamentos 86
Alta hospitalar 130, 148, 190
Alterações
    do desenvolvimento físico 201
    dos sistemas respiratórios 14
    posturais 202, 214
    pulmonares 198
Angina instável 58
Angioplastia transluminal percutânea 66, 70
Antiagregantes plaquetários 65
Antianginosos 65
Anticoagulantes 66
Apneia
    central 146
    obstrutiva do sono 146
Aquecimento 162, 188
Artéria
    circunflexa 55
    coronária direita 55, 63
    coronária esquerda 55
    descendente anterior 55, 63
Assistência fisioterápica 138
Atelectasia 96, 112
Aterosclerose 57, 58
Atividade aeróbica 188
Atividade física 128, 146, 196, 222, 227
Atividades de vida diária 128, 142, 171
Atresia tricúspide 211
Ausculta pulmonar 113

Avaliação
    da capacidade física 230
    do paciente 149
    dos músculos respiratórios 154
    fisioterápica 24, 231
    funcional 125
    global da criança 230
    hemodinâmica 137

B

Baixo débito cardíaco 196
Baixo débito cardíaco/choque cardiogênico 109
Baixo risco 89
Balão intra-aórtico 107
Benefícios do exercício físico 18, 156
Betabloqueadores 65
Binível pressórico 109
Biomarcadores 65, 70
    de necrose 64
Biópsias endomiocárdicas 176, 179
Blalock-Taussig 209, 211

C

Caminhada 30, 86
Capacidade aeróbica 18, 19
    máxima 222
Capacidade funcional 79, 159, 171, 182, 195, 226
Captação de glicose pelo músculo 20
Caquexia cardíaca 148
Carboxi-hemoglobina 23
Cardiomegalia 198, 202
Cardiomiopatia 136, 148, 162

Cardiopatia(s)
congênita(s) 196, 201
acianogênicas 196, 205
exercício físico 226
cianogênicas 196, 208
exercício físico 228
Cessação do tabagismo 15
Choque hipovolêmico 111
CIA 205
Ciclosporina 181, 182
Circulação extracorpórea 94
Circunferência abdominal 12
Cirurgia
cardíaca 93, 98, 113
de Fontan 229
de Jatene 209
Classe funcional 226
Classificação da IC 137
Coarctação da aorta 208, 227
Colapso alveolar 102
Colesterol 8
Complacência pulmonar 109
Complicações
digestivas 110
neurológicas 202
pulmonares 96, 112
no PO 113
respiratórias 97, 112, 116, 200
Composição corporal 19
Comunicação
interatrial 226
interventricular 226
Condicionamento 83, 188
cardiovascular 18
Congestão pulmonar 140, 199
Consumo
de oxigênio 136
máximo de oxigênio 83, 170
Controle do peso 6
Coração transplantado 182
Cotinina 14
CPAP 147
Critérios de interrupção do programa 220

D

DAC 17

DCV 1, 16, 17, 18
Deambulação 75, 76, 143
precoce 176
Débito cardíaco 107, 183, 184
diminuição 181
Denervação 183
Derrame
pericárdico 107, 181
pleural 114
Descompensação 138, 140
cardíaca 222
Descondicionamento físico 222
Desconforto respiratório 200, 213
Diabete melito 7, 33, 34
tipo 1 7
Diferença arteriovenosa 223
Disfunção ventricular 83
Disfunções neurológicas 111
Dislipidemias 8, 9, 11
DMO 184, 185
Doença pulmonar obstrutiva crônica 96,
152
Doenças crônicas não transmissíveis 1
DSAV 206

E

ECG 62, 70
ECMO 109
EDRF 58
Efeitos da insulina 7
Endotélio 56
Equipe interdisciplinar 37
Escala de percepção de esforço de Borg 144,
145, 152
Escala de Ramsay 99
Estenose
aórtica valvar 227
pulmonar valvar 227
Esternotomia 96
Estimulação
elétrica diafragmática transcutânea
120
sensório-motora 216
Estratificação de risco 5, 61, 65, 70, 82, 83
Estresse oxidativo 12
Estudo de Framingham 3

Evolução diária 163
Exercício(s)
aeróbio 19, 23, 87, 142, 145, 154, 163, 234
de resistência 86, 188
dinâmicos 225
físico(s) 6, 17, 20, 29, 148
classificação 224
e diabete melito 20
e dislipidemia 22
e HAS 19
e obesidade 23
e tabagismo 23
resistidos 19, 23, 83, 161, 162, 175, 184, 185
Extubação 101

F

Fármacos 139
Fatores
constritores derivados do endotélio 57
de crescimento derivado das plaquetas 57
de risco cardiovasculares 16
relaxantes derivados do endotélio 57
Fibrilação atrial 106, 111, 128
Ficha de evolução diária 220
Fisiologia do exercício 222
Fisiopatologia da insuficiência cardíaca 136
Fisioterapia 137
congênita 213
e tabagismo 36
motora 123
no pós-operatório de cardiopatia respiratória 113, 127, 144, 213
Fluxo sanguíneo pulmonar 209
Força muscular
periférica 125, 142
respiratória 140, 156
Fórmula de Karvonen 29
Fortalecimento da musculatura respiratória 98, 115
Fração de ejeção do VE 147, 183
Fraqueza muscular respiratória 145, 155

Frequência cardíaca 71, 76, 77, 83, 88, 107, 145, 152, 179, 183, 188
de treinamento 158
máxima 87
Frequencímetros de pulso 83

G

Gasto energético 148, 150
Glut 4 7, 20

H

HDL colesterol 8, 10, 11, 16, 19
Hemorragias digestivas 110
Higiene brônquica 102, 122
Hiperfluxo pulmonar 174, 175, 196
Hipertensão
arterial sistêmica 3, 35
pulmonar 146, 171, 226
Hipofluxo pulmonar 196
Hipoglicemia 21
Hipotensão aguda pós-exercício 19
Hipoxemia 94, 99, 137, 204

I

IAMcsST 66
Imobilidade 201
Imobilismo 142, 175
Imunossupressão 174, 181
Inatividade física 201
Índice de massa corporal 10
Infarto agudo do miocárdio 58, 63, 66, 71, 77
Infecções respiratórias 112
Inflamação 14
Instabilidade hemodinâmica 99, 106
Insuficiência
cardíaca 136, 146, 147, 158, 169, 196
congestiva 108, 198, 204
moderada à grave 152
renal 111
respiratória 114, 200
Intensidade
do exercício 106, 157
do treinamento 121
International Physical Activity Questionary 24

Interrupção da ventilação mecânica 99
Intolerância ao esforço 137, 138

L

LA 157
LDL-colesterol 8, 10, 11, 19, 57
Lesão
  do nervo frênico 115
  em órgãos-alvo 4
Lipase lipoproteica 22
Lipoapoptose 12
Lipoproteína 8, 9

M

Manobra de Valsalva 154
Mecanismos hipotensores do exercício físico
  20
Mediastinite 116
Medical Research Council 125
Medicamentos 67
Metabolismo da glicose 19
MINICHAL 26
Minnesota Living with Heart Failure 154
Mobilização passiva 105
Moderação no consumo de álcool 6
Monitoração dos sinais vitais 30
Monóxido de carbono 14
Mudanças
  de decúbito 213
  no estilo de vida 6, 79
Musculatura respiratória 174
Músculo(s)
  periférico 145
  respiratórios 147, 156
    acessórios 202

N

Nefropatia 35
Nefrotoxicidade 182
Neoglicogênese 13
  hepática 21
Neuropatia
  autonômica 34
  periférica 34
Nicotina 14, 15

O

Obesidade 10, 11, 12, 36
  abdominal por meio de circunferên-
  cia abdominal 16
Orientação nutricional 36
Origem anômala das artérias coronárias
  229
Ortostatismo 176
Osteoporose 181
Óxido nítrico 57, 146
Oxigenoterapia 65

P

Padrão alimentar 6
Parâmetros ventilatórios 98
PEEP 102, 117
PEmáx 154
Percepção de esforço de Borg 158
Perfusão
  cerebral 111
  periférica 137
  renal 111
  tecidual 105, 136, 138
Período pós-operatório 93
Persistência do canal arterial 207
PImáx 119, 154
PImáx/PEmáx 155
Pneumonia 114
Polineuromiopatia do paciente crítico 123
Pós-carga do ventrículo esquerdo 107, 110
Pós-operatório 93, 97, 179, 180
  de cirurgias paliativas 229
  de transposição dos grandes vasos
  229
  imediato 98
Prescrição
  de exercícios 83, 156, 160, 196
  de intensidade do exercício físico
  27
  para o treino aeróbico 28
  para o treino resistido 29
Pressão
  arterial 4, 16, 77, 88, 145, 152, 179,
  188
    sistólica 6

da artéria pulmonar 226
intratorácica 147
positiva contínua em via aérea 104
Prognóstico 152, 163
Programa de exercícios 87, 233
Programas não supervisionados 30
Protocolo 71, 76
de exercícios 125, 186, 217
de nebulização 121

Q

Qualidade de vida 1, 2
Questionário
de avaliação de atividade física habitual de Baecke 24
de Fargeströn 37
de qualidade de vida 24, 154
de qualidade de vida de Minnesota 140

R

Reabilitação
cardíaca 18, 69
pediátrica 224
cardiovascular 66, 69, 79, 127, 142
não supervisionada 89
Recomendações 34
gerais de exercício para diabete melito com complicações 34
Redistribuição de fluxo sanguíneo 145
Redução do consumo de sal 6
Reexpansão pulmonar 145
Reinervação 183
Rejeição 179, 180, 181, 182
aguda 180
Relação cintura/quadril 12
Relação PAO_2/FiO_2 99
Relaxamento 83, 88, 163, 234
Reperfusão 66, 76
Resistência
à insulina 7, 12
das vias aéreas 109, 200
vascular pulmonar 199
Respiração de Cheyne Stokes 146, 147

Respostas ao exercício físico 223
Retinopatia 35
Revascularização do miocárdio 87, 93
Roubo de fluxo sanguíneo 145

S

Sangramento 110
SCA 60, 63, 65, 66, 67
SCAcsST 62, 65
SCAssST 62, 64, 65, 70, 71
Secreção de glucagon 21
Sensibilidade à insulina 19, 21
SF-36 26
Shunt
D-E 199, 228
intracardíaco 196
sistêmico-pulmonares 209
Sinais e sintomas de intolerância ao esforço 30
Síndrome
coronariana aguda 58
da angústia respiratória aguda 115
de baixo débito cardíaco 107
metabólica 12, 16
pós-perfusão 95
Sistema
cardiovascular 14
nervoso central – alterações 202
Sobrevida 123, 169
SPO_2 145
Stent 72

T

T4F 209
Tabagismo 13, 14
Taxa metabólica de repouso 23
Técnicas
cirúrgicas 171
heterotópicas 172
ortotópicas 172
reexpansivas 102
Terapia
cognitivo-comportamental 15
fibrinolítica 66
imunossupressora 179, 181

Teste
- cardiopulmonar 148, 156, 158, 186
  - pediátrico 230
- da caminhada de 6 minutos 77, 129, 142, 143, 152, 160, 170
- de 1 RM 24, 29, 154, 184-186
- de capacidade funcional 160
- de respiração espontânea 117
- de sentar-se e levantar-se da cadeira em um minuto 153
- de uma repetição máxima 153
- do degrau 152
- ergoespirométrico 230
- ergométrico 77, 83, 89, 230
- submáximo 152

Tetralogia de Fallot 228

TGA 209

Tosse assistida 103

Trabalho respiratório 202

Transplante cardíaco 169, 170, 180
- bicaval-bipulmonar 172

Transportadores de glicose 7

Traqueostomia 121

Tratamento 65
- cirúrgico 204
- da insuficiência cardíaca 139
- fisioterapêutico 138
- imunossupressor 181
- não medicamentoso 5

Treinamento 88
- aeróbico 29
- da musculatura respiratória 97, 120, 145, 176
- físico 69, 83, 136, 156, 184
- intervalado 158, 160
- resistido 18, 161, 185

Triglicérides 8, 9, 11, 16

Tromboembolismo pulmonar 116

Tubo T 117

U

Unidade de terapia intensiva 97, 174, 175, 200

V

Ventilação
- com pressão positiva intermitente 102
- mecânica 101, 109, 174
  - não invasiva 98, 140, 160, 213
- pressão suporte 101
- prolongada 115, 117

Ventilação-minuto 223

VLDL 8, 10

VMNI 176, 182

VNI 145

VO_2 máximo 83, 170, 222

VO_2 pico 89, 170, 183, 185

W

World Heart Organization Quality Of Life-Bref 26